高等院校医护类专业创新教材

HULI XINLIXUE

护理心理学

主　编　刘雪琴　郑秀坤
副主编　范玲玲
编　者　（按姓氏笔画排序）
　　　　刘雪琴（济源职业技术学院）
　　　　陈晓娜（营口职业技术学院）
　　　　范玲玲（营口职业技术学院）
　　　　郑秀坤（营口职业技术学院）
　　　　侯懿函（营口职业技术学院）
　　　　董　营（营口职业技术学院）

西北大学出版社
·西安·

图书在版编目(CIP)数据

护理心理学 / 刘雪琴,郑秀坤主编. —西安:西
北大学出版社,2023.10
ISBN 978-7-5604-5237-1

Ⅰ. ①护… Ⅱ. ①刘… ②郑… Ⅲ. ①护理学—医学
心理学 Ⅳ. ①R471

中国国家版本馆 CIP 数据核字(2023)第 202468 号

护理心理学

HULI XINLIXUE

刘雪琴　郑秀坤　主编

出版发行	西北大学出版社	
地　　址	西安市太白北路 229 号	
网　　址	http://nwupress. nwu. edu. cn	
电　　话	029-88303042	
经　　销	全国新华书店	
印　　装	三河市龙大印装有限公司	
开　　本	787 毫米×1092 毫米　1/16	
印　　张	19.75	
字　　数	402 千字	
版　　次	2023 年 10 月第 1 版　2023 年 10 月第 1 次印刷	
书　　号	ISBN 978-7-5604-5237-1	
定　　价	59.80 元	

如有印装质量问题,请与本社联系调换,电话 029-88302966。

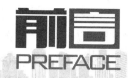

党的二十大报告中明确指出，要"推进健康中国建设"，要"把保障人民健康放在优先发展的战略位置，完善人民健康促进政策"，特别强调要"重视心理健康和精神卫生"，这极大鼓舞了我们推动心理健康事业高质量发展的信心和决心。

护理心理学是护理专业学生必修的基础课程，随着生物－心理－社会现代医学模式的确立，心理护理已成为整体护理的核心内容之一。它对研究患者心理活动的规律及特点，促进患者心身康复，以及维护护理人员自身心理健康，培养优秀的护理人才，均发挥着极其重要的作用。

本书以现代医学模式和整体护理模式为指导，针对高等院校护理专业学生的特点，围绕实用型人才培养目标，突出体现了以下特点。

1. 强化"三基""五性"

充分体现"三基"（基础理论、基础知识、基本技能）、"五性"（思想性、科学性、先进性、启发性、适用性）基本原则，重视护理心理学新理论与新技能的融合，旨在提高学生的专业能力。

2. 力求做到"四个适应"

为了适应医学模式的转变，本书在内容的选择和构建上体现了"以人的健康为中心，以整体护理为指导，以护理程序为主线，护理措施重视心理护理"的特色；为了适应社会经济发展和人群健康需求变化，将护理对象从"患者"扩大到"人群健康"；为了适应科学技术的发展，体现了近年来的新技术、新方法；为了适应医学教育的改革与发展，全书以学生为主体，注重学生综合素质和创新能力的培养，并将理论知识用于临床实践。

3. 体现整体性和实用性

本书力求做到整体优化，突出专业特色，减少学科交叉，避免相应学科间出现内容重复。先基础，后应用；先理论，后实践；贴近学生，贴近岗位。

4. 突出逻辑性和引导性

在每章之前设置"学习目标"，明确学习重点；在每章的重要小节设置了"案例导入"，用临床真实情境激发学生的学习兴趣；在各章节中穿插了"知识链接"，以激发学生思考，拓展学生视野，提高学生自学的积极性；每章章末的"课后思考题"栏目可以让学生巩固所学重点知识。

5. 培养科学探索精神

为落实高校立德树人根本任务，本书在每章中融入了思政元素，旨在培养学生认真负责的工作态度，增强学生的责任担当意识，培养学生诚实守信、团结协作、精益求精的科学探索精神。

本书除绪论外共分十章，内容包括心理学基础，心理健康与心身疾病，心理应激与异常心理，心理评估，心理咨询与心理危机干预，患者角色、患者心理与心理护理，不同阶段患者的心理护理，不同病症患者的心理护理，护患关系与护患沟通，护士角色心理与维护。

本书由济源职业技术学院刘雪琴和营口职业技术学院郑秀坤担任主编，营口职业技术学院范玲玲担任副主编，营口职业技术学院陈晓娜、董营和侯懿函参与编写。

编者在编写本书过程中参考了有关护理心理的书籍和资料，也借鉴了大量专家、学者的研究成果和学术观点，在此对相关人员表示衷心的感谢。由于编者的学识水平与能力有限，书中难免存在不足之处，恳请广大读者批评指正。

编　者

目录
CONTENTS

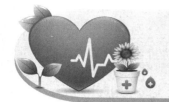

绪　　论

学习目标

1. 掌握护理心理学的概念、研究对象、任务和方法。
2. 熟悉护理心理学研究的基本原则。
3. 了解护理心理学的发展概况。

案例导入

　　一场大地震，父亲在地震中不幸罹难，一双儿女分别被困在一块水泥板的两端，若要营救，可能要牺牲一方。情急之下，母亲做出了艰难选择——先救弟弟。此事成为姐姐心中难以磨灭的痛。

思考：

如何对母亲、姐姐、弟弟进行心理护理？

0.1　护理心理学概述

　　随着医学模式向生物－心理－社会医学模式转变，我国的护理模式已由"以疾病为中心"的责任制护理模式向"以人为中心"的整体护理模式转变。在现代临床护理工作中，护士不仅要注意人生理方面的变化，还要重视协调人的生理、心理活动及与周围社会文化各方面的关系，促使人们达到最佳健康水平。同时，护士的心理健康与维护对护士自身和护理对象的身心健康都是至关重要的。因此，护理心理学（nursing psychology）已被列为护理专业中的专业拓展课程，学习和掌握护理心理学相关理论知识及实践技能已成为护理人员的重要任务。

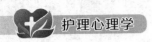

0.1.1　护理心理学的概念

护理心理学是研究护理对象和护理人员心理活动发生、发展及其变化规律的学科，是将心理学理论和技术应用于护理学领域，由护理学和心理学相交叉产生的一门应用学科。

0.1.2　护理心理学的研究对象与主要任务

1.护理心理学的研究对象

护理心理学的研究对象是人，包括两部分：一部分是护理对象，包括患有各种疾病（躯体疾病、心身疾病、神经精神疾病）的患者、亚健康状态的人和健康人；另一部分是护理人员，包括一线临床护理人员和护理管理人员。

2.护理心理学研究的主要任务

护理心理学研究的主要任务是研究如何运用心理学的理论、方法和技术解决护理学中的心理问题。护理心理学研究的主要任务包括以下5个方面：

（1）研究患者的心理特点。研究患者的一般心理特点和特殊心理特点，以及疾病过程中的心理活动变化规律，是护理心理学的一项重要研究任务。不同疾病患者和不同年龄患者的心理特点各不相同，同一疾病患者和同一年龄患者的心理特点受社会背景、家庭经济状况等的影响也不尽相同，甚至不同病期对患者心理状态的影响也不同。因此，护理人员必须研究患者的心理特点，才能更好地、有针对性地开展个性化护理，促进患者早日恢复健康。

（2）研究身心相互作用对健康的影响。护理心理学不仅要深入研究人的心理活动对躯体生理活动的影响，还要研究疾病与心理因素之间的内在联系，以及人在患病之后产生的各种心理反应。护理人员只有认识和掌握其中的规律，才能采取有效的心理护理措施。

（3）研究心理护理的方法和技术。在临床上，护理人员针对不同患者现存的和潜在的心理问题与心理特点，研究出具体的心理护理方法，实施相应的心理护理技术。

（4）研究与应用心理评估、心理干预的理论和技术。护理心理学不仅要研究患者的心理活动规律，还要研究患者心理评估的理论和技术，在此基础上研究干预患者心理活动的理论与技术。护理人员只有对患者进行正确的心理评估，才能准确找出患者存在的心理问题，并针对心理问题进行干预，使心理问题得以解决或缓解。

（5）研究护理人员的心理健康和维护。在临床工作中，护理人员的心理健康直接影响人们的生活质量以及人类的健康事业，尤其是对为患者提供减轻痛苦、促进康复、心理方面等个性化护理起到重要作用。如护理人员的角色适应、护理人员工作应激的应对、护理人员职业心理素质及其培养、护理人员心理健康的维护等，都是护理心理学研究的重要内容。

0.1.3 护理心理学研究的基本原则与方法

1. 护理心理学研究的基本原则

护理心理学的研究既遵循心理学研究的特点，又有医学、护理学研究的特征。护理心理学研究主要遵守 4 个基本原则。

（1）辩证原则。科学研究证明，唯物辩证法是对客观规律的正确反映，它要求人们在认识和实践活动中自觉运用客观世界发展的辩证规律，严格按客观规律办事。护理心理学研究主要是借助唯物辩证法理论，辩证分析护理领域中患者与护理人员的各类心理问题，研究护理情境对个体心理过程的影响，在心理学理论的指导下，积极开展心理护理实践过程，并在此基础上逐渐形成本学科的理论体系。

（2）客观性原则。护理心理学是一门应用学科，具有客观性原则。客观性原则是指对客观事物采取实事求是的态度，既不歪曲事实，也不主观臆断。因此，在护理心理学研究中，护理人员要深入临床护理实践工作，收集相关研究资料，并在实践中客观地对资料进行观察、思考、总结，不能主观臆断，以免个人的认知影响对研究结果的判断；坚持客观化标准，将理论与实际密切结合，坚持一切从实际出发和实事求是的科学态度，确保研究工作的真实性、科学性。

（3）整体性原则。近代护理学和护理教育创始人弗洛伦斯·南丁格尔（Florence Nightingale）曾说："护理工作的对象，不是冷冰冰的石块、木头和纸片，而是有热血和生命的人类。"人是既有复杂的躯体生理活动，又有复杂的心理活动的统一整体。人的躯体患了疾病，心理上必然有所反应；人积极的或消极的心理状态对躯体的生理状况也必然有影响。护理情境与个体之间存在相互作用和影响，如果在分析患者或护理人员的心理活动时离开护理情境而孤立地看待其心理反应和变化，就无法揭示其心理反应的本质及发展规律。

（4）伦理学原则。护理心理学的研究对象是人，而人的生命是不可逆的。因此，护理心理学的研究过程必须坚持知情同意的伦理学原则，并且严格限制任何有损于研究对象的研究手段，如欺骗、损害或伤害、侵犯等。研究者在护理心理学研究中必须恪守以下伦理学原则：

① 有利原则。在护理心理学研究过程中，一切出发点都必须有利于维护研究对象的身心健康，不允许人为地对研究对象施以惊吓、忧伤等不良刺激，避免使用易导致研究对象不愉快或疲劳的研究程序。

② 尊重、自主原则。在护理心理学研究过程中，研究者应尊重研究对象的主观意愿，尊重研究对象及其做出的理性决定。研究者不能强行要求研究对象参加某项试验，如果研究对象在研究试验过程中有意愿终止合作，则应该维护其权利，尊重他们的选择。

③ 保护被研究者的个人隐私。在护理心理学研究过程中，研究者有责任对研究对象

的个人信息实行严格的保密措施，未经研究对象同意，不得将任何涉及研究对象个人信息的资料公之于众，如需将有关资料反映在研究报告中，必须隐去研究对象的真实姓名，或将其完整的原始资料分解处理后使用。

2. 护理心理学研究的方法

护理心理学研究的方法主要有观察法、调查法、实验法、测验法和个案法等。

（1）观察法。护理心理学所采用的观察法是通过对研究对象，特别是患者的表情、动作、言语等外在行为的观察来了解其心理活动的一种方法。根据研究设置情境的不同，观察法可分为自然观察法与控制观察法；根据观察结构的不同，观察法可分为结构式观察法和非结构式观察法。

① 自然观察法与控制观察法。

·自然观察法。自然观察法是在自然情境中对研究对象的外貌、语言、动作、表情、衣着服饰等做直接或间接的观察记录和分析，从而了解其心理活动的研究方法。自然观察法是在研究对象完全不知情的情况下进行的，所得到的资料较真实、可靠。

·控制观察法。控制观察法又称实验观察法，是指在预先设置的观察情境和条件下对研究对象的心理反应及行为进行观察的方法。通过控制观察法所得到的资料有一定的规律性和必然性。

② 结构式观察法和非结构式观察法。

·结构式观察法。结构式观察法是指观察者事先确定观察对象和观察项目，并设计记录观察结果指标的一种方法。例如，对住院患者心理状况的观察分为焦虑、抑郁、焦虑与抑郁并存 3 类，将观察结果制成记录表格，研究人员就可以对观察到的患者的心理状况进行准确的分类、记录。

·非结构式观察法。非结构式观察法也称无结构观察法，是没有事先确定具体设计要求的观察方法。它一般只要求观察者有一个总的观察目的和要求，或一个大致的观察内容和范围，并没有很明确的研究假设和具体的观察内容与要求，也没有正式的记录格式。非结构式观察法适用于观察婴儿、昏迷者、精神病患者等的行为和病情，通过观察直接或间接获取资料。其观察结果受观察者的主观判断能力和分析能力的影响较大，因此具有相当的主观性。

（2）调查法。调查法是通过访谈、会谈、座谈或问卷等回答问题的方式，了解研究对象心理活动的方法。该方法操作简便，结果较为科学，具备一定的参考价值，在心理学领域被广泛采用。调查法分为问卷法和访谈法两种。

① 问卷法。问卷法是指研究者采用预先拟定好的问卷，当场或通过函件交由研究对象，研究对象自行填写后返回，然后由研究者对问卷进行整理和分析的研究方法。

② 访谈法。访谈法是指研究者通过向研究对象提出预先拟定好的问题，在一问一答中

搜集资料，按同一标准记录研究对象回答问题的内容，同时观察其交谈时的行为反应，分析和推测群体心理特点及心理状态的研究方法。由于访谈对象有限，加上研究对象可能受主观和客观因素的影响，资料的真实性有可能会受到影响。

（3）实验法。实验法是指在有目的地控制一定的条件或创设一定的情境下操纵某种变量来考察它对其他变量影响的研究方法。护理心理学常用的实验法有实验室实验法、现场实验法和模拟实验法 3 种。

① 实验室实验法。实验室实验法是指在特定的心理实验室里，借助专门仪器设备研究患者心理行为规律的方法。实验室实验法的优点是可以进行严格的条件控制，排除其他干扰因素，以获得满意的研究结果。

② 现场实验法。现场实验法是指在社会实际生活情境中进行研究的方法。现场实验法是护理心理学比较常用的研究方法，如病房墙面颜色和光线强度对住院患者心理影响的研究等都需以病房为研究现场开展。现场实验法的优点是更贴近生活，实验结果更真实、有效。

③ 模拟实验法。模拟实验法是指根据研究需要人为设计某种模拟真实情境的实验场所，研究人的心理活动发生和变化规律的研究方法。例如，模拟护患交流情境，请有关人员扮演患者，观察护理人员的人际沟通能力。

（4）测验法。测验法也称心理测验法，是采用标准化的心理测评量表或精密的测验仪器来测量个体心理反应、行为特征等的研究方法，根据测验结果揭示研究对象的心理活动规律，是心理学收集研究资料的重要方法。人格量表、智力量表、行为量表、症状评定量表等都可在测验法中使用。

（5）个案法。个案法又称档案研究，是指以某一个人或一个家庭，或一个团队为研究对象，采用观察、访谈、测评、实验等方法，研究其心理发展变化全过程的方法。例如，临床工作中深入研究一个典型病例，即可为更大范围的治疗提供依据。护理心理学常常需采用个案法，通过对多个护理人员、患者的典型个案的研究和积累找出解决问题的规律。

0.2　护理心理学的发展概况

0.2.1　中国护理心理学发展概况

1. 学科建设日趋成熟完善

我国护理心理学的发展是随着心理学、医学心理学和护理学的发展而逐渐成为独立学科的。1900 年，京师大学堂（北京大学的前身）开设心理学课程，并于 1917 年首次建立心理学实验室，标志着我国现代心理学进入科学发展时代。1920 年，南京高等师范学

图文
《心理》杂志

校建立了我国第一个心理学系。1921年，中华心理学会在南京正式成立。1922年，我国第一本心理学杂志《心理》出版。1958年，中国科学院研究所成立了"医学心理学组"。1978年改革开放后，医学心理学工作才在全国各地陆续开展起来。

自1981年我国学者刘素珍撰文提出"应当建立和研究护理心理学"以来，我国护理心理学的研究逐步深入，其科学性以及在临床护理工作中的重要性引起了学术界及卫生管理部门的高度重视，整个社会逐渐接受了护理心理学的理念。在1991年人民卫生出版社出版的高等医学院校本科教材《医学心理学》中，护理心理学被归为医学心理学的分支学科。1995年11月，中国心理卫生协会护理心理学专业委员会在北京正式成立，标志着护理心理学作为独立学科在国内学术界有了最高层次的学术机构。

教材的编写和出版是我国护理心理学发展的一个特征性标志。1991年，第一部护理心理学教材《护理心理学》出版，护理心理学的学科建设步入新的历史发展时期。首先，随着护理心理学知识的普及和临床心理护理实践的广泛开展，护理心理学人才队伍不断壮大；其次，护理心理学的最高学术机构，即中国心理卫生协会护理心理学专业委员会的成立使护理心理学的学科地位得到了进一步提高；最后，护理心理学专业教材的出版使得护理教育体系更加完善，护理心理学成为护理教育的专业必修课。

2. 心理护理科研活动得到深入开展，并广泛应用于临床护理

为适应整体护理模式的需要，目前广大护理工作者积极开展心理护理的应用研究。随着心理护理方法研究的不断深入，对患者心理活动共性规律和个性特征探索的科学研究，如心理评估、心理干预、标准化心理评定量表等在临床心理护理中的广泛应用使得心理护理的质量和效果显著提高，有效推动了我国临床护理事业的发展。

0.2.2 国外护理心理学发展概况

1879年，德国心理学家威廉·冯特（Wilhelm Wundt）在莱比锡大学建立了世界上第一个心理学实验室，这标志着心理学真正成为一门独立的学科，同时为护理心理学的诞生和发展奠定了基础。

知识链接

"实验心理学之父"

威廉·冯特，德国心理学家、生理学家、哲学家，被公认为"实验心理学之父"。他于1879年在莱比锡大学创立了世界上第一个专门研究心理学的实验室，这被认为是心理学成为一门独立学科的标志。他学识渊博，著述甚丰，一生作品达540余篇，研究领域涉及哲学、心理学、生理学、物理学、逻辑学、语言学、伦理学、宗教学等。

南丁格尔于 1860 年在英国的圣托马斯医院创办了世界上第一所护士学校，这标志着护理工作走上了科学的发展道路。从此，护理事业迅速发展，护理心理学研究也不断深入，在理论和实践方面均取得了新进展，呈现出以下 4 个方面的特点。

1. 强调心身统一整体护理

自 20 世纪 70 年代后期以来，新的医学模式的提出使护理工作的内容不再是单纯的疾病护理，而是以患者为中心或以人的健康为中心的整体护理。国外护理心理学家主张把疾病与患者视为一个整体，把"生物学的患者"与"社会心理学的患者"视为一个整体，把患者与社会及其生存的整个外环境视为一个整体，把患者从入院到出院视为一个连续的整体。其中，临床心理护理是整体护理的核心内容。

2. 应用心理疗法开展临床心理护理

将心理疗法应用于临床心理护理实践是国外护理心理学研究的一个重要特点。国外护理心理学家主张应用于临床心理护理的心理疗法有音乐疗法、松弛训练法、认知行为疗法、森田疗法等，在应用心理疗法进行心理护理的过程中，他们也比较突出强调实用效果，许多研究采用心理量表进行对照测验，取得了肯定的效果。

3. 制定符合整体护理的人才培养方案

根据现代整体护理理念制定的培养目标对护理专业课程设置和护理专业知识结构进行了大幅度的调整。根据整体护理模式对护理知识结构的全新要求，课程中增加了大量心理学领域的相关课程。例如，美国四年制本科护理专业开设了心理学（包括护理心理学、变态心理学），还开设了社会学（包括社会行为学）等在内的与心理护理相关的课程。又如，新加坡国立大学的护理专业开设了心理学健康护理、护士心理学、心理社会视角等课程，使护理人才的知识体系更贴近整体护理模式的需求。

4. 开展量性和质性研究

量性和质性研究是国外护理心理学研究的主要方法。量性研究是指先规定收集资料的方法，通过数字资料来研究现象的因果关系。运用量性研究，护士可以揭示病因和自身的心理特点、心理干预策略和心理护理效果。质性研究是指研究者参与到自然情境之中，采用观察、访谈、案例分析等方法收集资料，对心理现象进行整体性探究，采用归纳的思路来分析和形成理论，通过与研究对象互动来理解和解释他们的行为。质性研究也越来越广泛地被应用于心理护理理论与实践研究中，其强调研究过程中护士的自身体验。量性和质性研究的开展增强了护理心理学的科学性，提高了其实践价值，对学科发展起到了极大的推动作用。

0.2.3　护理心理学的发展趋势

护理心理学的学科发展和学科体系建设与护理学自身的学科发展密切相关，护理学的根本任务是维护健康、预防疾病、恢复健康、减轻病痛。随着护理学一级学科体系的建立，当代护理心理学的发展趋势主要体现在以下 4 个领域。

1. 基础理论领域

心理学理论是现代护理的重要理论基础和来源，主要包括精神分析理论、行为学习理论、认知理论及人本主义理论等。其中，社会观察学理论关于观察学习是社会学习的一种最主要形式，还有美国人本主义心理学家马斯洛（A. H. Maslow）的需要层次理论等，成为护理心理学理论的重要组成部分。此外，关于人格理论、自我概念、挫折、心理防御机制、应激转归等心理学理论也作为重要理论基础被吸收到现代护理学中。

2. 临床护理实践领域

在临床护理实践中，护理心理学的技术、方法为护理实践提供了有效的技术素材，如心理评估技术、心理测验和评定量表在对患者进行心理评估和诊断的步骤中，均为不可或缺的定性与定量技术。重视研究心理护理的临床实践技术，采用科学合理的个体化心理护理手段，提高心理护理质量和效果，采用标准化的评估方法和科学的统计技术手段是临床心理护理研究的发展趋势。

3. 护理诊断 / 问题领域

北美护理诊断协会通过的护理诊断中有一半以上与心理社会方面的功能有关，大约有 1/3 的护理诊断是纯粹的心理障碍问题。因此，护理人员只有通过学习护理心理学，掌握一定的心理护理方法和技术，才能做好患者的心理护理。

图文
《北美国际护理诊断定义与分类（2021—2023）》修订解读

4. 提高整体护理质量领域

了解和掌握有关心理学知识，如认知、情绪、人格以及社会文化等因素与健康疾病的相互关系，有益于护理人员对疾病病因和发病机制的认识与理解，针对患者一般的心理反应和不同患者的心理特点制订相应的护理计划，有的放矢地开展心理护理，促进整体护理水平和质量的提高。

0.3 护理心理学的意义

0.3.1 适应医学模式的转变

我国医学模式向生物－心理－社会医学模式转变，护理模式由"以疾病为中心"的责任制护理模式向"以人为中心"的整体护理模式转变。随着整体护理模式的实施，现代护理学已不再是对疾病的简单护理，而是"对人类现存的和潜在的健康问题的反应进行诊断和处理"。其中，心理护理是整体护理的核心部分。

0.3.2　有助于提高护理人员的心理素质

在现代整体护理观背景下，护理人员的压力越来越大，护理人员的心理健康问题也较为突出。据调查，护理人员的心理健康状况低于世界平均水平，如有抑郁、焦躁、职业紧张、职业倦怠等问题，这些问题不仅直接影响护士的身心健康，还会影响患者的治疗和康复。针对护理人员职业心理素质的维护和提高，首先，护理人员需要具备扎实的心理学理论知识，如掌握护士角色人格、职业护士心理素质养成与自我管理、护士心理健康维护与促进等方面的知识，将有助于自我观察、自我分析，有利于有效调控自我、不断完善自我，维护自身心理健康；其次，医疗系统管理者、社会、家庭等多方需要帮助护理人员调整心态、缓解压力，提高护理人员的心理素质。

0.3.3　有助于现代护理学的发展

由于护理模式的转变，护理工作的对象已由患者扩展到有潜在健康问题的健康人；护理工作的范围由医院扩展到社区；护理工作的性质由疾病护理扩展到健康护理；护理人员的职能也由单一向多样转变。这些变化意味着现代护理学将由简单的医学辅助学科演变为一门受人重视的独立学科。护理心理学是整体护理的重要组成部分，是整体护理模式的特色所在。因此，随着研究的深入，自身体系的不断完善，护理心理学将使现代护理学更全面、快速地发展。

拓展阅读

使自己保持优秀的 5 个习惯

1. 树立有意义的目标

比起着急赶路，更重要的是先做好充足的准备，制订好缜密的计划。一个目标清晰的人，在前进的路上往往不会迷失方向。试着给自己设定一个有意义且实际的目标，找准目标，踏踏实实地做好眼前的事，剩下的交给时间就好。

2. 保持好奇心

生活处处皆学问，很多时候，推动你前进的正是你的好奇心。凡事多问几个为什么，也许一个不经意间就能收获巧思，创造出更多的可能性。

3. 突破思维定式

越是优秀的人，越有危机意识，越懂得突破固有的思维，接受新的挑战。在发现自己的思维存在局限性后，你可以投入更多的时间读书学习，了解最新的资讯。你的眼界如果越来越开阔，那么解决问题的能力也会越来越强。

4.能够掌控情绪

在生活中，我们难免会产生负面情绪，面对这些负面情绪，我们是逃避、放任，还是主动消化、掌控。想要发脾气时，不妨试试停顿一会儿不说话，让自己以置身事外的角度来看待这件事，或许就会淡然处之。情绪稳了，人生也就顺了。

5.多和优秀的人在一起

近朱者赤，近墨者黑。我们选择跟什么样的人在一起，就会越来越接近什么样的人。你想在工作上有所收获，就要与事业心强、拼搏向上的人为伍；你想有阳光的心态，就要经常与微笑面对生活、积极乐观的人交往。多与优秀的人在一起，自己也会越来越优秀。

课后思考题

一、单项选择题

1.下列对护理心理学定义的描述中不正确的是（　　　）。

A.护理心理学是交叉边缘学科

B.护理心理学是新兴学科

C.护理心理学重视护理情境

D.护理心理学是主要的思想教育学科

E.护理心理学的研究对象是人，包括两部分，即护理对象和护理人员

2.创办世界上第一个心理学实验室，标志心理学真正脱离哲学而成为独立学科的人是（　　　）。

A.马斯洛　　　　　　　　B.荣格　　　　　　　　　C.弗洛伊德

D.冯特　　　　　　　　　E.华生

3.生物－心理－社会医学模式是（　　　）。

A."还原论"的医学模式

B."整体观"的医学模式

C."心理至上论"的医学模式

D."天人合一论"的医学模式

E.生物医学模式

4.护理心理学的研究对象不包括（　　　）。

A.患者　　　　　　　　B.亚健康状态的人　　　　　C.健康人

D.社会工作者　　　　　E.护理人员

5.借助会谈、问卷或各种调查表了解一组人的某些心理行为特点的研究方法是（　　）。

A.观察法　　　　　　B.调查法　　　　　　C.测验法

D.实验法　　　　　　E.个案研究

二、简答题

1.简述护理心理学的研究对象。

2.简述护理心理学常用的研究方法。

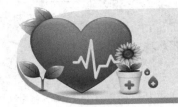

第1章 心理学基础

学习目标

1.掌握心理现象、心理本质的内容，感觉、知觉、记忆、思维、想象、注意的含义，情绪、情感的概念和分类及二者的区别与联系。

2.熟悉知觉及注意的基本特性、记忆的基本过程，解释遗忘曲线对提高记忆效果的作用。

3.了解意志的基本特征、人格形成与发展的影响因素、常见的心理学理论。

4.学会分析自己的意志品质及人格特点。

案例导入

1920年，人们在印度加尔各答东北山林的一个狼洞里发现了两个由狼哺育的女孩，小的2～3岁，给其取名为阿玛拉；大的7～8岁，给其取名为卡玛拉。人们把她们送到孤儿院，精心教养，期望其能恢复人性。开始她们都不吃熟食，只吃扔在地上的生肉；不会用手吃饭、喝水，只会趴在地上用嘴啃或舔；也不会站立走路，仍用四肢爬行；每逢夜半月出就像狼一样嚎叫，遇到惊吓也像狼一样逃窜。她们不会说话，也不会与人交往。阿玛拉因病于被发现1年后死去；卡玛拉活到了17岁，经耐心训练3年才学会了站立行走，7年学会了45个单词，并知道穿衣服好看，智力水平相当于3岁半的孩子。

思考：

1.狼孩为什么有人的基因却没有人的正常心理和行为？经过几年的教育和训练，狼孩为什么仍不具备同龄孩子的智力水平？

2.正常的心理活动需要哪些条件？

心理学是一门研究心理现象发生、发展及其变化规律的科学。心理现象人皆有之，存在于人的一切活动——劳动、工作、学习中，是宇宙中复杂又奥妙的现象。

1.1 心理现象及其本质

1.1.1 心理现象

心理现象是心理活动的表现形式，包括心理过程和人格两个方面（图1-1）。

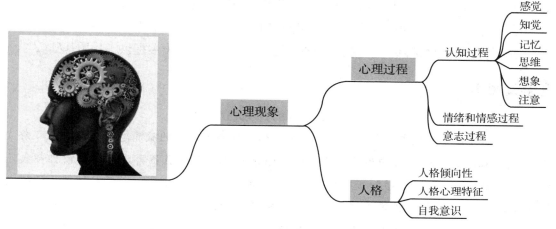

图1-1 心理现象结构图

1. 心理过程

心理过程是人的心理活动发生、发展的动态过程，也是人脑对现实的反映过程，包括认知、情绪和情感、意志3个基本过程。

人的认知过程、情绪和情感过程、意志过程简称知、情、意。3个过程彼此既有区别，又相互联系：认知过程和意志过程中往往伴随着一定的情绪和情感活动；意志过程又总是以一定的认知活动为前提的，而人的情绪和情感活动、意志活动又促进了人认知的发展。三者相互联系、相互作用，构成个体有机统一的心理过程。

2. 人格

人格又称个性心理，是一个人在社会生活事件中形成的相对稳定的各种心理现象的总和。它包括人格倾向性、人格心理特征和自我意识3个部分。

人的心理过程和个性心理是相互密切联系的有机整体。个性心理通过心理过程形成并表现出来，又反过来制约和调节心理过程的进行。一方面，如果没有对客观事物的认知，人就不会对客观事物产生情绪和情感，没有对客观事物进行积极改造的意志过程，个性心理就无法形成；另一方面，已经形成的个性心理制约着心理过程的进行，并在心理活动过程中得到表现，从而对心理过程产生重要的影响，使其带有明显的个性色彩。

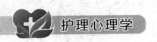
1.1.2 心理现象的本质

辩证唯物主义认为心理是脑的功能，是人脑对客观现实的主观、能动的反映。

1. 脑是心理的器官，心理是脑的功能

脑是心理活动产生的物质基础，不同的心理活动在大脑的不同部位有相应的功能区，左、右大脑半球的结构和功能是不对称的。大量临床研究证明，当患者的脑部因外伤或疾病受到损伤时，心理活动也会出现一定的障碍或异常。例如，大脑左半球额下回受损会导致运动性失语症，颞上回后部受损会导致感觉性失语症，边缘系统受损会导致情绪、记忆、动机等方面的改变。心理是脑的功能，脑为心理的产生和发展提供了物质基础。

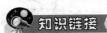

关于裂脑人的研究

第二次世界大战中，美国士兵约翰因头部受伤成为严重的癫痫患者，医生无可奈何地为他切断了连接大脑半球的胼胝体，结果是他的癫痫虽不再发作，但精神却失常了。吃饭时，他一只手把饭碗推开，另一只手又把饭碗拉回来。美国加州理工学院的生物学教授罗杰·斯佩里闻讯后，对约翰做了一系列实验。斯佩里将一张年轻女人照片的左半部和一张小孩照片的右半部拼成一张照片，采用特殊方法使照片的左半部置于约翰的左半视野，右半部置于右半视野。斯佩里让约翰指出他看见了什么。结果，约翰手指年轻女人，口中却果断地说："一个小孩！"

斯佩里的研究证明了约翰大脑的左、右半球相互不通信息，行动也互不配合。一个半球得到的信息，另一个半球无法接收。裂脑人对左半球获得的信息能用语言表达出来，而对右半球得到的信息却有口说不出。这是因为右半球的信息传不到左半球，而右半球本身没有言语功能。

斯佩里长期潜心裂脑人的研究，初步揭开了人脑两个半球的功能，并于1981年获得诺贝尔奖。他的实验引起了热烈的讨论，进一步推动了科学工作者对大脑进行新的探索；也更有力地说明了没有脑的思维是不存在的，人的心理活动与脑密切相关。

2. 心理是对客观现实的主观、能动的反映

客观现实是指不依赖心理主体而存在的一切事物，包括人赖以生存的自然环境和从事实践活动的社会环境。人的心理所反映的是客观现实，客观现实是人心理的源泉，若脱离客观现实，心理现象就会成为无本之木、无源之水。例如，感觉，人具备了眼、耳、鼻等感觉器官和大脑的感觉中枢，具备了产生感觉的主观条件，但看到什么、听到什么、闻到什么则取决于外部环境中的具体事物。其他心理现象也同样如此，都不是无端产生的，都是由现实生活中的具体事物决定的。

人对客观现实的反映并不是机械、刻板、照镜子式的，而是一种积极、能动的反映。心理反映具有选择性，人对客观现实的反映是根据主体的需要、兴趣、任务而有选择地进行的。人在反映中具有主动权，如看一本书是认真研读还是走马观花均由自己决定。人通过对客观现实的反映，不仅能认识世界，还能通过意志作用去改造世界。在反映现实的过程中，人还能根据实践的检验不断调整自己的行动，使自身对客观现实的反映符合客观规律，并随时纠正错误的反映。这些都表现了人的心理对客观现实反映的能动性。

3. 心理在实践中发展和完善

人的心理基础是人的社会实践性，人的一切心理现象都是在认识和改造客观现实的实践活动中形成与发展起来的，没有人的社会实践，就没有人的心理。社会实践的领域越宽、实践的次数越多、客观事物越复杂，心理现象就越丰富、越完善。如果一个人生来就脱离社会生活，即使具有正常人的脑组织，也不可能产生正常人的心理。"狼孩"便是一个典型的实例。由此可见，人类社会实践对人的心理起着重要的制约作用。因此，脱离了社会生活实践，人的心理就无从产生。

1.2 心理过程

1.2.1 认知过程

认知过程是人们获得知识和应用知识的过程。人通过认知过程主观、能动地反映着客观事物及事物之间的内在联系。认知过程包括感觉、知觉、记忆、思维、想象和注意。

1. 感觉

（1）感觉的概念。感觉是人脑对直接作用于感觉器官的客观事物的个别属性的反映。感觉只能反映事物的个别属性，如颜色、声音、气味、软硬等，是最简单的心理现象。但是，一切较高级、较复杂的心理现象都是在感觉的基础上产生的。感觉是人认识世界的开始。如果一个人丧失了感觉，就不能产生认知，也不会有情绪、情感和意志。如果感觉被剥夺，人的心理就会出现异常。

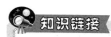 **知识链接**

感觉剥夺实验

1954年，加拿大心理学家赫布与贝克斯顿等进行了首例感觉剥夺实验（图1-2）。实验过程中，被试被置于一个与外界完全隔离的房间里。给被试带上护目镜，以剥夺其视觉；堵住其耳朵，并以空气调节器发出的单调声音限制其听觉；给其手臂戴上纸筒套袖和手套，以限制其触觉。被试除了进食与排泄外，就是无聊地躺在床上睡觉或胡思乱想。

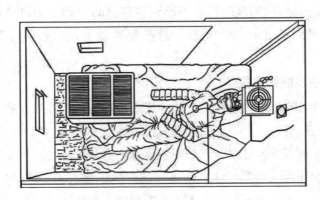

图1-2　感觉剥夺实验

被试单独待在实验房间里，数小时后开始感到恐慌，连续实验3~4天后，被试的心理产生异常，如出现注意力涣散、思维迟钝，甚至产生幻觉，幻视如出现光的闪烁，幻听如听到狗叫声、打字声、滴水声等，幻触如感到有冰冷的钢板压在前额和面颊，或感到有人从身体下面把床垫抽走。多数被试最多能坚持到第4天，个别被试坚持的时间超过了4天，但没人能够坚持1周以上。

这个实验表明，人必须在与外界环境广泛接触的基础上接受丰富、多变的外界信息刺激；而缺乏必要的感觉刺激将使人不能维持正常的心理活动，甚至会导致大脑功能损伤。

（2）感觉的分类。根据感觉刺激来源的不同，感觉可分为外部感觉和内部感觉两类。

①外部感觉。外部感觉是接受外部刺激，反映外部客观事物个别属性的感觉。外部感觉包括视觉、听觉、嗅觉、味觉和皮肤觉5种基本感觉。其感受器位于感觉器官的表面。

②内部感觉。内部感觉是接受机体内部刺激，反映身体位置、运动和内脏状态的感觉。内部感觉包括运动觉、平衡觉和内脏感觉。其感受器位于身体内部。

（3）感受性和感觉阈限。每个人感觉器官的感受能力是不同的。同样的声波刺激，有的人能听到，有的人却听不到，这就是感受能力的差别。感觉器官对适宜刺激的感受能力称为感受性。感受性的高低可以用感觉阈限来衡量。能引起感觉的最小刺激量称为感觉阈限。感受性与感觉阈限之间成反比，感觉阈限低则感受性高。

人的感受性受年龄、身体状态、情绪状态、个人意向等因素的影响。例如，人的一生中感受性随年龄的增长呈现先上升后下降的趋势，儿童时期感受性发展快，青年期感受性达高水平，而到老年期感受性普遍下降；老年人的视觉、听觉、味觉、嗅觉越来越迟钝，但对疼痛的感受性有上升的趋势；人患病时可能产生感觉异常，如对声、光、温度、气味等的刺激变得非常敏感。因此，护士对患者感受性的变化应有正确的认识，在临床护理中予以重视，并采取措施尽量减少能够引起患者感觉不适的刺激，如在病房管理中将光线调得柔和，放轻谈话声、脚步声等。

（4）感觉的特性。

① 感觉的适应性。感觉的适应性是指在刺激物持续作用下引起感受性变化的现象。这种变化可以使感受性增强，也可以使感受性降低。感觉适应是普遍存在的现象。

"入芝兰之室，久而不闻其香；入鲍鱼之肆，久而不闻其臭"说的就是嗅觉适应现象。各种感觉都有适应现象，但适应性的高低有很大差别，如嗅觉很快产生适应，痛觉则很难适应。有些感觉适应表现为感受性的降低，有些感觉适应则表现为感受性的增强。人从光亮的环境到黑暗的环境，开始时看不到东西，后来逐渐能看到东西，这就是暗适应，是一种感受性增强的现象；从黑暗的环境到光亮的环境，开始时觉得光线刺眼，但很快就不觉得刺眼了，这就是明适应，是一种感受性降低的现象。在实际生活中，感觉适应是利弊兼具的一种心理现象。

② 感觉对比。不同刺激作用于同一感受器时，感受性在强度和性质上发生变化的现象称为感觉对比。感觉对比分为两类，即同时对比和继时对比。同时对比是多个刺激物同时作用产生的对比现象。例如，同一灰色方形放在浅灰色背景上显得暗，放在黑色背景上则显得亮（图1-3）。继时对比是不同刺激物先后作用时产生的对比现象。例如，吃过糖再吃苹果便觉得苹果不甜；喝过苦的药水再吃甜的东西，就会觉得比平时更甜；摸过冷的物体再摸热的物体，就会感觉特别热。

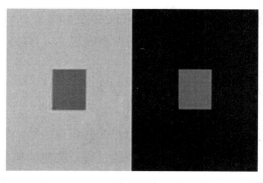

图1-3 感觉对比

③ 感觉后像。感觉后像是指在刺激作用停止后，感觉在短暂的时间内仍未消失的现象。例如，"余音绕梁"就是听觉后像；电灯熄灭了，灯泡的形象还能在眼前保留一会儿，这就是视觉后像。视觉后像有两种，即正后像和负后像。后像的品质与刺激物相同称为正后像，与刺激物相反称为负后像。例如，注视电灯一段时间，关掉电灯后，仍有一种灯似在那亮着的感觉，这是正后像；如果目不转睛地盯着一盏白色的荧光灯，然后把视线转向一堵白墙，会感到墙上有一个黑色的灯的形象，这是负后像。手术时，外科医生长时间注视术野中的红色脏器，如果他们的视线转向助手的白大褂，或者白色的墙壁，就会看见蓝绿色的脏器，影响视觉和判断，所以医院的手术衣和手术室都设计成蓝色或绿色的，以避免视觉后像的影响。

④ 联觉。联觉是指一种感觉引起另一种感觉的现象。联觉有多种表现，最典型的是色觉与其他感觉的相连。例如，看到红色会感觉温暖，看到绿色会感觉清凉；黑色给人以庄严肃穆之感，蓝色给人以静谧之感；临床上，儿科病房的护士穿粉红色护士服可以减轻儿童住院时的恐惧心理。

⑤ 感觉补偿。感觉补偿是指某种感觉缺失后，其他感觉的感受性增强而起到部分弥补作用的现象。例如，盲人的听觉和触觉比正常人更加灵敏。

2. 知觉

（1）知觉的概念。知觉是人脑对直接作用于感觉器官的客观事物的整体属性的反映。例如，一个物体，摸着圆圆的、硬硬的，闻着香香的，尝着甜甜的，综合这多种感觉人们知道它是一个苹果，这就是知觉。知觉时，头脑中产生的不是事物的个别属性，而是由各种感觉结合而成的具体事物的映象。人感觉到的事物的个别属性和部分越丰富，对事物的知觉就越完整、越正确。

（2）知觉的分类。根据对象的不同，知觉可分为空间知觉、时间知觉和运动知觉。

① 空间知觉。空间知觉是对事物空间特性的反映。它包括对物体的大小知觉、形状知觉、方位知觉、距离知觉。

② 时间知觉。时间知觉是人对客观事物的延续性和顺序性的反映，即知觉客观事物持续的长短和先后顺序。生物钟是时间知觉的典型表现，人在旅行时出现的时差反应就是生物钟现象。

③ 运动知觉。运动知觉是对物体在空间位移速度的反映。

（3）知觉的特性。

① 整体性。知觉的整体性是指个体根据自己的知识与经验，把直接作用于感觉器官的不同属性、不同部分的刺激信息作为整体反映的过程。知觉的整体性（图1-4）提高了人们知觉事物的能力，但有时也会使人们忽略事物的部分或细节特征，如做校对工作时，有时难以发现句子中的漏字或错字。

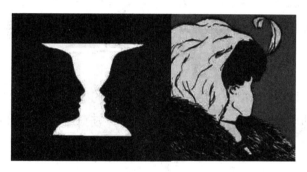

图 1-4 知觉的整体性

② 选择性。个体在知觉客观世界时，总是根据自己的需要选择知觉的对象，而把其他事物当作知觉的背景，以便清晰地感知一定的事物与对象。知觉的对象和背景并不是固定不变的，二者在一定条件下可以相互转换（图 1-5）。

③ 理解性。知觉的理解性是指人在感知某一客观对象时，总是利用过去的经验对事物进行加工处理，赋予知觉对象一定的意义。例如，一个外科医生看 X 线片所获得的信息与一个普通人看 X 线片所获得的信息是完全不同的。

图 1-5 知觉的选择性

④ 恒常性。当知觉对象的物理特性在一定范围内变化时，知觉的形象并不因此发生相应的变化，称为知觉的恒常性（图 1-6）。例如，在不同距离的地方看到同一个人，虽然这个人在视网膜上的成像大小有变化，但我们对其高矮的知觉并没有发生变化，这是形状的恒常性现象；无论白天还是晚上，人们能够不受照明的影响总是把粉笔知觉成白色，这是颜色的恒常性现象。

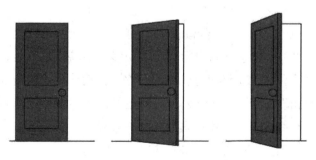

图 1-6 知觉的恒常性

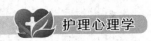

（4）错觉。错觉是在特定条件下产生的对客观事物的歪曲知觉。错觉是客观存在的，通过主观无法克服，"杯弓蛇影""草木皆兵"都是错觉的实例。常见的错觉有图形错觉（图1-7）、大小错觉、方位错觉、运动错觉等。

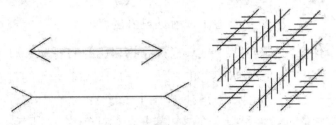

图1-7　图形错觉

人们掌握错觉产生的规律具有很重要的意义：一方面可以防止错觉造成的差错；另一方面可以利用错觉，使其在实践中产生好的效应，如在军事上，士兵的迷彩服可以给敌人造成错觉，以达到伪装和隐蔽的目的。在生活中，将镜子放在室内会使人感觉房间变大等都与错觉现象有关。

3. 记忆

记忆是过去的经验在人脑中的反映。人们感知过的事物、思考过的问题、体验过的情绪情感、进行过的动作操作，都可能储存在大脑中，并在适当的时候被提取出来，这个过程就是记忆。

（1）记忆的分类。

① 根据记忆的内容分类，记忆主要分为形象记忆、逻辑记忆、情绪记忆和运动记忆。

· 形象记忆。形象记忆是以感知过的事物形象为内容的记忆，如对人的相貌的记忆，对事物形状、颜色、味道的记忆等。

· 逻辑记忆。逻辑记忆是以概念、命题或思维等逻辑结果为内容的记忆，如人们对概念、定理、推论或公式的记忆。

· 情绪记忆。情绪记忆是以曾经体验过的某种情绪情感为内容的记忆，如翻开尘封已久的相册，昔日经历过的愉快幸福的情绪体验又油然而生。

· 运动记忆。运动记忆是以做过的动作为内容的记忆。动作技能一旦被掌握了，就会保持相当长的时间，如一个人学会骑自行车后即使多年不骑，也不会忘记。

② 根据记忆的时间分类，记忆可分为瞬时记忆、短时记忆和长时记忆。

· 瞬时记忆。瞬时记忆也称感觉记忆，当刺激停止作用后，记忆有一个非常短暂的停留。它是记忆系统的开始阶段，储存时间为 $0.25 \sim 2\,s$。

· 短时记忆。短时记忆是瞬时记忆和长时记忆的中间环节，是瞬时记忆中经过注意能保持在 1 min 以内的记忆。短时记忆保持信息的时间为 $2 \sim 60\,s$。它的容量相当有限，一般为 7±2 个组块，如口译时的记忆过程就是短时记忆。

·长时记忆。短时记忆经过深加工后在头脑中长时间保留下来即成为长时记忆。长时记忆保持信息的时间在 1 min 以上乃至终生。

（2）记忆的过程。记忆由识记、保持和再现 3 个基本环节组成。

① 识记。识记是识别和记住事物的过程，是记忆的开始，也是人们学习和取得知识经验的过程。根据识记的目的性，识记可分为无意识记和有意识记。根据材料的性质和对材料理解的程度，有意识记又分为机械识记和意义识记。

② 保持。保持是识记后的信息在头脑中加工、储存和巩固的过程。保持是信息储存的动态过程，因为随着时间的推移，保持的内容会在量和质两方面发生变化，其最大变化是遗忘。识记的次数越多，知识和经验保持得越牢固。

③ 再现。再现是大脑提取已经储存的信息的过程，包括回忆和再认。回忆是指过去经历过的事物不在眼前却能在头脑中重新出现的过程；再认是当以前感知过的事物或场景重新呈现时能够识别出来的过程。回忆和再认都是从大脑中提取储存的信息，只是形式不一样。

（3）遗忘及其规律。储存在大脑中的信息既不能回忆也不能再认，或者发生了错误的回忆、再认，这就是遗忘。德国心理学家赫尔曼·艾宾浩斯（Hermann Ebbinghaus）对遗忘现象做了系统的研究，并画出了一条曲线来说明遗忘进程与时间的关系，遗忘在学习之后立刻开始，先快后慢，而且是不均衡的，证明这一规律的曲线被称为艾宾浩斯遗忘曲线（图 1-8）。

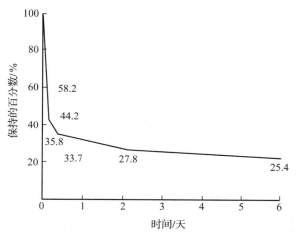

图 1-8 艾宾浩斯遗忘曲线

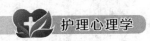

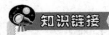

影响遗忘的因素

遗忘进程不仅受时间因素的影响，还受其他多种因素的影响。

（1）记忆材料的性质和数量。一般来讲，人对无意义和抽象的材料、较有意义和形象的材料遗忘得快。在学习程度相同的条件下，识记的材料数量越多，相对而言遗忘得就多。

（2）对材料的学习程度。个人对材料的学习程度越高，遗忘越少，过度学习达150%时保持的效果最佳。

（3）前摄抑制和倒摄抑制。前摄抑制是指先学习的材料对后学习的材料的干扰，倒摄抑制是指后学习的材料对先学习的材料的干扰。

（4）个人的兴趣、爱好、情绪、动机、态度等心理因素。个人对越感兴趣的、越符合需要的材料越不容易遗忘或遗忘得越慢；反之，则遗忘得越快。

4. 思维

思维是人脑对客观事物本质特征和内在规律的间接、概括的反映。思维是人类认识的高级阶段，是在感知基础上实现的理性认识形式，其主要表现在概念的形成和问题解决的活动中。

（1）思维的特征。

① 间接性。间接性表现为思维是借助一定的媒介和知识经验来认识事物的。例如，临床医生通过对病患心脏的听诊，以及心电图的变化来了解心脏的状况。

② 概括性。思维可以把某一类事物的共同属性抽取出来，形成对这一类事物共同的、本质的及规律性的认识，这就是思维的概括性。例如，临床上对急性炎症的界定舍弃了感觉信息中的非本质特征，而把红、肿、热、痛和功能障碍这些共同的、本质的特征加以总结概括。

思维的间接性和概括性给人类的认识带来了巨大的优越性，使人们能从个别中看到一般，从现象中揭示本质，从偶然中发现必然，从现状中推断过去、预见未来。

（2）思维的种类。

① 根据思维的凭借物分类。

·动作思维。动作思维是以实际动作为支柱的思维，即依赖身体的具体动作进行的思维。3岁之前的儿童往往不能脱离具体的动作来思考，他们的思维常常是伴随着动作进行的，如他们在搭积木时是边操作边思考的。

·形象思维。形象思维即用表象对客观事物进行分析、综合、抽象、概括的过程。形象思维的基本单位是表象。例如，作家在文艺作品中塑造人物形象，建筑设计师设计房屋都是形象思维的表现。

·抽象思维。抽象思维即以概念、判断、推理的形式进行的思维。它是人类所特有的复杂而高级的思维形式，摆脱了感性的认识事物的阶段，能够揭示事物之间的内在联系和本质特征。如医生将患者的症状、体征及实验室检查结果等因素结合在一起，进行思考得出临床诊断的过程。

② 根据思维的方向分类。

·聚合思维。聚合思维也称集中思维、求同思维，是指思考和解决问题的思路朝一个方向聚敛，形成唯一的确定答案的思维过程。例如，学生在做单选题时从多个选项中找出唯一正确的答案，这种思维方式就是聚合思维。

·发散思维。发散思维也称辐射思维、求异思维，是沿着不同的方向或从不同角度探索解决问题的答案的思维。例如，学生对数学题进行一题多解的试探就是发散思维。

③ 根据创新的程度分类。

·常规思维。常规思维是指人们运用已有的知识经验，用固有的方法和程序来解决问题的过程。这种思维的创造性水平低，对解决经常出现的问题有重要作用，但在解决新问题时往往会遇到很多阻碍。

·创造思维。创造思维是指重新组织已有的知识经验，用新的方法和程序创造出新形象的思维。创造思维在科学发明、社会改革中有重要作用。

（3）思维的过程。思维的具体过程包括发现问题、分析问题、提出假设和检验假设。

① 发现问题。发现问题是认识矛盾的存在，找到问题，并产生解决问题的需要和动机。发现问题是解决问题的前提，是思维积极主动性的表现。

② 分析问题。分析问题是分析具体问题中的要求与条件，以找出它们之间的联系，把握问题的实质，确定问题解决的方向。

③ 提出假设。提出假设是指提出问题解决的方案和策略，依据一定的法则、方法和途径去解决问题，是解决问题的关键阶段。

④ 检验假设。检验假设是指通过一定的方法确定所提出的假设是否符合原理和实际。

5. 想象

想象是大脑对已有的表象进行加工和改造，进而创造新形象的过程。按照是否有目的、有意识，想象可分为无意想象和有意想象。

（1）无意想象。无意想象是一种没有预定目的、不自觉的想象。例如，看到天空中漂浮的白云，人们会不由自主地展开联想；精神病患者头脑中的幻觉都是无意想象。

（2）有意想象。有意想象是按一定目的，有意识地进行的想象。例如，科学家提出的各种想象模型、文学家构思的各种人物形象都是有意想象。根据创新程度和形成过程的不同，有意想象可分为再造想象、创造想象和幻想。

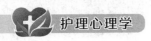

① 再造想象。再造想象是根据言语的描述或图形的示意，在头脑中形成新形象的过程。例如，阅读《西游记》时，人们可以在头脑中想象出孙悟空、猪八戒的形象。

② 创造想象。创造想象是根据一定的目的、任务，在头脑中独立地创造出新形象的过程。创造想象具有首创性、独立性和新颖性等特点。一切科学发明、文艺创作、高科技的发明都离不开创造想象。

③ 幻想。幻想是指向未来并与个人愿望相联系的想象，是创造想象的一种特殊形式。幻想可分为积极的和消极的两种。凡符合事物发展规律，有可能实现的积极幻想均称为理想。它能够鼓舞人们的斗志，激励人们努力工作。凡不符合事物发展规律，完全不可能实现的消极幻想均称为空想。例如，寓言故事《守株待兔》中农夫整天守着木桩等兔子送上门来就是空想的表现。空想是一种消极的想象，它会消磨、瓦解和腐蚀人的意志。

6. 注意

注意是心理活动对一定对象的指向和集中。指向性和集中性是注意的两个特点。指向性是人的心理活动选择了某个对象而离开了另一些对象。集中性是将心理活动聚集在所选择的事物上以保证反映更清晰。注意不是一个独立的心理过程，而是伴随感知、记忆、思维等心理活动的一种心理状态，贯穿心理活动的始终，是一切心理活动顺利进行的必备条件。

（1）注意的分类。根据有无目的以及是否需要意志努力，注意可分为无意注意、有意注意和有意后注意3种。

① 无意注意。无意注意是指没有预定目的，也不需要意志努力的注意。它主要由周围环境中突然出现的变化所引起。例如，上课时突然有人推门而入，大家会不由自主地把头转向来人的方向。

② 有意注意。有意注意是指有预定目的，需要一定意志努力的注意。它是在无意注意的基础上发展起来的，如护士为患者配药时所保持的注意。人们可以通过加深对目的、任务的理解，培养和提高兴趣，增强抗干扰能力等途径来提高有意注意。

③ 有意后注意。有意后注意是指有预定目的，但不需要意志努力的注意。有意后注意是在有意注意之后出现的一种注意，具有高度的稳定性。当对有意注意的对象达到一定的熟练程度时，维持注意就不再需要意志努力，有意注意就转变为有意后注意。例如，一个人刚开始学骑自行车时对它不熟悉，需要有意注意，经过一段时间的努力，熟练掌握技巧之后，再骑自行车时就应付自如了，从而使有意注意发展为有意后注意。

（2）注意的品质。

① 注意的广度。注意的广度也称注意的范围，是指一个人在单位时间内所能注意到的事物的数量。注意的广度受知觉对象的空间排列、个体的知识经验、任务难度等的影响。知觉对象越集中、排列越有规律，注意的广度就越大；个体的知识经验越丰富，注意的广

度就越大。人们平时所说的"眼观六路，耳听八方"指的就是注意的广度。

② 注意的稳定性。注意集中于选择对象持续的时间称为注意的稳定性。例如，外科医生能在手术过程中高度集中注意力数小时就是注意稳定性的表现。实际上，人的注意不是长时间固定不变的，而是呈现周期性增强和减弱的现象。这一现象称为注意起伏或注意动摇，是由生理过程的周期性变化引起的，是普遍存在的现象，无法通过主观努力克服。

③ 注意的分配。注意的分配是指在同一时间内把注意分配到两种或两种以上不同的对象或活动上。例如，护士在进行护理操作的同时对患者的病情进行观察等。注意的分配也是有条件的，当人们对所从事的活动中的至少一种活动非常熟练时，才能进行注意分配。

④ 注意的转移。由于任务的变化，注意由当前的对象转移到旁边的对象上去的现象称为注意的转移。例如，护理工作头绪多、紧急情况多，经常需要护士在有限的时间内从一项工作转向另一项工作，而要做到每项工作之间互不干扰、准确无误，就要靠注意转移的高度灵活性。

注意转移不同于注意分散，前者是根据任务的要求，主动转移到另一种对象上；后者则是被动离开，转移到无关的对象上。

1.2.2　情绪和情感过程

1. 情绪和情感概述

（1）情绪和情感的概念。情绪和情感是人对客观事物是否符合自己的需要而产生的态度体验，是以个体的需要为中介的一种心理过程。外界事物符合个体的需要，就会引起积极的情绪体验，否则便会引起消极的情绪体验。情绪、情感是由独特的主观体验、外部表现和生理反应3个部分组成的。

① 主观体验。主观体验是指个体对不同情绪、情感状态的自我觉察，即大脑的一种感受状态。人有许多主观感受，如喜、怒、哀、乐等。人们对不同事物的态度会产生不同的感受。人对自己、对他人、对事物都会产生一定的态度，如对敌人的切骨之仇、对考试失败的悲伤、对朋友不幸遭遇的同情、对事业成功的欢乐等。这些主观体验只有个人内心才能真正感受到或意识到，如我知道"我很高兴"，我感受到"我很内疚"等。

② 外部表现。外部表现是指情绪和情感发生时，在面部表情、身体姿态等方面的表现，这一过程也是情绪的表达过程，如人高兴时会开怀大笑，悲伤时会痛哭流涕，激动时会手舞足蹈等。情绪所伴随出现的这些相应的面部表情和身体姿态就是情绪的外部行为，它经常成为人们判断和推测情绪的外部指标。但由于人类心理的复杂性，有时会出现人们的外部行为与主观体验不一致的现象，如一个人在众人面前表演时，明明心里非常紧张，

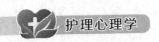

却故意表现出镇定自若的样子。

③ 生理反应。生理反应是指伴随情绪和情感发生时出现的生理反应，如激动时血压升高，紧张时心率加快，愤怒时全身发抖，害羞时满面通红等。血压升高、心率加快、肌肉紧张及血管扩张等生理指数是机体内部的生理反应过程，常常伴随不同的情绪和情感而产生。

（2）情绪和情感的联系与区别。情绪和情感是同一类心理过程，既有着密切的联系又存在一定的区别。情绪和情感的关系是形式与内容的关系，情绪是情感的表现形式，而情感是情绪所表现的内容。例如，人生病时会出现烦闷或焦虑等消极情绪，其实它表达的是人类对健康或对生活的热爱情感，对疾病有损于健康的厌恶情感。情绪的变化受情感的控制和制约，情感总是在各种不断变化着的情绪中得到表现。

① 情绪的生理性和情感的社会性。情绪是与机体的物质或生理性需要相联系的态度体验，为人和动物所共有。例如，当饮食需要得到满足时，人会感到高兴；当生命安全受到威胁时，人会感到恐惧；当与他人搏斗时，人会感到愤怒；等等。这些都是人的情绪反应。情感则更多地与人的精神或社会性需要相联系，它是人类特有的心理活动，具有一定的社会历史性。例如，当人们交往的需要得到满足时所产生的友谊感，人们通过努力获得成功时产生的成就感，人们遵守社会伦理道德的要求时所产生的道德感，都属于情感。

② 情绪与情感的发展顺序不同。无论从种系还是个体发展来看，情绪都发生得较早，情感体验都发生得较晚。就人类个体来看，人出生时就会有情绪反应，如哭、笑等，但没有情感；情感是随着人的年龄增长、心智的成熟和社会认知的发展而产生的。如人刚出生时，并没有道德感、成就感和美感等，这些情感是随着人的社会化过程而逐渐形成的。

③ 情绪与情感的稳定性差异。情绪具有不稳定性，而情感却是相对稳定的。情绪是反应性、活动性的过程，具有明显的情境性、激动性和暂时性特点。情绪往往由当时的情境引起，又随着情境的改变而变化。如人们在遇到危险时会感到恐惧，但危险过后恐惧就会消失。而情感则不同，一般不受情境的左右，具有稳固性、深刻性和持久性的特点。它是人对事物稳定态度的反映，如对一个人的爱和尊敬可能是一生不变的。

④ 情绪与情感的表现不同。一般说来，情绪具有冲动性且有明显的外部表现；情感则比较内隐，多以内在感受、体验的形式存在，深沉且久远。例如，人在激动时表现为手舞足蹈，郁闷时表现为垂头丧气，这些都是情绪的外部表现；父辈对下一代殷切的期望、深沉的爱，革命先烈在艰苦的岁月里对革命无限忠诚的高尚的爱国主义情感等则体现了情感的深刻性与内隐性。

2. 情绪和情感的分类

（1）情绪的种类。

① 原始情绪。原始情绪是人类最基本的情绪，包括快乐、愤怒、悲哀和恐惧4种。

·快乐。快乐是需要得到满足，内心紧张状态得以解除时产生的愉悦、舒适的体验。快乐的程度从满意、愉快到大喜、狂喜。

·愤怒。愤怒是由于目的和愿望不能达到或一再受到阻碍，逐渐积累而成的敌意和反抗的情绪体验。愤怒的程度依次是不满、生气、愠怒、愤怒、激愤、大怒、暴怒。

·悲哀。悲哀是失去热爱、所盼望的事物或有价值的物品而引起的痛苦、失落和无助的情绪体验。悲哀的强度取决于失去的事物的价值。

·恐惧。恐惧是企图摆脱、逃避某种危险情境而又无力应对时产生的情绪体验，恐惧比其他任何情绪都具有感染力。

在这 4 种原始情绪的基础上，可以派生出许多种不同组合的复合情绪。例如，由愤怒、厌恶、惧怕组合起来的情绪称为恨，由紧张、痛苦、内疚、恐惧和愤怒组合起来的情绪称为焦虑。

② 情绪状态。根据发生的强度、速度和持续性，情绪可分为心境、激情和应激 3 种状态。

·心境。心境是一种微弱、持久而又弥散性的情绪体验状态，通常叫作心情。俗话所说的"人逢喜事精神爽"就是心境的写照。心境对人的工作、学习和生活有很大的影响。积极、乐观的心境会提高人的活动效率，增强人克服困难的勇气，有益于健康；而消极、悲观的心境则会降低人的活动效率，使人退缩、消沉。

·激情。激情是一种强烈的、爆发式的、持续时间较短的情绪状态。例如，在突如其来的外在刺激作用下，人会产生勃然大怒、暴跳如雷、欣喜若狂等情绪反应。激情往往由一个人遭受的重大生活事件或激烈的意向冲突引起，在激情状态下，人能发挥自己意想不到的潜能，但也能产生认识偏激，分析能力和自控能力下降。

·应激。应激是由某种出乎意料的紧急情况引起的急速而高度紧张的情绪状态。当面临危险或突发事件时，人的身心会处于高度紧张状态，引发一系列生理反应，如肌肉紧张、心率加快、呼吸变快、血压升高、血糖增高等。例如，当遭遇歹徒抢劫时，人就可能会产生上述生理反应，从而积聚力量以进行反抗。但应激的状态不能维持过久，因为这样特别消耗人的体力和心理能量。若长时间处于应激状态，则可能会降低免疫系统功能，导致疾病的发生。

（2）情感的种类。人的社会情感主要有道德感、理智感和美感，这些都是特属于人类的高级情感。

① 道德感。道德感是指个体用一定的道德标准去评价自己或他人的思想和言行时产生的情感体验。例如，对祖国的自豪感、对社会的责任感、对集体的荣誉感以及职业道德都属于道德感，"救死扶伤""大医精诚"是医务人员的职业道德情感。

② 理智感。理智感是个体对人类智慧（认知）活动形成的情感，如发现问题时的

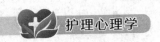

惊奇感、分析问题时的怀疑感、解决问题后的愉快感等。理智感是在人们的认知活动中产生和发展的，反过来它又推动认知的进一步深入，成为人们认知和改造世界的动力。

③ 美感。美感是指个体用一定的审美标准来评价事物时所产生的情感体验。在日常生活中，凡符合人们审美标准的事物都能引起美的体验。例如，雄伟的山脉、蜿蜒的溪流给人以自然美感，高尚的品格、优雅的举止给人以社会美感，激情的小说、优美的旋律给人以艺术美感。美感体验与个人的审美能力、知识经验和社会文化有关。

3. 情绪与情感的功能

（1）适应功能。情绪和情感是机体生存、发展和适应环境的重要手段，有利于服务、改善人的生存和生活条件。例如，婴儿通过情绪反应与成人交流，以便得到更好的抚养；人们也可以通过察言观色了解他人的情绪状态，从而决定采取何种对策以维持正常的人际交往。这些都是为了更好地适应环境，以便更好地发展。人的情绪与情感具有很强的社会性，如亲情、友情、爱情，以及集体感、爱国心、正义感等都是人类特有的社会情感，它们是人类个体适应社会环境所必不可少的。

（2）激励功能。情绪和情感与动机的关系非常密切。人类一切行为的直接动力是动机，动机又来源于需要。如前所述，情绪和情感与需要关系密切，可以对动机起到信号放大和减小的作用，从而对个体的行为起到不同的激励作用。积极的情绪、情感对活动起着协调和促进作用，消极的情绪、情感对活动起着破坏和阻碍作用。例如，当人们心情愉悦时，神清气爽、思路开阔，任务完成效率高；而当人们情绪低落时，则烦闷忧郁、思路阻塞，任务完成效率低。这种作用与情绪和情感的强度有关。中等强度愉快的情绪和情感有利于人的认知活动和任务的顺利完成。

（3）信号功能。情绪和情感具有传递信息、沟通思想的功能，这项功能是通过情绪和情感的外部表现，如面部表情、姿势、动作等来实现的。例如，人在高兴时眉飞色舞，在愤怒时咬牙切齿，在忧愁时垂头丧气，在恐惧时面如土色等。它们不仅是内心情绪的流露，还是人与人之间信息交流的手段。

此外，表情也是语言交流的补充手段。从发生时间来看，表情比语言出现得更早。婴儿在不会说话时就具备了察言观色的能力，还能通过表情与他人交流。成人在无法用言语表达时可以通过表情准确而微妙地表达自己的思想和愿望等，起到"此时无声胜有声"的效果；有时也能通过表情传递出很多语言交流之外的信息。

4. 情绪与健康

情绪对人类健康具有极大的影响。我国古代医学就有"怒伤肝，喜伤心，思伤脾，悲伤肺，恐伤肾"的论述。现代医学证明，消极情绪能使人的整个心理活动失衡，引起一系列的生理变化，使人体产生应激反应，激素分泌紊乱，免疫力下降，导致或诱发疾病；积极的情绪对人体的健康有良好的作用，可以提高人的脑力活动的效率和耐久力，使人体内各系统、器官的活动处于高水平的协调一致，有利于保持身体健康。

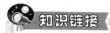

情　商

情商（emotional quotient，EQ）又称情绪智力或情绪商数，主要是指人在情绪、情感、意志等方面的品质，是近些年来心理学家提出的与智商相对应的概念。

情绪智力的概念最早由美国心理学家约翰·梅耶（John Mayer）和彼得·沙洛维（Peter Salovey）于1990年提出，他们将情绪智力定义为"监控自己和他人情绪、对其加以识别并用这些信息指导自己思维和行为的能力"。1995年，哈佛大学心理学博士丹尼尔·戈尔曼（Daniel Goleman）出版了《情感智商：为什么情商比智商更重要》一书，将情感智商这一学术研究新成果以非常通俗的方式介绍给了大众，在全世界掀起了一股EQ热潮，使得"EQ"一词走出心理学的学术圈，进入人们的日常生活。戈尔曼因此被誉为"情商之父"。

戈尔曼认为，情商包含5个方面的能力，即认识自己情绪的能力、妥善管理情绪的能力、自我激励的能力、认识他人情绪的能力和管理人际关系的能力。

心理学家的研究表明，一个人成功与否，20%取决于天资，而80%取决于性格和情感因素。卡耐基也曾说过，一个成功的管理者，专业知识所起的作用只占15%，而交际能力占85%。

5. 情绪与临床护理

在临床护理工作中，护士积极的情绪不仅能够提高职业认同感，进而提升护理工作效率，维护自身健康，还会不自觉地把这种积极乐观的精神传递给患者，引导患者以积极的心态面对疾病，进而战胜疾病，恢复健康。因此，护士要学会自我情绪调节的方法，及时疏导、宣泄消极情绪，使自己的情绪保持在最佳状态，以更好地处理各种问题，从而建立良好的护患信任关系，提高临床护理质量。

（1）护士保持良好情绪的意义。

① 促进患者的身心健康。护士稳定的情绪和愉快的心情不仅能够调节病室内的气氛，还能转移患者的不良心境，唤起患者的治疗信心。遇到情绪低落、心情烦闷、对所患疾病忧心忡忡的患者时，护士应面带微笑地与患者真诚交流，用自己所学知识进行健康宣教，回答患者提出的问题，用自己积极的生活态度感染患者，帮助患者树立战胜疾病的信心，消除患者的疑虑，使其振奋精神，配合治疗与护理，从而促进患者的康复。因此，护士的情绪状态对患者的身心健康具有很大影响。

②保障临床技能的正常发挥。护理工作繁忙而沉重，对技能操作要求较高，护士只有以积极的情绪从事该项工作，才能发挥最佳水平。轻松愉快的情绪可以使护士思维灵活、动作敏捷，对各项技能操作得心应手，才能收到良好的治疗效果；消极情绪状态则会导致思维紊乱、动作迟钝，进而影响护理操作的顺利进行。例如，进行小儿输液静脉穿刺操作时，如护士能保持自信、稳定情绪、安抚患儿，就会大大提高穿刺成功率。

③减少医疗差错、事故的发生。医疗差错、事故的发生，除了受护士的技术水平、责任心等因素的影响外，还与其情绪状态有关。情绪不佳时，护士无法全神贯注地工作，查对不细致，极易出现差错，如加错药、发错药等。因此，护士保持最佳情绪状态是防止差错、事故发生的有效措施。

④维护良好的护患关系、医护关系。护士良好的情绪可调节护理环境的气氛，使护患关系融洽。护士主动与患者沟通，及时解决问题，既能令患者满意，使其认可护士的工作，又能激发自身的工作热情。医护之间团结一致、努力协作、相互关心、积极配合、共同进步，对治疗计划的实施有重大意义。

（2）护士保持良好情绪的方法。要保持最佳情绪，护士就需要不断培养良好的心理素质。患者来自五湖四海，有不同的家庭背景、教育背景、社会地位与个性特征等，有通情达理的，有百般挑剔的，护士如果没有良好的心理素质，就很难保持最佳情绪状态从而胜任护理工作者的角色。护士要敢于面对各种困难，在实践中不断培养良好的心理素质。

①爱岗敬业，树立为护理事业献身的崇高理想。护士要贯彻"以患者为中心"的理念，急患者所急，想患者所想，救死扶伤、治病救人，全心全意为患者的健康服务，热情愉快地做好每一项护理工作。

②在工作中保持理智与冷静，要有耐心，学会宽容。护理工作的对象是心身患病的患者，由于受疾病的影响，其心理、情绪不稳定，甚至对护理工作不配合，无理取闹，因此，护士必须保持理智和冷静，以宽阔的心胸去包容和感化患者，赢得患者的理解、支持和尊重。

③在生活中培养豁达开朗的性格。护士在生活中需要处理各方面的关系，平衡家庭与工作的矛盾，难免会遇到一些挫折和困难。不管是面对什么样的挫折和困难，护士都要抛得开、放得下，保持最佳情绪状态。

总之，护理人员作为医院患者康复的主导者，一定要把自己的情绪调节到最佳状态，做到遇事不慌乱、面对纠缠不迁怒、悲喜有节制、心宽神气清，维护医院良好的治疗环境及患者情绪的稳定，提供最佳服务，帮助患者减轻病痛，恢复健康。

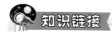

情绪调节的方法

（1）认知调节法。碰到困难和挫折，能换位思考，通过改变看法、思想、观念等来调节情绪，把消极情绪转变为积极情绪，正所谓"塞翁失马，焉知非福"。

（2）理智控制法。人在极度兴奋、紧张、沮丧、悲伤、愤怒的情绪状态下做出的决定和产生的行为往往是不理智的。所以，当对某些事情和现象来不及思考、想不通时，就需要用理智来控制情绪冲动。

（3）合理宣泄法。通过找人倾诉、大哭一场或做运动、听音乐、逛街、散步等方式来宣泄自己的不良情绪。

（4）心理放松法。通过呼吸放松、肌肉放松、音乐放松和意念放松等缓解紧张情绪。

（5）行为调节法。通过听音乐、打球、下棋等来转移注意力，使自己的消极情绪得到缓解，也可以通过转换环境改善情绪。

（6）理性升华法。以更宽广的视野、更长远的眼光来看问题，分析消极情绪产生的原因，用更高的目标来要求自己。

（7）寻求专业帮助。当陷入较严重的情绪障碍时，可通过心理咨询、心理治疗等方式，在心理医生的专业指导下进行调整。

1.2.3 意志过程

意志是个体有意识地确立目标，调节和支配行动，并通过克服困难和挫折，实现预期目的的心理过程。意志是人类所特有的心理现象，是人类意识能动性的集中表现。人不仅能够通过感知、记忆、思维等心理活动来了解和认识客观世界，还能制订计划，积极而有目的地控制自己的行动。

1. 意志的特征

（1）具有明确的目的。意志行动是人有目的的行动，自觉地确定目的是意志行动的前提，目的越明确，实现目的的价值就越大，克服困难的动力也越大，意志也就越坚强。

（2）受意识支配和调节的随意运动。人的行动可分为不随意运动和随意运动。不随意运动是指不受意识支配、不由自主的活动，如手遇针刺缩回、目遇强光闭眼等；随意运动是指一种受意识支配的，具有一定目的性和方向性的活动。人的意志活动是由一系列随意运动实现的，意志行动的目的性决定了意志行动必须是在人的主观意识控制下完成的，所以，随意运动是意志行动的基础。

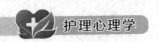

（3）与克服困难相联系。意志行为总是与克服困难联系在一起，人的意志品质正是在克服困难中体现出来的。所以说，克服困难是意志行为的核心。一个人遇到困难时的表现是衡量其意志力强弱的客观指标。

2. 意志品质

意志品质是一个人奋发前进的内部动力，意志的各个方面并非独立，而是有着内在联系的有机整体。

（1）自觉性。自觉性是指对行动的目的和意义有深刻的认识，能自觉地支配自己的行动，使之服从于活动目的的品质。与自觉性相反的品质是盲从性和独断性。盲从性是指遇事不独立思考，容易受到别人的影响，从众、易受暗示；独断性是指遇事容易从主观出发，缺乏对问题的细致分析，很难听取他人中肯的意见，一意孤行。

（2）果断性。果断性是指根据不断变化的情况迅速地、不失时机地采取决定的品质。机遇常常会擦肩而过，只有果断的人才能抓住机遇。与果断性相反的品质是优柔寡断和鲁莽草率。优柔寡断是指一个人在面临选择时常犹豫不决、缺乏决断，做出决定后又顾虑重重、踌躇不前，常常会错失机会；鲁莽草率的人则处事冲动鲁莽，不等到时机成熟就草率行事，结果多半成事不足、败事有余。

（3）坚韧性。坚韧性是指在执行决定时能顽强地克服各种困难，坚定地实现预定目的的品质。坚韧性是成功者必备的意志品质。正所谓"锲而不舍，金石可镂"。与坚韧性相反的品质是动摇性和顽固性。动摇性是指有些人做事"3分钟热度"，遇到困难就退缩，虎头蛇尾，最后半途而废；顽固性是指那些表面上看起来非常坚持，环境情况变化后仍然墨守成规、固执己见、不能变通、一意孤行的人。

（4）自制性。自制性是指在意志行动中善于调节和控制自己情绪和行为的品质。即个体迫使自己执行原有决定，抑制与自己目的相违背的情绪和行为。"富贵不能淫，贫贱不能移，威武不能屈"就很好地体现了这种品质。与自制性相反的品质是任性和怯懦。任性是指缺乏理智，容易意气用事，自我放纵，无组织性、无纪律；怯懦表现为胆小怕事，遇到重大事件时惊慌失措，畏缩不前。

3. 意志品质的培养

顽强的意志品质不是生来就有的，而是需要在后天的教育和实践活动中，随着不断克服困难而逐渐形成的。护理工作是救死扶伤、无私奉献的事业，要求护士全心全意地为患者服务。因此，护士必须有意识地培养和锻炼意志品质，这样才能高质量地完成临床护理工作。

（1）树立远大的理想，制定切实可行的目标。顽强的意志来自远大的理想，具有远大理想的人才能不畏艰险、不辞艰辛、勇于奋发前进。远大理想的实现需要借助切实可行的目标，个体要用科学的态度分析客观现实，制定正确的、有意义的、符合社会发展要求的目标，再把目标与现实的学习和工作结合起来，进而把理想转化到现实行动中去，让自己的行动建立在自觉性的基础上，培养顽强的意志品质。

（2）运用科学的方法，循序渐进。培养意志要讲究方法、遵循规律。违背身心发展规律，过分强迫自己做超出自身能力的事情反而会导致身心疲惫，于意志的培养有害而无益。"罗马不是一天建成的"，在培养意志时，个体应注意选择科学的方法，分解目标，循序渐进，分步实施。一个目标的完成将会形成一种积极的正向反馈，增强个体的自信心，促进下一个目标的完成。这样，意志行为逐渐成为意志习惯，进而慢慢强化为良好的意志品质。

（3）积极参加社会实践，从身边的小事做起。"实践是检验真理的唯一标准"，意志品质是人们在长期的社会实践中调动自身力量克服困难和挫折的过程中得到锻炼并在行动中体现出来的。意志的培养和锻炼并不仅仅局限于挫折、困难、逆境，有时取得成功过程中的坚持不懈要比遭遇失败时的顽强不屈更重要。理想的实现要靠脚踏实地的工作来保证，不管是日常生活小事还是艰苦、重大的工作都是磨炼意志的机会。尤其是体育运动，更是锻炼意志的有效手段，是集身体、心理、意志磨炼为一体的综合过程。积极参加体育运动可以培养个体坚强、果敢、机智、吃苦耐劳、锲而不舍的意志品质。

（4）不断进行自我教育。意志品质的形成过程是不断自我教育的过程。自我提醒、自我约束、自我反省和自我激励是培养意志品质最有效的方法和途径。例如，个体可以用名人名言、座右铭警示自己，用先进人物的事迹鞭策自己，用身边的榜样激励自己；制订作息计划和学习计划，并严格执行；设计加强意志锻炼的活动，并努力实践；坚持定期反思自己的言行和思想，发现缺点并及时改正等。

知识链接

逆 商

除了智商、情商外，近年来开始流行一个新概念，即逆商（adversity quotient，AQ）。其全称为逆境商数，一般被译为挫折商或逆境商。逆商是美国职业培训师保罗·斯托茨（Paul Stoltz）提出的概念。它是指人们面对逆境时的反应方式，即面对挫折、摆脱困境和超越困难的能力。应对逆境的能力更能体现一个人的生命价值，使个体以不变的心境应万变的逆境，从而立于不败之地。因此，逆商概念的提出具有非常重要的现实意义和历史意义。

高水平的逆商可以帮助产生一流的成绩、生产力、创造力，可以帮助人们保持健康、活力和愉快的心情。有研究显示，逆商高的人在手术后康复快，销售业绩远远超过逆商低的人，在公司中的升迁速度也快得多。高水平的逆商是可以培养的，并且最好是从小培养，所以现在许多教育机构都提倡挫折教育。

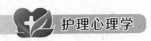

  逆商测验一般考查以下4个关键因素：控制（control）、归属（ownership）、延伸（reach）和忍耐（endurance），简称为CORE。控制是指个体对逆境有多大的控制能力；归属是指逆境发生的原因和个体愿意承担责任、改善后果的情况；延伸是对问题影响工作、生活及其他方面的评估；忍耐是指认识到问题的持久性以及它对个人的影响会持续多久。

1.3　人　　格

1.3.1　人格概述

  个体通过认知、情绪和情感、意志等心理活动认识外界事物，支配自己的活动。每个人的心理活动都表现出与他人不同的特点，这些特点构成了个体与他人不同的心理特征——人格。

1. 人格的概念

  人格也称个性，是指一个人的整个精神面貌，是一个人在一定社会条件下形成的，具有一定倾向性的、比较稳定的心理特征的总和。从构成方式上讲，人格是一个系统，由人格倾向性、人格心理特征和自我意识3个子系统组成。

2. 人格的特征

  （1）整体性。构成人格的各种心理特征相互联系、相互影响、相互制约，形成一个统一的整体，所以人格具有整体性。它虽然不能直接被观察到，但却能从一个人的行为中体现出来。人格的整体性使人的内心世界、动机和行为之间保持和谐一致。

  （2）稳定性。人格的稳定性是指那些经常表现出来的、不随时间和地点而改变的特点。所谓"三岁看大，七岁看老""江山易改，禀性难移"就是这个意思。当然人格并不是一成不变的，随着社会现实和生活条件、教育条件的变化，年龄的增长，主观的努力等，人格也可能会发生某种程度的改变。特别是在生活中经历过重大事件或挫折的个体，其人格特征上往往会留下深刻的烙印，从而影响人格的变化。

  （3）独特性。独特性是指人格的个体差异性。人格是在先天和后天环境因素的共同作用下形成的，遗传、教育、生存环境等因素的差异塑造了个体独特的心理特征。正所谓"人心不同，各如其面"。

  （4）社会性。人格不仅受生物因素的制约，还受社会因素的制约。因此，一个人的人格必然会反映出他所生活的社会文化特点，以及他受到的教育的影响，如美国人直率、中国人含蓄、法国人浪漫等。

1.3.2　人格倾向性

人格倾向性是人进行活动的基本动力，主要包括需要、动机和兴趣。

1. 需要

（1）需要的概念。需要是有机体感到某种缺乏而力求满足的心理倾向，是个体生存及发展所必备的前提条件在头脑中的反映。需要是个体活动的基本动力，是个体积极性的源泉。人的各种活动，从饮食到文艺创作、科技发明，都是在需要的推动下进行的。

（2）需要的种类。

① 根据起源，需要可分为生理需要和社会需要。

·生理需要。生理需要是维持个体正常生命活动和延续种族所必需的，是与生俱来的，体现了需要的自然属性。生理需要是人类最原始和最基本的需要，如饮食、睡眠、休息、排泄、性等。生理需要是人和动物所共有的。

·社会需要。社会需要是指由社会生活引起并受社会制约，为维护社会的存在和发展而产生的需要，是人类特有的高级需要，体现了需要的社会属性，包括交往、求知、尊重、道德等需要。社会需要以生理需要为基础。

② 根据对象，需要可分为物质需要和精神需要。

·物质需要。物质需要是指人们对社会物质产品的需求，通常包括衣、食、住、行等方面。大部分物质需要属于生理需要。

·精神需要。精神需要是指人们对社会精神生活及其产品的需求，包括对知识的需要、对文化艺术的需要、对审美与道德的需要等。精神需要是人类所特有的需要。

（3）需要层次理论。马斯洛于 20 世纪 40 年代提出人的需要可以分为 5 个层次，依次为生理需要、安全需要、爱与归属的需要、尊重的需要及自我实现的需要（图 1-9）。

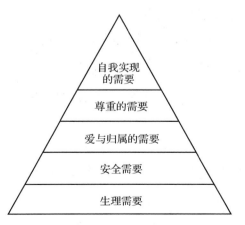

图文
亚伯拉罕·马斯洛

图 1-9　马斯洛的需要层次理论

① 生理需要。生理需要是指维持个体生存与种族繁衍的基本需要，如对食物、水、空气、睡眠、性等的需要。它是最基本、最重要的需要，是其他需要产生的基础。

② 安全需要。安全需要是确保个体生存安全、生活稳定、免遭危险与恐惧的需要，如生命安全、财产安全、职业安全、食品药品安全等，是在生理需要得到相对满足后产生的需要。

③ 爱与归属的需要。爱与归属的需要是个体渴望与人建立一种充满感情的关系，渴望在其群体和家庭中拥有地位的需要，包括结交朋友、追求爱情，渴望加入某一个组织或团体并在其中获得一定的职位等。

④ 尊重的需要。尊重的需要包括自尊和希望得到别人尊重的需要。尊重的需要的满足会使人相信自己的力量和价值，可激发个人潜力，使人变得更有创造力。

⑤ 自我实现的需要。自我实现的需要是指个体充分发挥自己的潜能，实现个人理想、抱负，体现自身价值，从而获得精神层面的臻于真、善、美至高人生境界的需要，是使自己趋向完善和协调的一种需要。自我实现的需要是人类最高层次的需要。

上述 5 个层次的需要由低向高，层次越低，力量越强（图 1-10）。高层次需要的出现是建立在低层次需要相对满足的基础上的，但并不是必须等到低层次需要得到完全满足后才会出现，较低一层的需要高峰过后，较高一层的需要就会产生优势作用。

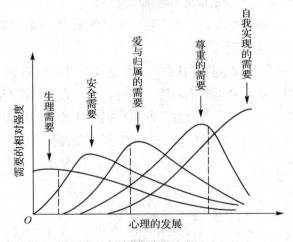

图 1-10　马斯洛需要理论的层级演进

2. 动机

动机是指激发和维持个体的活动，并使该活动朝向某一目标的心理倾向或内在动力。动机是在需要的基础上产生的，当某种需要没有得到满足时，它会成为一种动力，推动人们去寻找满足需要的对象。

（1）动机的功能。

① 激发功能。动机对个体活动起着激发的功能，个体的活动都是由一定的动机引起

的。例如，为了解除饥渴而引发的觅食、觅水活动。

② 指向功能。指向功能是指动机使人们的活动指向特定的对象，使个体行动朝着预定的目标前进。

③ 维持和调整功能。动机对活动具有维持、调节作用，主要表现在对行为的坚持性上。当活动产生以后，如果其活动指向了个体追求的目标，则其动机就会加强，这种活动就能继续下去；如果其活动偏离了个体追求的目标，则其动机就得不到强化，这种活动就会减弱或停止。

（2）动机冲突。在日常生活中，常常同时存在两个或两个以上的动机。但个体不能同时满足所有的动机，特别是这些动机在性质上又相互排斥时，只能选择其一，这样便引起了动机冲突。动机冲突有以下 3 种基本类型：

① 双趋冲突。双趋冲突是指同时面临两个具有同等吸引力的目标，又不能同时达到，必须选择其一时产生的动机冲突。正所谓"鱼与熊掌不可兼得"，人们在择偶、择业中经常会产生此类动机冲突。

② 双避冲突。双避冲突是指同时面临两个具有同等威胁性的目标，又不能同时避开，必须接受其一时产生的动机冲突。例如，"前遇悬崖，后有追兵"，陷入进退维谷的窘境。

③ 趋避冲突。趋避冲突是指对同一目标既好而趋之又恶而避之时产生的动机冲突。例如，子女对父母既依赖又想独立行事，患者为了治愈疾病必须手术但又害怕手术的矛盾心理，就是这种冲突的表现。

冲突、矛盾的解决是个体成长的必要条件，但持续的动机冲突，轻者给人带来不愉快或焦虑；严重的、长期得不到解决的冲突则会导致个体心身功能紊乱，甚至引起心身疾病及心理失常。

3. 兴趣

兴趣是人们探究某种事物或从事某种活动的心理倾向。它表现为个体对某种事物或从事某种活动的选择性态度和积极的情绪反应。例如，有的人对文艺感兴趣，积极参加文艺活动，而且乐在其中。

兴趣以需要为基础，正是人们对某些事物有了需要，才会对这些事物产生兴趣。兴趣与认知和情感相联系，如果一个人对某个事物一无所知，也就不会对它产生情感，因而不可能对它发生兴趣；反之，则兴趣越浓厚。

爱因斯坦曾说过："兴趣是最好的老师。"兴趣是推动人们认识事物和从事活动的巨大动力，符合兴趣的事物能够调动人们的积极性，使人愉快地投入其中。

1.3.3 人格心理特征

人格心理特征是指个体经常表现出来的本质的、稳定的心理特征，反映一个人的基

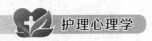

本精神面貌和意识倾向，也体现了个体心理活动的独特性，主要包括能力、气质和性格。在人格中，能力反映活动的水平，气质反映活动的动力特点，性格决定活动的内容与方向。

1. 能力

能力是一个人能够顺利完成某种活动并直接影响活动效率所必须具备的心理特征，是人格的组成部分。能力与活动紧密联系：一方面，人的能力在活动中发展并在活动中得以表现，如一位护士长的管理能力是在长期临床护理管理工作中锻炼出来的，并在管理活动中得以体现；另一方面，从事任何活动都必须有一定的能力做保证，而能力是影响活动效率的最基本因素。

（1）能力的分类。

① 按照倾向性，能力可分为一般能力和特殊能力。

·一般能力。一般能力是指从事任何活动都需要的基本能力，包括观察力、记忆力、注意力、想象力和思维能力等。一般能力的综合体即智力。

·特殊能力。特殊能力是指从事某种专业活动所需要的能力，如音乐家的节奏感，画家的色彩鉴别力，演员的模仿、表演能力等。

② 按照参与活动的性质，能力可分为模仿能力和创造能力。

·模仿能力。模仿能力是指仿效他人的言行举止而引起的与之相类似的行为活动的能力。例如，儿童模仿成人的说话方式、表情，学习绘画时的临摹。

·创造能力。创造能力是指个体不受成规的束缚而能够灵活运用知识和经验，产生新的思想或发现并创造新事物的能力。

（2）能力的差异。人与人之间在能力上存在明显的个体差异。这种差异主要表现在能力的水平差异、结构差异和表现早晚差异上。

① 能力的水平差异。能力的发展水平存在高低差异，有的人能力强，有的人能力弱。能力水平的差异主要是指智力发展水平的差异。智力水平的高低并不是一个人成就大小的唯一决定因素，只是创造成就的基本条件，除此之外，机遇和人格品质也极为重要。

② 能力的结构差异。不同的人在能力的不同方面存在较大的差异，如有的人听觉灵敏，有的人视觉发达；有的人擅长分析，有的人擅长总结；有的人善于写作，有的人善于口语表达。

③ 能力的表现早晚差异。能力的充分发挥有早有晚，有些人能力表现较早，在很小的时候就显露出卓越的才华，被称为"神童"，如王勃 6 岁善文辞，10 岁能赋诗；有些人能力表现较晚，"大器晚成"，如齐白石在 40 岁以后表现出绘画才能，成为我国著名国画家。

2. 气质

气质是指一个人与生俱来的心理活动的动力特征。心理活动的动力特征表现为心理活动发生的强度（如情绪强弱、意志努力程度）、心理活动的速度和稳定性（如知觉的速度、思维灵活性、注意维持时间）以及心理活动的指向性（如心理活动指向外部还是内部）等方面的特征。

心理学中所说的气质，其含义近似于日常人们所说的脾气、秉性等。而日常生活中人们所说的"气质"一词的含义近似于"风度""气派"等，这与心理学中所说的气质不是一个概念。

（1）气质类型学说。

① 体液学说。古希腊著名医生希波克拉底（Hippocrates）提出了气质类型的体液学说。他认为，人体内有血液、黏液、黄胆汁和黑胆汁4种体液，这4种体液在人体内的不同比例就形成了不同的气质，分别为多血质、黏液质、胆汁质和抑郁质。

·多血质。多血质的人活泼好动，反应迅速，动作敏捷；思维灵活而易动感情，富有朝气，情绪发生快而多变，表情丰富，但情感体验不深；精力充沛，善于交际，平易近人；兴趣广泛，适应能力强，具有外倾性；但注意力不易集中，意志方面缺乏耐力。敏捷而好动是其主要特点。

多血质的人在良好教育下，容易形成能言善辩、有朝气、热情、有同情心、思维灵活等品质，容易接受新鲜事物，对新环境的适应能力强；在不良环境影响下，容易形成不够扎实、缺乏一贯性等品质。

·黏液质。黏液质的人安静、沉着、稳重，反应较慢，思维、言语及行动迟缓、不灵活，注意比较稳定且不易转移；内向，态度慎重，交际适度，自制力和持久性较强，不易冲动；办事谨慎细致，但对新环境、新工作适应较慢；行为表现坚韧，但情感比较淡漠。缄默而沉静是其主要特点。

黏液质的人在良好教育下，容易形成沉着坚定、勤勉、埋头苦干、持之以恒等品质；在不良环境影响下，容易形成萎靡、怠惰、冷漠、固执等不良品质。

·胆汁质。胆汁质的人精力旺盛，反应迅速，情感体验强烈，兴趣发生快而强，易冲动，但平息也快；具有外倾性，直爽，开朗热情，急躁易怒；敢闯敢拼，但缺乏自制力和耐心，容易虎头蛇尾；思维具有灵活性，常粗枝大叶，注意力易转移，往往博而不专。兴奋而热烈是其主要特点。

胆汁质的人在良好教育下，容易形成性情豪爽、意志坚强、敢闯敢干、为人侠义、好打抱不平等品质；在不良环境影响下，容易形成草率、冒失、性情粗鲁、攻击性强等不良品质。

·抑郁质。抑郁质的人观察仔细，对刺激敏感，善于观察别人不易觉察到的细微小事，反应缓慢，动作迟钝；多愁善感，不善交际，体验深刻而持久，但外表很少流露；具有内倾性，谨慎，遇到困难犹豫不决，易畏缩，但对力所能及且枯燥的工作能够忍耐。敏感和羞涩是其主要特点。

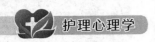

抑郁质的人在良好教育下，容易形成高度负责、感情专一、鞠躬尽瘁等品质；在不良环境影响下，容易形成多疑、孤僻、心胸狭隘、悲观绝望等品质。

② 高级神经活动类型学说。俄国生理学家巴甫洛夫（Pavlov）运用动物条件反射实验的方法建立了高级神经活动类型学说。巴甫洛夫确定了大脑皮质神经过程（兴奋和抑制）具有3个基本特性：强度、灵活性和平衡性。神经活动的强度是指神经细胞和整个神经系统的工作能力和界线，灵活性是指兴奋和抑制过程更替的速率，平衡性是指兴奋过程和抑制过程之间的相对关系。这3种特性的不同结合构成了高级神经活动的不同类型。最常见的高级神经活动有4种基本类型：强、平衡、灵活型（活泼型），强、平衡、不灵活型（安静型），强、不平衡型（兴奋型）和弱型（抑制型）。巴甫洛夫认为，上述4种神经活动类型恰恰与希波克拉底提出的4种气质类型相当。因此，高级神经活动类型是气质类型的生理基础，其关系如表1-1所示。

表1-1　气质类型与高级神经活动类型对照

气质类型	神经类型	神经活动的基本特征	行为特征
胆汁质	兴奋型	强、不平衡	攻击性强、易兴奋、不易约束、不可抑制
多血质	活泼型	强、平衡、灵活	活泼好动、反应灵活、好交际
黏液质	安静型	强、平衡、不灵活	安静、坚定、迟缓、有节制、不好交际
抑郁质	抑制型	弱	胆小畏缩、消极防御反应强

以上4种气质类型的典型特点是有明显差别的，但在现实生活中，并不是每个人都能归入某一气质类型。实际上，除极少数人外，大多数人往往较多地具有某一气质类型的特点，同时又具有其他类型的一些特点，整体上属于中间型或混合型。

（2）气质的特点。人的气质类型与高级神经活动类型的关系十分密切，具有明显的天赋性。例如，出生不久的婴儿，有些好动、爱哭、爱笑，有些则安静、活动量少。一个人的气质类型在其一生中都是比较稳定的，但也不是一成不变的，会受到环境和教育因素的影响。人的气质通过后天磨炼或职业训练，可不同程度地改变。

（3）气质的意义。气质是重要的人格心理特征，不仅与人的心理现象有密切的关系，还在个体活动中发挥着十分重要的作用。

① 气质没有好坏之分。每一种气质类型都有其积极的方面，也有其消极的方面。例如，多血质的人活泼、敏捷，但难以全神贯注；胆汁质的人刚毅、果断，但易冲动；黏液质的人认真踏实，但缺乏激情；抑郁质的人敏锐、细致，但优柔寡断。对此，个体要发扬气质的积极方面，努力克服其消极方面。

② 气质不决定人的智力水平及成就高低。任何一种气质类型的人都有可能成为本专

业的专家，也可能一事无成；既可能成为品德高尚的人，也可能成为有害于社会的人。

③ 气质是选择职业和选拔人才的依据之一。工作性质不一样，对工作人员气质的要求也不同，某种气质特征能为一个人从事某种职业提供有利条件。例如，多血质的人较适合从事活动内容丰富、需要反应灵活敏捷、与人交往的工作，如教师、销售、公关等，而不太适合做那种单调、重复、需要长时间集中注意力的工作，如会计、图书管理员、实验员之类。黏液质的人则正好与之相反。

④ 不同的气质特点对人的身心健康有不同的影响。例如，孤僻、抑郁、情绪不稳定、易冲动等特征都不利于身心健康，而且是某些疾病的易感因素。在临床工作中，医护人员可根据患者的不同气质倾向采取不同的治疗和护理措施，这对疾病的康复是十分重要的。

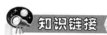 **知识链接**

气质体型学说

德国精神病学家克雷奇默（Kretschmer）根据对精神病患者的临床观察，认为人的身体结构与气质特点有一定的关系。克雷奇默把人的体格类型分为 3 种：矮胖型（身材短矮、圆肩阔腰）、瘦长型（高瘦纤弱、细长、窄小、孱弱）和斗士型（肌肉结实、身体强壮、骨肉均匀，体态与身高成比例）。

（1）矮胖型的人具有外向、易动感情、乐观、热情、善于交际、好动等特点。

（2）瘦长型的人具有不善交际、孤僻、沉静、羞怯、神经过敏等特点。

（3）斗士型的人具有乐观、固执、富有进取心和攻击性等特点。

3. 性格

性格是指一个人对客观现实的稳定的态度，以及与这种态度相应的，习惯化了的行为方式中表现出来的人格特征。性格是个性特征中最具核心意义的心理特征，是个体在活动中与特定的社会环境相互作用的产物，一经形成就比较稳定，是人与人相互区别的主要心理特征，最能反映个体的本质属性。

（1）性格的特征。

① 态度特征。态度特征是指人在处理各种社会关系方面的性格特征。其主要有对社会、集体、他人的态度（助人为乐还是损人利己），对劳动、工作和学习的态度（认真负责还是敷衍了事），对自己的态度（严于律己还是放任自流）。

② 情绪特征。情绪特征是指人在情绪过程方面的性格特征。其主要体现在情绪的强度、稳定性、持久性及心境方面，如是热情的、稳定的、持久的、积极乐观的，还是冷漠的、波动的、短暂的、消极的、多愁善感的。

③ 意志特征。意志特征是指人在意志过程方面的特征，包括自觉性、坚定性、果断性、自制力等。例如，在行为目标方面，有的人目标明确，有的人盲目；在行为自觉控制方面，有的人自制，有的人冲动；在应对紧急情况和困难方面，有的人沉着冷静，有的人惊慌失措；在执行决定方面，有的人坚定不移，有的人半途而废等。

④ 理智特征。理智特征是指人在感知、记忆和思维等认知活动过程中表现出来的性格特征。例如，在感知方面，有观察精细和观察疏略，有分析型和综合型等；在记忆方面，有主动记忆和被动记忆、形象记忆和抽象记忆等；在想象方面表现为狭窄想象和广阔想象等；在思维方面表现为守旧型和独创型、灵活型和呆板型等。

（2）性格的类型。性格的类型是指一类人身上所共有的性格特征的独特结合。性格类型的划分依据多种多样，主要有以下几种：

① 按心理机能优势分类。按照情绪、理智和意志 3 种心理机能在人的性格中所占优势的不同，性格可划分为情绪型、理智型和意志型 3 种类型。

·情绪型性格。情绪体验深刻而占优势，个体的言行举止易受情绪左右，不能三思而后行。

·理智型性格。智力占优势，个体能理智地看待所有问题，并以理智支配自己的行动，处事冷静。

·意志型性格。意志占优势，个体的行动目标明确，行为具有主动性，有果断、自制、持久而坚定的特性。

一般单一的性格类型较少，多数人的性格类型是介于几者之间的中间类型或混合类型。

② 按心理活动的倾向分类。

·外倾型性格。个体感情外露，爽快，做事果断，不拘小节，善交际，活动能力强，但轻率从事。

·内倾型性格。个体处事谨慎，深思熟虑，凡事三思而后行，缺乏决断力，但下定决心做的事则锲而不舍；交际面窄，不易适应外界环境变化。

③ 按个体独立性程度分类。按照信息加工方式的不同，性格可分为独立型和顺从型 2 种类型。

·独立型性格。个体习惯利用内在参照物，即自己的认识作为信息加工的依据。个体具有坚定的信念，不易受外界环境干扰，能独立地判断事物，发现问题、解决问题，易发挥自己的特长与力量，应激能力强，但有时会把自己的意见强加给别人。

·顺从型性格。个体倾向于以外在参照物作为信息加工的依据，易受外界环境干扰，无主见、盲从，应激能力差。

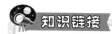 知识链接

性格与健康

根据对心身疾病的易患程度，性格可分为A型性格、B型性格和C型性格。

（1）A型性格。A型性格的人富有理想，有强烈的进取心和竞争欲。他们事业心强，争强好胜，有时间紧迫感，性情急躁，怀有戒心，爱挑剔，办事效率高，事业容易取得成功。

（2）B型性格。B型性格的人为人随和，随遇而安。他们生活较悠闲，无时间紧迫感，处事有耐心，容忍力强，很少有敌意，对成败得失看得淡薄，遇到阻碍反应平静，情绪稳定。

（3）C型性格。C型性格的人不善表达，抑郁内敛。他们好生闷气，与人交往时过分忍让，尽量回避各种冲突，不善于疏泄负面情绪，常常有沮丧、压抑、无助、悲伤等负性情绪。

有研究表明，A型性格的人容易得冠心病，其发病率是B型性格的人的2倍，其心肌梗死复发率是B型性格的人的5倍；C型性格的人易患癌症。

（3）气质与性格的关系。

①气质与性格的联系。

·气质可以影响某些性格特征形成、发展的速度。当某种气质与性格特征有较大的一致性时，就有助于该性格特征的形成与发展；反之，会有碍于该性格特征的形成与发展。例如，胆汁质的人容易形成勇敢、果断、主动的性格特征，而抑郁质的人则较困难。

·气质可按自己的动力方式渲染性格。例如，具有正直性格的人，胆汁质者敢仗义执言，主动相助；黏液质者则可能暗中帮忙，行动中体现正义。又如，具有友善性格的人，胆汁质者热情豪爽，抑郁质者则体贴温柔。

·性格可以对气质进行掩盖和改造，使它服从生活实践的需要。例如，严格的军事训练可使军人形成纪律观念强、忍耐等性格品质，这些性格品质的形成会掩盖或改造胆汁质者易冲动、急躁的气质特征。

②气质与性格的区别。

·起源。气质更多地受个体先天遗传素质的影响，是与生俱来的，主要体现为神经的自然表现；而性格是人在活动中与社会环境相互作用的产物，较多地受后天环境的影响。

·稳定性与可塑性。气质和性格都属于人的个性心理特征，都带有一定的稳定性与可塑性特征。但相对而言，气质受生物遗传因素的制约，可塑性小，稳定性要大一些；性格受环境的塑造作用较为明显，可塑性大一些。

·社会评价。气质是人的心理活动的动力特征，与心理活动的内容无关，不同气质类

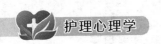

型各有其优缺点，但无绝对的好坏之分；而性格包括行为的内容及方式，与人的道德评价有关，性格有优劣、善恶之分。例如，虚伪奸诈、好逸恶劳是不好的性格品质，而诚实善良、勤劳勇敢是良好的性格品质。

1.3.4 自我意识

1. 自我意识的概念

自我意识是指人对自身以及自己与客观世界关系的认识。自我意识是意识发展的最高级阶段，是人类心理区别于动物心理的一大特征。自我意识是人进行自我监督和调节的监控系统，调节着人的心理活动和行为，并对人格的各种成分进行调控，保证人格的完整、统一与和谐。

2. 自我意识的结构

（1）自我认识。自我认识是自我意识的认识成分，是一个人对自己的洞察和理解，是主观我对客观我的评价与认识。自我认识包括自我观察、自我评价和自我感觉等。自我认识在自我意识系统中具有基础地位。自我评价过高或过低都可能造成人际关系方面的不适应。例如，个人对自我评价过低，就会感到自卑、丧失信心；而个人过高评价自己，则会骄傲自大、盲目乐观，导致人际关系紧张。

（2）自我体验。自我体验是自我意识的情绪成分，是伴随自我认识而产生的内心体验，即主观我对客观我所持有的一种态度。其表现为自尊、自爱、自豪、自卑、自怜等情绪。客观我满足了主观我的需要，就会对自己做出积极的评价，产生肯定的自我体验；否则，就会对自己做出消极评价。自我体验往往与自我认识、自我评价有关，也和自己对社会规范、价值标准的认识有关。

（3）自我调控。自我调控是自我意识的意志成分，是自我意识在行为上的表现，是个体的自觉过程，即主观我对客观我的制约作用。其作用是对人格的各种成分进行调控，以保证人格的完整、统一与和谐，是实现自我意识的最终环节。自我调控包括自我检查、自我监督和自我控制。自我控制有时能掩盖自己的真实情况，称为自我掩饰。过度的自我掩饰不利于人格的形成，甚至会导致人格障碍。

1.3.5 护士人格与临床护理

从护理的角度看，护士应具备良好的个性品质，包括正确的世界观、人生观和价值观，合理、适度的需要，正确、切实的动机，坚定的信念和稳定良好的性格，这样才能以真诚、理解、同情的态度给予患者全面的身心护理服务。

从患者的角度看，因为文化程度、家庭背景、经济条件等方面的不同，患者的人格特点也千差万别。护士应根据人格理论理解和分析患者的人格特点，实施个性化的护理措施，如对内向的患者给予更多沟通和关注，对外向的患者注意其情绪变化等。

1.4　心理学重要理论

1.4.1　精神分析理论

　　精神分析理论又称心理动力理论，由奥地利精神病学家西格蒙德·弗洛伊德（Sigmund Freud）于1900年创立，流行至今。弗洛伊德重视对人潜意识心理的研究，并把它视作人最重要的行为原因。弗洛伊德认为，人的一切个体的和社会的行为都根源于心灵深处的某种欲望或动机，欲望以潜意识的形式支配人，并且表现在人正常和异常的行为中。欲望或动机受到压抑是导致精神疾病的重要原因。精神分析理论开创了潜意识现象的研究领域，是对心理学的一大贡献。此外，精神分析理论还对精神病学、哲学、社会学、人类学、文学等领域产生了广泛而深远的影响。

1. 潜意识理论

　　弗洛伊德把人的心理活动分为意识、前意识和潜意识3个层次。

　　（1）意识。意识是指能够被个体直接觉察到的心理活动。其内容有两个来源：一是人的知觉意识系统，将外部事件转为内部信息；二是内部心理结构，来自潜意识中没有威胁的内容和有威胁但经过伪装的内容。意识只是心理活动中很小的一部分。

　　（2）前意识。前意识介于意识和潜意识之间，指那些虽不能即刻回想起来，但经过努力回忆或经他人提醒能够回到意识领域内，从而被个体感知到的心理活动。前意识作为意识和潜意识的中介环节，担负着"警戒"任务，它不准潜意识的本能冲动和原始欲望进入意识之中，使个体能按照外界现实规范的要求和道德准则来调节自己的行为。前意识是意识与潜意识之间的缓冲区。

　　（3）潜意识。潜意识又称无意识，是指无法被个体直接觉察到的心理活动。潜意识包括不曾在意识中出现的心理活动和曾是意识的，但已受压抑的心理活动。例如，已经被个体遗忘了的童年创伤或不快的经历，以及一些有悖于社会道德准则、为本人理智所不容的本能冲动和原始欲望等。弗洛伊德认为，潜意识虽然不被个体所知觉，却是所有精神活动的原动力。潜意识的概念是精神分析理论的核心部分。

　　弗洛伊德曾将它们的关系形象地比喻为大海里的冰山，露出海面的部分是意识，仅仅是人的精神活动中很小的部分，位于人格的表层；随海水漂荡沉浮的部分就是可以被唤醒也可以被淹没的前意识部分；而海面下巨大的部分是人的潜意识，是精神活动的主体，虽不为人所见，却主宰着人的心理和行为。通常3个层面的意识之间存在动态平衡，潜意识的内容很难进入意识，但在前意识控制能力低下时（如醉酒状态、梦中），被压抑的本能或欲望则趁虚而入，进入意识的领域。

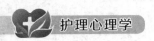

2. 人格结构理论

弗洛伊德把人格结构分为本我、自我和超我3个部分。

（1）本我。本我又称原我，是人格中最原始的、与生俱来的部分。弗洛伊德认为，本我位于潜意识的最深层，代表了个体的先天本能和原始欲望，是指人的动物性，是人格中最难接近但又最有力量的部分。本我按照"快乐原则"行事，追求毫无约束的肉体快感和生物性基本需要的满足，具有要求即刻被满足的倾向，不受物理环境和社会道德的约束。

（2）自我。自我是人格结构中理智的、有组织的、现实取向的部分，是在与现实外界环境的接触中由本我发展而来的。自我能知觉自身的种种需要，采取社会所允许的方式行事，调节并满足本我的原始需求，同时保护个体不受伤害。自我遵循"现实原则"，对本我的活动进行调节和控制，是人格结构中最重要的部分，其发育及功能决定了个体的心理健康水平。

（3）超我。超我是从自我中分化出来的，是人格中最文明、最有道德的部分，是个体在长期的社会生活中，将社会规范、道德观念等内化的结果。超我遵循"道德原则或至善原则"，对个人的动机行为进行监督、管制，诱导自我使个体人格符合社会规范，达到社会要求的完善程度，是人格结构中的最高层次，代表理想部分。

弗洛伊德认为，本我、自我和超我之间的矛盾冲突与相互协调构成了人格的基础：本我追求本能欲望的满足，是生存的原动力；超我监督、控制个体按照社会道德标准行事，以维持正常的人际关系和社会秩序；自我调节本我与超我的矛盾冲突，使个体适应环境。健康人的这3种人格结构的作用均衡协调，但如果本我与超我的矛盾冲突达到了自我无法调节的程度，平衡遭到破坏，个体就会产生各种心理和行为障碍。

3. 性心理理论

弗洛伊德认为，性本能是人一切心理活动的内在动力，他扩大了"性"的含义，将一切生理快感都看作性本能的表现形式，从而形成一个泛化了的"性"概念。人处于不同的发展阶段，性欲冲突的主题就不同，解决冲突的方式和方法也不相同。当某一个阶段的性需求得不到满足或得到了过分的满足时，人格的发展就会停滞在这一时期，最终影响个体成年后人格特征的发展。弗洛伊德将人一生的性心理发展划分为以下5个阶段：

（1）口欲期（0～1岁）。此期性感区在嘴唇及牙齿。婴儿通过口唇的吮吸、咀嚼和吞咽等活动来实现欲望的满足。婴儿吸乳、吮手、把物品放入口中都是追求自体性欲满足的表现。口欲期的过分满足可能会导致个体形成过度依赖、希望被照顾等人格；反之，则容易形成多疑、悲观等人格，以及咬指甲、抽烟、酗酒、贪吃等不良行为习惯。

（2）肛欲期（1～3岁）。此期性感区在肛门部位。儿童此时已学会自己大小便，能从排泄活动中得到极大的快乐。此期对儿童进行大小便训练是非常关键的，对排便卫生、排便时间要求过于严格或放纵不管，过早训练或过晚训练，都可能影响儿童的人格发展。过早或过严的训练可能使儿童的人格发展出吝啬、刻板、固执、有洁癖等特征；而不予训练或放任不管则容易使儿童形成混乱、肮脏或放纵等人格特征。

（3）性器期（3～6岁）。此期性感区在生殖器部位。儿童此时已能够分辨两性，男孩出现恋母情结（俄狄浦斯情结），女孩出现恋父情结（爱莉克拉情结）。男孩的性心理经过恋母—放弃恋母—与父亲同化的过程，女孩的性心理经过恋父—放弃恋父—与母亲同化的过程。恋父（母）情结事实上与社会伦理规范相冲突，如果这种冲突不能顺利解决并转化，儿童就容易产生攻击性行为及性偏离人格，其内化父母的道德观念和伦理准则也会受到影响，影响超我的形成。

（4）潜伏期（6～12岁）。此期的儿童离开家庭和父母进入学校学习。此时，他们对自身、对父母的兴趣被同伴交往、文体活动、知识学习、环境探索取代，渴求掌握适应环境所需的技能，不再通过躯体的某一部位获得快感，自我和超我都获得了更大的发展，原始的欲望处于潜伏状态。

（5）生殖期（12～20岁）。这一阶段相当于青春期，生殖区成为主导的性敏感区。个体的性腺逐渐发育成熟，力图摆脱父母，成为独立的社会成员；兴趣转移到异性身上，开始学习与异性相处。这一时期如果不能顺利发展，就可能产生性犯罪、性倒错，甚至患精神疾病。

弗洛伊德认为，性心理发展的前3个阶段对塑造一个正常成人的人格有极为重要的意义，成人出现的心理活动异常可以追溯到儿童这3个时期受到的创伤性经历和被压抑的情结。

4. 心理防御理论

在超我和本我之间、本我与现实之间经常会出现矛盾和冲突，这些矛盾和冲突会使个体感到焦虑和痛苦。个体为保护自我、避免精神痛苦、缓解矛盾冲突，就会不自觉地以某种歪曲现实的方式调整冲突，既满足本我的欲望，又逃避超我的监察，最终使个体摆脱烦恼、减轻痛苦以达到心理平衡。这就是弗洛伊德精神分析理论中的心理防御机制。按行为的性质，心理防御机制可分为以下5类：

（1）逃避性防御机制。逃避性防御机制是一种消极性的防卫，即以逃避的方法去减轻自己遇到挫折或冲突时感受到的痛苦。

① 压抑。压抑是指当一个人的某种观念、情感或冲动不能被超我接受时，下意识地将极度痛苦的经验或欲望抑制到潜意识中去，以使个体不再因之而产生焦虑、痛苦。这是一种不自觉的主动性遗忘。压抑在潜意识中的这些欲望在某些时候会影响个体的行为，如出现口误、笔误等。弗洛伊德认为，压抑是自我最基本的防御机制，因它先于其他防御机制产生，是其他防御机制运行的基础。

② 否认。否认是个体有意或无意地拒绝承认一些不愉快的现实，以减轻内心焦虑情

绪的心理防御机制。例如，癌症患者否认自己患了癌症；妻子不相信丈夫突然因意外死亡。在无能为力的情况下，否认机制可以缓冲突如其来的打击造成的巨大痛苦，暂时维持心理平衡。

（2）自骗性防御机制。自骗性防御机制也是一种消极性的防卫，带有自欺欺人的成分。

① 反向。反向是指个体将潜意识中不被社会道德和规范所接受的，不能直接表达的欲望和冲动通过截然相反的方式表现出来，以减轻焦虑的自我防御机制，即"口是心非"。这是一种矫枉过正的防御方式。例如，一个继母，讨厌丈夫前妻的孩子，却表现得看起来对孩子格外溺爱。过度使用反向防御，不断压抑自己心中的欲望或动机，会导致精神疾病。

② 合理化。合理化也称文饰作用，是个体在遭遇挫折时在自己身上或从周围环境中找一些理由来为自己辩解，对面临的窘境加以文饰，以隐瞒自己的真实动机，从而为自己进行解脱的一种心理防御机制。例如，吃不到葡萄就说葡萄酸。

（3）攻击性防御机制。当自己心里不愉快，又不能向对方直接发泄时，转而以直接或间接的攻击方式向其他对象发泄，或把自己的错误转嫁到别人身上。

① 投射。投射是主观地将属于自身的一些不良思绪、动机、欲望、情感赋予他人或他物，推卸责任或把自己的过错归咎于他人，从而得到一种解脱。例如，考试作弊的学生总是怀疑别人考试也作弊。

② 转移。转移是指个体把在一种情境下危险的情感或行动转移到另一个较为安全的情境下释放出来。例如，父亲在单位被领导批评了，内心难受，回到家里，看见儿子在玩游戏机，就过去打了儿子一巴掌。儿子莫名其妙受了气，心里不爽，刚好看见小猫在地上睡觉，上去就踢了一脚。小猫被踢醒后扬起爪子在沙发上乱抓。

（4）代替性防御机制。代替性防御机制是指用另一样事物去代替自己的缺陷，以减轻缺陷带来的痛苦。

① 幻想。幻想是指个体遇到困难无力解决时，利用想象的方式使自己脱离现实，以满足在现实中无法满足的需要和欲望。例如，画饼充饥。

② 补偿。补偿是指个人因心身某个方面有缺陷而不能达到某种目标时，改用其他方式来弥补这些缺陷的自我防御机制。例如，某同学身体发育有缺陷，通过努力学习，以卓越的成绩赢得了别人的尊敬。补偿机制可以减轻个体因经受挫折而产生的焦虑，使其建立自尊。

（5）建设性防御机制——升华。升华是把被压抑的不符合社会规范的原始冲动或欲望用符合社会认同的建设性方式表达出来，并得到本能性满足。升华兼具保护自我和造福社会的双重功能，是具有生产性、建设性的积极防御机制。

心理防御机制是自我的一种防卫功能，人类在正常和病态情况下都在不自觉地运用。运用得当可减轻痛苦，帮助个体渡过心理难关，摆脱焦虑，防止精神崩溃，使矛盾与冲突迎刃而解；运用过度则会使焦虑、抑郁等情绪更加严重，甚至出现变态心理。

5. 释梦论

弗洛伊德认为，梦是愿望的达成，是通往潜意识的捷径。在睡眠状态下，超我的管制放松，潜意识的欲望会以一种伪装的方式绕过抵抗，闯入意识，形成可以被人感知的梦境。可见，梦是对清醒时被压抑到潜意识中的欲望的一种委婉表达。

图文
《梦的解析》
简介

梦有显梦和隐梦之分，显梦是指做梦人看到的和记得的梦境，隐梦是指显梦背后真实的动机。"释梦"就是通过分析、联想把显梦的伪装层层拨开，去探询个体真正需要满足的欲望。就好像猜谜一样，显梦是谜面，释梦是猜谜的过程，隐梦是最后破解出的谜底。弗洛伊德认为，梦是通向潜意识的一条"秘密信道"，通过释梦可以窥见个体的内部心理，探究梦者潜意识中的欲望和冲突，从而找到心理障碍的根源。通过分析患者的梦，护理人员可以了解患者潜意识中的心理活动，为诊断和治疗精神、心理疾病提供有价值的信息。梦的解析是精神分析疗法的重要技术之一。

精神分析理论是最早系统解释人类心理及行为的心理学体系，是 20 世纪心理治疗的一大主要依据，不仅应用于神经症和精神病患者的心理治疗，还对整个社会文化领域有着巨大、深远的影响。该理论认为，导致心理障碍的病因正是潜意识的暴发结果或自我防御机制的失败。因此，运用精神分析理论治疗心理疾病，通过对患者的分析疏导，将患者潜意识里存在的心理冲突和痛苦经历挖掘出来，使未能得到满足的原始欲望和本能冲动以社会允许的方式得到满足，能够帮助患者走出误区，摆脱困扰，最终治愈心理疾病。患者可通过治疗形成更为成熟的自我防御机制来保护自己，进而达到消除症状、增强适应能力的目的。

精神分析理论对维护心理健康、防治心理疾病有着重要的积极意义。但是，弗洛伊德的理论也有明显的不足，如过分强调生物本能的作用，强调早期性本能的压抑是人格发展不健全和心理疾病的主要原因，对成年以后的人格发展没有足够的重视；其理论主要建立在观察的基础上，结论大多来源于对精神病患者的观察，与正常人的情况有较大差别。

1.4.2　行为主义理论

行为主义理论于 1913 年诞生于美国，其创始人是约翰·华生（John Watson），之后的代表人物还有托尔曼（Tolman）、斯金纳（Skinner）等。该理论认为心理学是自然科学的一个客观的实验分支，主张将心理学的研究对象由意识转向行为，其目标是预测和控制行为。他们把心理现象简化为刺激－反应（S-R）模式，即环境变化与行为变化之间的关系。由于行为主义把心理学的研究对象转向了可观察的行为，从而能够更加严格地运用实验、测量等客观方法，对心理学的科学化发挥积极作用。因此，它一诞生就很快在世界各国心

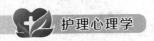

理学界引起了强烈反响，并占据心理学的主流地位达半个世纪之久。

1. 经典条件反射理论

20世纪初，巴甫洛夫在研究消化的生理过程中，通过实验发现并创立了经典条件反射理论。在实验中，通过给狗喂食物可以引起其唾液分泌（非条件反射），若在这一过程中伴随食物反复给予一个并不自动引起唾液分泌的刺激（如铃声），经反复多次结合后，发现当只出现铃声而不给予食物时，同样能引起狗唾液的分泌。某一中性刺激（铃声）反复与非条件刺激（食物）相结合后，最终成为条件刺激，引起原本只有非条件刺激才能引起的行为反应（唾液分泌），这就是经典条件反射（图1-11）。

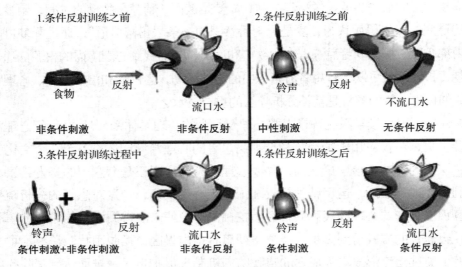

图1-11 巴甫洛夫经典条件反射实验

经典条件反射理论强调环境刺激对行为反应的影响。该理论认为，任何环境刺激，包括理化、生物、心理和社会等方面的变化都可通过经典条件反射机制影响人的行为。个体的一些正常或异常行为都可以通过经典条件反射过程建立。因此，经典条件反射是一种重要的学习方式，人们可以运用经典条件反射的原理塑造良好行为，矫正不良行为。经典条件反射的主要特点如下：

（1）强化。强化是指中性刺激与非条件刺激反复结合的过程。强化次数越多，条件反射越巩固。一切来自体内外的有效刺激都可以成为条件刺激形成条件反射。例如，经常去医院打针的孩子看到注射器就会产生恐惧和害怕的心理反应。

（2）消退。消退是指条件反射长期得不到非条件刺激强化而消退的过程。在巴甫洛夫的实验中对于已经建立的"铃声－唾液分泌"这一条件反射，如果多次只给铃声不给食物，铃声引起的唾液分泌量将逐渐减少，直至完全不引起唾液分泌，即条件反射消退。一些心理学研究表明，使个体不愉快的条件反射一旦形成就很难消退。因为个体在条件刺激引起躯体不愉快反应的同时，会随之产生回避行为以减轻这种不愉快，这就形成了回避条件反射。而这恰恰增强了原有条件刺激与躯体不愉快反应之间的联系，致使回避条件反射不易消退。例如，小时候被水淹过的人可能一辈子都不敢学游泳。

（3）泛化与分化。在条件反射建立的初期，某些与条件刺激相近的环境刺激也可引起相同的条件反射，这种现象称为泛化。这主要是因为大脑皮质内兴奋过程的扩散。例如，经常打针的孩子看到注射器产生恐惧和害怕的心理反应，以后随强化而泛化成看到穿白大褂的人，甚至走进医院也会出现害怕的心理反应。与泛化作用互补的是分化过程，即对不同的刺激产生不同的反应。

（4）多级条件反射。条件反射形成之后，再用另一个新刺激与条件反射相结合，还可以形成第二级条件反射。依此类推，可以建立多级条件反射。

巴甫洛夫的经典条件反射理论可以解释人的很多行为，条件反射可以使人在复杂多变的日常生活中随机应变，也会产生不良习惯、心理障碍等负面作用。这使它在相当长的时间内在心理学界占统治地位，后来也成了行为主义理论发展的奠基石。在经典条件反射理论基础上形成的冲击疗法（flooding therapy）、系统脱敏疗法（systematic desensitization）等，现在已成为矫正病态行为的重要方法。

知识链接

不愿做心理学家的心理学家——巴甫洛夫

巴甫洛夫学生时代就读于彼得堡大学，专修动物生理学，后来任职于彼得堡军事医学院，将全部身心都投入了关于消化的研究中，并以其在消化方面的杰出研究而获得了1904年的诺贝尔生理学或医学奖。

与其他心理学家不一样的是，巴甫洛夫并不愿意做一名心理学家，他想做一名严谨的自然科学家。巴甫洛夫十分反对当时的心理学，反对过分强调"心灵""意识"等看不见、摸不着的，仅凭主观臆断推测而得到的东西。他甚至威胁说，如果有谁胆敢在他的实验室里使用心理学术语，他将毫不留情地开枪将其击毙。然而，这样一个如此鄙视心理学的人，却在心理学研究方面做出了重大贡献——虽然那并不是他的初衷。

巴甫洛夫在心理学界的盛名首先是由于他对条件反射的研究，而这种研究却始于他的"老本行"——消化研究。正是狗的消化研究实验将他推向了心理学研究领域，虽然在这一过程中他的内心也充满了激烈的斗争，但严谨的治学态度终于还是使他冒着被众多同行责难的可能将生理学研究引向了当时并不那么光彩的心理学领域，而后来，这项研究的成果——经典条件反射理论被行为主义学派所吸收，并成为制约行为主义的最根本原则之一。

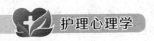

巴甫洛夫对心理学界的第二大贡献在于他对高级神经活动类型的划分，而这同样始于他对狗的研究。他发现，有些狗对条件反射任务的反应方式与其他狗不一样，因而开始对狗进行分类，后来又按同样的规律将人划分为4种类型，并与希波克拉底提出的人的4种气质类型对应起来。由此，他又向心理学领域迈进了一步。

老年时，巴甫洛夫对心理学的态度有了松动，他认为："只要心理学是为了探讨人的主观世界，自然就有理由存在下去。"但这并不表明他愿意把自己当作一位心理学家。直到弥留之际，他都念念不忘声称自己不是心理学家。但尽管如此，鉴于他对心理学领域的重大贡献，人们还是违背了他的"遗愿"，将他归入了心理学家的行列，并由于他对行为主义学派的重大影响而视其为行为主义学派的先驱。

2. 操作条件反射理论

操作条件反射理论由美国心理学家斯金纳创立。斯金纳发现人类习得的所有行为，一部分是对刺激做出的应答反应，可以用巴甫洛夫的经典条件反射理论解释；另一部分在出现之前并没有外界环境的刺激，而是一种主动自发的行为，斯金纳称这类行为反应为操作条件反射。

斯金纳用自制的"斯金纳箱"解释操作条件反射：箱内放一只饥饿的老鼠，老鼠四处乱跑，在偶然踩到杠杆时获得了食物，经过强化，老鼠踩杠杆的次数逐步增加，逐渐"学会"了通过踩杠杆来获取食物，即操作条件反射形成。这种伴随着行为（踩杠杆）出现的刺激结果（食物出现）对行为本身产生的强化作用称为奖励，刺激结果称为奖励物。在实验中，行为反应的结果可以是愉快的，也可以是痛苦的（如将食物换成电击）；刺激可以从无到有逐渐增强，也可以从有到无逐渐减弱。根据刺激的性质及其变化规律，操作条件反射可分为以下类型：

（1）正强化。正强化是指通过呈现某种刺激而增加行为反应的发生概率的过程。例如，食物的奖励刺激老鼠踩杠杆的行为增加。食物、水、性、金钱以及社会赞许等都是常见的正强化物，其中金钱在人类社会是最常用的正强化物。

（2）负强化。负强化是指通过减少或中止某种刺激而增加行为反应的发生概率的过程。

（3）惩罚。惩罚是指通过呈现不愉快的刺激而减少行为反应的发生概率的过程。例如，在某种成瘾行为出现时立即给予电击等消极刺激，则可能减少或消除这种成瘾行为。

操作条件反射和经典条件反射的刺激与反应之间的关系不同，它重视行为的结果对行为本身的影响。两者的主要区别在于：前者是一个"反应—强化"过程，而后者则是一个"刺激—反应"过程。

斯金纳把动物的学习行为推广到人类的学习行为上，认为人的绝大部分行为是强化的结果，通过强化可以改变一个人的反应方式。人在无意中做出某种行为之后得到奖赏，奖赏可以强化该行为，使人更多地去做出此行为；若在做出某种行为后得到的是惩罚，人们就会避免这类行为再度发生。可见，任何与个人需要相联系的环境刺激，包括各种理化、生物、心理和社会等方面的变化，只要反复出现在某一种行为之后，都可能对这种行为产生影响；人类许多正常或异常的行为反应，包括各种习惯或症状，也可以因操作条件反射机制而形成或改变。

操作条件反射理论在医学心理学中的应用极为广泛，如解释吸烟、依赖性等不良行为的形成机制和指导各种行为治疗［如厌恶疗法（aversion therapy）］等。

3. 社会观察学习理论

社会观察学习理论是由美国心理学家阿尔伯特·班杜拉（Albert Bandura）最先提出的。班杜拉认为，人类除了通过经典条件反射作用的方式对外界的刺激进行一定的反应，通过操作条件反射作用的方式从自身的行为及其后果中进行直接学习外，还能通过观察他人的行为及其后果进行间接学习。这种方式的学习就是观察学习。

班杜拉区分了两种学习过程，一种是自己亲身经历所获得的，即直接经验学习；另一种是通过观察模仿别人而获得的，即间接经验学习。在直接经验学习中，学习者要经过多次反复的尝试和顿悟才能获得解决问题的答案或找到事物之间的规律。这种直接经验的学习存在于人类解决生产中的技术问题、解决复杂的实践问题和在科学实验中获得新的发现、发明等创造性活动中。而间接经验学习是学习者通过观察他人的行为，或通过老师、家长的口头传授而间接获得他人已有知识经验的过程，即班杜拉提出的社会观察学习。社会观察学习包括个体在社会生活中学习他人的行为方式、人际交往、生活习惯、态度作风、审美情趣、文化娱乐和体育运动等诸多内容，这种学习过程比直接经验学习过程要迅速而简捷。

依据行为主义理论建立的行为治疗方法已成为国内外心理治疗的重要方法。行为矫正可以改变各种不良行为，促进个体对工作和生活环境的适应。但是，行为主义理论也有其局限性，行为主义学派进行的各类条件反射实验的对象都是动物，所依据的行为心理学原理没有考虑动物和人类学习的本质区别，其实验结果忽视了认知因素的影响，不能全面解释人类的复杂行为。

1.4.3　人本主义理论

人本主义心理学于 20 世纪 50—60 年代兴起于美国，其主要代表人物有马斯洛、罗杰斯（Rogers）等。人本主义心理学特别强调人的正面本质和价值，主张心理学应促进人潜能的发挥，关心人的需要，重视人的价值和尊严，注重人的自我和自我意识，使人发展成为"健康的人"。人本主义心理学主要研究人的本性、潜能、经验、价值、创造力，提倡自我实现。人本主义者认为，人是具有潜能和成长着的个体，反对将人的心理简单动物化，反对仅以患病的个体作为研究对象，反对忽视时代条件和社会环境对人的先天潜能的制约与影响，其兴起被视为继精神分析理论和行为主义理论之后的心理学第三思潮。

1. 马斯洛的需要层次理论

马斯洛认为，人类行为的心理驱力是人的需要。需要的性质决定了动机的性质，需要的强度决定了动机的强度，并根据人的需要的先后顺序和高低层次将需要分为两类：一类是低层次的需要，包括生理需要、安全需要、爱与归属的需要、尊重的需要，这些被认为是人类的基本需要；另一类是高层次的需要，主要指求知、审美等自我实现范畴内的需要，这些需要是由实现自我潜能、超越自我所驱动的，是发展性需要。只有当低级需要得到一定程度的满足之后，更高级的需要才会产生。

每一个层次需要的满足将决定个体人格发展的境界和程度。需要层次理论中的自我实现的需要是一种超越生存满足，发自内心的渴求发展和实现自身潜能的需要，是人类所特有的。满足了这种需要，个体才能进入心理的自由状态，体现人的本质和价值，产生深刻的幸福感，马斯洛称之为"顶峰体验"。自我实现是人本主义的核心概念，马斯洛把自我实现看作人发展的最高境界或人生追求的最高境界。达到人的自我实现的关键在于改善人的自我认知或自我意识，使人认识到自我的潜能或价值。

马斯洛在《自我实现及其超越》一文中提出了达到自我实现的几条途径：

（1）通过全身心地投入或献身于某一工作或事业，彻底忘记自己的伪装和角色，真正进入"无我"的境界。

（2）在面临成长与防御的选择时，要能选择成长。

（3）要让自己的思想成为自己行为的最高准则，不必拘泥于他人的意见，敢于质疑权威。

（4）要勇于承担责任，每次承担责任都是一次自我的实现。

（5）从小处做起，千里之行始于足下。

（6）顺从自己的兴趣和爱好，要敢于与众不同，要有勇气做出自己的选择，一步一步地迈向自我实现的远大目标。

（7）自我实现不是一种终极状态，而是一个实现个人潜能的过程。因此，必须不懈努力，时刻准备发挥自己的潜能，在不断追求的过程中完善自己、发展自己。

2. 罗杰斯的"以人为中心"的理论

罗杰斯对人格的研究是从心理治疗开始的，他对自己的心理治疗经验进行总结、提炼，提出了"以人为中心"的理论。罗杰斯认为，每个人生来具有追求自我价值、达到自我实现的趋向。当由社会价值观念内化而成的价值观与原来的自我有冲突时，个体便会出现焦虑。为应对焦虑，个体会采取心理防御机制，这样就限制了其思想和感情的自由表达，削弱了自我实现的能力，从而使人的心理发育处于不完善的状态。罗杰斯创立的来访者中心治疗的根本原则是人为地创造一种绝对的无条件积极关注的气氛，使来访者能在这种理想的气氛下修复其被歪曲与受损伤的自我实现潜力，重新走上自我实现、自我完善的心理康庄大道。这种方法主张治疗师要有真诚关怀患者的感情，要通过认真的倾听达到真正的理解、共情，在真诚和谐的关系中启发患者运用自我指导能力促进其自身内在的健康成长。这一原理也适用于教师和学生、父母与子女，以及一般的人与人之间良好关系的建立。因此，其又被称为"以人为中心"的理念。

人本主义理论推动了哲学世界观的积极变革，把人的本性与价值提到心理学研究对象的首位，促进了"以人为本"的组织管理与教育改革以及心理治疗的发展。其实质就是让人领悟自己的本性，不再倚重外来的价值观念，让人重新信赖、依靠机体估价过程来处理经验，消除外界环境通过内化而强加给他的价值观，让人可以自由表达自己的思想和感情，由自己的意志来决定自己的行为，修复被破坏的自我实现潜力，促进个性的健康发展。但人本主义理论本身的概念比较模糊，研究方法不够精确，往往理论研究多于具体研究，特别是缺乏有力的实验或经验支持。

1.4.4 建构主义理论

瑞士儿童心理学家皮亚杰（Piaget）被看作当代建构主义理论的最早提出者。建构主义理论源自儿童认知发展的理论。建构主义学习理论认为认知发展受 3 个过程的影响：同化、顺应和平衡。同化是指个体对刺激输入的过滤或改变过程，即个体在感受刺激时，把它们纳入头脑中原有的图式之内，使其成为自身的一部分。顺应是指外部环境发生变化，而原有认知结构无法同化新环境提供的信息时，所引起的认知结构重组与改造的过程，即个体的认知结构因外部刺激的影响而发生改变的过程。平衡是指个体通过自我调节机制使认知发展从一个平衡状态向另一个平衡状态过渡的过程。

建构主义学习理论认为，学习是一个积极主动的建构过程：学习者不是被动地接受外在信息，而是根据先前的认知结构主动和有选择性地知觉外在信息，建构当前事物的意义；知识的建构并不是任意的和随心所欲的，建构知识的过程中需要与他人磋商并达成一致，并不断加以调整和修正，这一过程不可避免地要受到当时社会文化因素的影响；由于事物存在复杂多样化，以及个人先前经验的独特性，每个学习者对事物意义的建构将是不同的。

建构主义理论对现代教育产生了巨大的影响，主要表现为以下 3 个方面。

1. 学习观的转变

建构主义学习理论认为，学习活动不是由教师向学生传递知识，而是学生根据外在信息，通过自己的背景知识，建构自己知识的过程。在这个过程中，学生不是被动的信息接收者，他们要对外部的信息进行选择和加工，通过新旧知识和经验间反复的、双向的相互作用过程而建构成的。每个学习者都以自己原有的经验系统为基础，对新的信息进行编码，建构自己的理解，而原有知识又因为新经验的进入而发生调整和改变。所以，学习并不是简单的信息量的积累，它同时包含新旧经验冲突引发的观念转变和结构重组。学习过程并不是简单的信息输入、存储和提取，而是新旧经验之间的双向的相互作用过程，这个过程是别人无法替代的。因此，学习过程应该以学生为中心，学生必须主动参与到整个学习过程中。

综上所述，建构主义学习理论强调在学习过程中注重采取互动的学习方式，转变学生传统式接受学习的现状，"倡导学生主动参与、乐于探究"地学习，实现学习方式的转变。

2. 教学观的转变

建构主义学习理论提倡在教师指导下的、以学生为中心的学习。其强调教学模式应该以学生为中心，在整个教学过程中，由教师起组织者、指导者、帮助者和促进者的作用，利用情境、协作、会话等学习环境要素，充分发挥学生的主动性、积极性和首创精神，最终达到使学生有效实现对当前所学知识的意义建构的目的。

因此，教学就是要努力创造一个适宜的学习环境，使学习者能积极主动地建构他们自己的知识。教师的职责是促使学生在"学"的过程中实现新、旧知识的有机结合。在教学过程中，教师应引导学生质疑、调查、探究，在实践中学习，促进学生在其指导下主动地、具有个性化特征地学习。

3. 教师角色的转变

在建构主义教学模式下，学生与教师的关系发生了很大的变化。学生必须通过自己主动的、互动的方式学习新的知识；教师不再是以自己的看法及课本现有的知识来直接教给学生，而是根植于学生先前经验的教学。而且，在建构主义的教学活动中，知识建构的过程在教师身上同时发生着，教师必须随着情境的变化改变自己的知识和教学方式，以适应学生的学习。在这个过程中，师生之间是一种平等、互动的合作关系。因此，教师不再是知识的灌输者，而应该是教学环境的设计者、学生学习的组织者和指导者、课程的开发者、意义建构的合作者和促进者、知识的管理者，是学生的学术顾问。教师要从台前退到幕后，要从"演员"转变为"导演"。教师在教学过程中应与学生积极互动、共同发展。

📖拓展阅读

"白衣天使"应具备"两个八"

诺贝尔生理学或医学奖获得者萨尔瓦多·爱德华·卢里亚（Salvado Edward Luria）说过："医学在本质上具有双重性，它既是一门科学，又是一门人学，需要人文精神的滋养。"那么，什么是人文修养呢？其内涵为奉献、正直、伦理、人道、自律、爱心、宽容。这就需要"白衣天使"具备"八心"，即爱心、同情心、责任心、进取心、耐心、真心、决心、恒心；具备八种气质和人格魅力，即仁慈诚挚——可爱、和蔼谦逊——可亲、勤奋博学——可敬、沉着干练——可信、认真求是——可靠、仔细倾听——受尊重、适宜准备提问——受重视、仪表整洁庄重——得到礼遇。只有这样，个人才能真正成为令患者满意的护理工作者，才能无愧于"白衣天使"这一光荣称号。

课后思考题

一、单项选择题

1. 闻到苹果的香味，看到红色的外观，摸到光滑的果皮等所引起的心理活动是（　　　）。

    A. 感觉　　　　　　　B. 知觉　　　　　　　C. 感受性

    D. 感觉阈限　　　　　E. 内部感觉

2. 一题多解的思维活动是（　　　）。

    A. 再现思维　　　　　B. 集中思维　　　　　C. 发散思维

    D. 抽象思维　　　　　E. 形象思维

3. 医师能从 X 线片上迅速、准确地发现病灶，而外行人则不能，这说明了知觉的（　　　）。

    A. 理解性　　　　　　B. 整体性　　　　　　C. 选择性

    D. 恒常性　　　　　　E. 不确定性

4. 马斯洛需要层次理论中的 5 个需要层次按由低到高的顺序排列是（　　　）。

    A. 生理需要、尊重的需要、爱与归属的需要、安全需要、自我实现的需要

    B. 生理需要、爱与归属的需要、安全需要、尊重的需要、自我实现的需要

    C. 生理需要、安全需要、爱与归属的需要、尊重的需要、自我实现的需要

    D. 生理需要、安全需要、尊重的需要、爱与归属的需要、自我实现的需要

    E. 生理需要、安全需要、自我实现的需要、尊重的需要、爱与归属的需要

5. 艾宾浩斯遗忘曲线说明（　　　）。

    A. 遗忘的进程先快后慢　　　　B. 遗忘的进程先慢后快

    C. 遗忘的进程时快时慢　　　　D. 遗忘的进程快慢一样

    E. 遗忘的进程没有规律

6.患者，男，52岁，建筑工人，因腿部粉碎性骨折住院，经诊断需进行手术治疗。知道这种情况后，患者对手术很恐惧，怕手术危及生命。患者希望能治好病，又担忧和害怕手术，这种心理现象属于（　　）。

A.双避冲突　　　　　　　B.双趋冲突　　　　　　　C.趋避冲突

D.动机调节　　　　　　　E.动机失衡

7.精神分析理论把无法被个体感知的心理活动称为（　　）。

A.意识　　　　　　　　　B.潜意识　　　　　　　　C.前意识

D.心理防御机制　　　　　E.释梦论

8.某心理学理论认为，每个人生来都具有自我实现的趋向，在心理治疗中，只要给患者提供自然舒适的环境和氛围，就会使其摆脱自我概念不一致带来的困扰，修复受损的自我实现的潜力，重新走上自我实现和自我完善的道路，成为一个健康的人。在此理论上建立的心理治疗方法为（　　）。

A.冲击疗法　　　　　　　B.以人为中心疗法　　　　C.精神分析疗法

D.认知疗法　　　　　　　E.脱敏疗法

二、简答题

1.根据遗忘规律，请联系实际谈一谈怎样保持良好的记忆效果。

2.请联系实际谈一谈怎样培养健康的情绪。

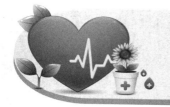

第2章　心理健康与心身疾病

学习目标

1. 掌握心理健康的概念及标准。

2. 熟悉影响心理健康的因素、常见心身疾病。

3. 了解心理、社会因素对健康的影响。

4. 学会应用所学知识进行个体心理健康维护，学会对心身疾病患者进行心理护理。

案例导入

　　小张，女，18岁，某高职学校学生，性格孤僻，独来独往。她经常为了一点小事与同学发生争执，总是跟辅导员反映有同学欺负她。有一次她说自己丢了100元，怀疑是同寝室的同学拿的，还挨个翻她们的书包、抽屉、衣兜等。全班同学都不喜欢她，与她同寝室的人一起找辅导员要求把她调走。她十分苦恼，在辅导员的陪同下走进学校心理咨询室。

思考：

1. 小张的心理健康吗？

2. 你应该如何为她提供帮助？

　　长期以来，在传统生物医学模式下，人们认为没有疾病就是健康。1948年，世界卫生组织（World Health Organization，WHO）提出了健康的新概念："健康，不仅仅是没有疾病和身体的虚弱现象，而是一种在身体上、心理上和社会上的完满状态。"1989年，世界卫生组织又把健康的定义完善为："健康不仅仅是没有疾病，而且包括躯体健康、心理健康、社会适应良好和道德健康。"这是对健康较为全面、科学、完整、系统的定义。其将心理因素、社会因素、道德因素引入健康的概念，充分体现了人的整体健康观。

图文
世界卫生组织明确健康的10项具体标准

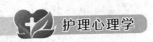

2.1 心理健康概述

2.1.1 心理健康的概念及标准

1.心理健康的概念

心理健康是一个复杂的综合概念，涉及心理研究领域、医学研究领域和社会研究领域。不同学科的学者对心理健康有着不同的观点和看法。目前一般认为，心理健康是指人的心理活动，即知、情、意的内在关系协调，心理内容与客观世界保持统一，并促使人体内环境的平衡和与社会适应的状态，由此不断发展健全人格，提高生活质量，保持旺盛的精力和愉快的情绪。

心理健康包括两层含义：一是没有心理疾病，这是心理健康最基本的含义；二是采取积极手段提高心理素质，维护心理的健康状态，这是心理健康最本质的含义。

2.心理健康的标准

心理健康不像躯体健康那样具有精确的、可以度量的指标。心理健康与不健康没有一个明确、绝对的界限，并且不同的社会制度和民族文化对心理健康也有不同的看法与要求。因此，用来判断心理健康的标准也不尽相同。综合国内外学者的观点，心理健康一般包括以下内容：

（1）智力正常。智力正常是心理健康的首要标准，是人正常生活最基本的心理条件，是人适应环境变化、胜任学习和工作任务的心理保证。

（2）情绪健康。情绪健康者能经常保持愉快、开朗、自信的心情，对生活总是充满希望，善于从生活中寻求乐趣；积极的情绪多于消极的情绪，善于调节和控制自己的情绪并保持相对的情绪稳定。

（3）人格完整。人格完整是指有健全统一的人格，即个人所想、所说、所做都是协调一致的。人格完整的人能以积极进取的人生观作为人格的核心，并以此为中心把自己的需要、目标和行动统一起来。

（4）人际关系和谐。人际关系和谐者乐于与人交往，既有稳定而广泛的一般朋友，又有亲密无间的知心朋友；在人际交往中保持独立而完整的人格特质，有自知之明，不卑不亢；能客观评价他人和自己，取人之长补己之短；在交往中能以尊重、真诚、宽容、理解的积极态度与人友好相处，乐于助人，也能接受别人的帮助；以积极的态度来处理人际交往中的问题。

（5）社会适应良好。社会适应良好者有积极的处世态度，与社会接触广泛，以积极的处事态度面对环境中的各种困难，能客观地认识、分析环境，有效调整自己以适应环境，达到个体与客观现实环境的和谐统一。

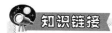

马斯洛的心理健康10项标准

（1）有充分的适应能力。

（2）充分了解自己，并对自己的能力做恰当的估计。

（3）生活目标切合实际。

（4）与现实环境能保持接触。

（5）能保持人格的完整、和谐。

（6）有从经验中学习的能力。

（7）能保持良好的人际关系。

（8）适度的情绪发泄与控制。

（9）在不违背集体意志的前提下，有限度地发挥个性。

（10）在不违背社会规范的情况下，个人基本需求能得到恰当满足。

2.1.2　心理健康教育

1.心理健康教育的概念

心理健康教育是根据心理活动的规律，有计划、有组织、有目的地开展以维护和增进人群心理健康水平为目的教育活动。心理健康教育旨在帮助人们认识心理健康与各种疾病的关系，鼓励人们树立增进心理健康的愿望，提高心理功能，发挥心理潜能，积极应对心理问题，促进心理的健康发展，减少心理疾病的发生。

2.心理健康教育的实质

心理健康教育是建立在心理学基础上，服务于人的心理健康的一门独特的理论与技术，是一种开启智慧的素质教育。心理健康教育模式不仅包含了心理治疗、心理咨询的某些理论与手段，更多的是心理教育与训练。

3.心理健康教育的实施原则

（1）客观性原则。人的心理健康受客观条件的影响，在开展心理健康教育工作时，护士必须从心理现象所依存的客观现实中去揭示其发生及变化规律，而不能附加任何主观臆测。

（2）整体性原则。人是一个统一的有机整体，许多因素影响着人的心理和生理状态；同时，心理和生理状态彼此也相互影响。心理健康教育工作应从整体出发，注意心理现象的彼此联系，不能把某一心理问题看成孤立的现象，而应进行全面分析。

（3）发展性原则。人的心理是一个动态发展的过程。在开展心理健康教育时，护士不仅要充分了解护理对象目前的心理健康水平，还要重视他们过去的经历，预测他们未来的

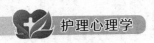

发展趋势。

（4）社会性原则。不同社会文化背景的人有着不同的心态与行为方式，因此，心理健康教育工作的实施应充分考虑个体之间的社会文化差异，并密切联系工作中的实际问题，使心理健康教育工作有的放矢，以取得最佳实效。

（5）预防性原则。护士应注重调查研究，有计划地开展心理卫生调查工作，及时发现、找出影响心理健康的不利因素并进行科学分析，有的放矢地提出相应的对策，做到未病先防。

4. 心理健康教育的实施途径

究竟如何实施心理健康教育，目前尚无公认的模式。从心理障碍及心理疾病的防治出发，心理健康教育的实施途径主要有以下 3 条：

（1）心理辅导。心理辅导是指辅导者运用心理学、教育学、社会学、行为科学乃至精神医学等多种学科的理论与技术，通过集体辅导、个别辅导、心理辅导以及家庭心理辅导等多种形式，帮助被辅导者自我认识、自我接纳、自我调节，改变自己的不良意识和倾向，从而充分开发自身潜能，促进心理健康与人格和谐发展的一种教育活动。其目的是给予被辅导者情感支持，激励被辅导者摆脱生活困境的信心和勇气，让被辅导者更全面、准确地了解自己，让被辅导者学会管理自己，建立良好的生活习惯，纠正被辅导者的错误观念，提高其对现实问题的分析水平，获得积极情感的体验。

（2）心理咨询。心理咨询是指心理咨询师协助求助者解决各类心理问题的过程。心理咨询师通过建立关系、确定目标、制定方案、实施咨询、评估效果等步骤帮助求助者解决心理问题，认识自己的内、外世界，纠正不合理的欲望和错误观念，学会面对现实和应对现实，学会理解他人，增强自知之明，建构合理的行为模式。

（3）心理治疗。心理治疗是指由受过专业训练的人员，以心理异常者为对象，针对异常者的病象、病情与病因给予诊断和治疗的过程。心理治疗分为两类：一类是认知领悟疗法，旨在通过改变与提高人的认知方式来缓解其心理困惑和障碍；另一类是行为矫正疗法，旨在以建立新的条件反射来矫正人的不良行为方式。常见的心理治疗方法有精神分析疗法、心理动力学疗法、来询者中心疗法、行为疗法、格式塔疗法、理性情绪疗法等。

2.2　心理社会因素对健康的影响

现代社会威胁人类生命的疾病谱和死因结构发生了巨大的变化，新的医学模式显示，人类健康和疾病相互转化过程不仅受生物学因素的影响，还与心理社会因素有密切的关系。

2.2.1 心理因素对健康的影响

1. 情绪情感对健康的影响

心理活动对机体的影响是通过个体的情绪、情感变化进而影响内脏器官活动的。愉快、平稳而持久的积极情绪能使人身心和谐，增进身心健康；消极的情绪情感则会对人的身心产生不利影响，损害人的身心健康。

2. 人格特征对健康的影响

每个人都有自己的人格特征，它对人的身心健康起着非常重要的作用。例如，具有谨小慎微、追求完美、拘谨呆板、敏感多疑、责任心过重或苛求自己等人格特征的人易患强迫性神经症；具有雄心勃勃、争强好胜、急躁易怒、醉心于工作但是缺乏耐心，容易产生敌意情绪，常有时间紧迫感等人格特征的人易患冠状动脉粥样硬化性心脏病、脑血管疾病、消化性溃疡等。因此，培养和完善健全的人格是预防和减少心身疾病的一项重要措施。

3. 需要与动机对健康的影响

个体需要太高或太低，行为动机过强或过弱，都有可能使个体经历更多的环境刺激或内心体验到更大的压力，经常的剧烈而持久的刺激和压力会影响个体的身心健康。

2.2.2 社会因素对健康的影响

社会因素是指与人类健康有关的社会环境中的各种事件，包括政治、经济、文化、工作生活状况、医疗条件等。

1. 生活环境因素对健康的影响

生活中的物质条件恶劣，不良的工作环境、居住条件，以及生活环境的巨大变迁都会使个体产生心理应激而出现健康问题。

2. 重大生活事件对健康的影响

重大生活事件包括负性事件和正性事件。负性事件包括亲人亡故、患病、破产、失业等，会给当事人造成极大的心身创伤，使其产生强烈的心身反应。正性事件包括事业上的成功、晋升、获奖、结婚等，一般有利于健康，但如果过分强烈、持久，也会危害健康。重大生活事件发生的频率越高、越突然，程度越重，则对个体健康的影响越大。

3. 教育因素对健康的影响

（1）家庭教育。儿童与父母的关系，父母的教养态度、教养方式，家庭类型和家庭环境等，会对个体以后的心理发展和人格形成产生重要的影响。例如，早期与父母建立和保持良好关系，得到父母充分的爱，受到支持和鼓励的儿童，容易获得安全感和信任感，这对健全人格的形成，良好人际关系、社会适应能力的建立有着积极的促进作用。

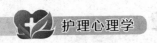

（2）学校教育。学校教育方法、人际关系、校风、教师的人格特征及教育态度等，都会影响学生的心理健康。

4.文化因素对健康的影响

文化因素包括语言、风俗习惯、艺术、社会道德规范、价值观、宗教信仰、社会观念等。面对众多社会文化因素，每个个体都要做出应对和选择，适应则有利于健康，不能适应则有碍于健康。

5.社会支持系统对健康的影响

社会支持是指个体处于危机之中时，得到的来自社会不同群体的帮助和关心，如家庭成员和朋友的支持。

（1）情感支持。情感支持主要指亲朋好友通过嘘寒问暖、陪伴、倾听及必要的物质帮助等方式给予无微不至的关心。

（2）能力支持。能力支持是指提供有价值的知识和信息，使个体能够有效处理各种事务，保持高度的自信。

（3）网络支持。网络支持是指网络成员的相互支持，如突患急病，网络成员通过捐款、鼓励等方式给予个体物质和精神上的支持。

社会支持能够有效地缓冲各种外界刺激所导致的紧张，但如果使用不当，则会起到相反作用。护士在医院环境中尤其要注意物质支持要恰当，不恰当的物质支持会加重患者的心理负担；注意社会认可性，如大多数癌症患者刚入院时不愿过多地与人谈论病情，不愿将病情公开化。

2.3 心身疾病

2.3.1 心身疾病概述

随着医学科学的不断发展，医学模式由原来的生物医学模式向生物－心理－社会医学模式转变，心理和社会因素对健康与疾病的影响日益凸显。现代医学和心理学的研究证明，很多种疾病都能找到其致病的心理因素和社会因素，心身疾病的概念就是在这个基础上提出的。

1.心身疾病的概念

心身疾病又称心理生理疾病，是指心理社会因素在疾病发生、发展、演变、转归以及预防和治疗过程中起主导作用的一组躯体器质性疾病或功能性障碍。目前，门诊与住院患者中大约有1/3的患者患有心身疾病，心身疾病对人类健康已经构成了严重的威胁。心身疾病有广义和狭义两种：广义的心身疾病泛指心理社会因素引发躯体器质性疾病和功能性障碍，狭义的心身疾病是指心理社会因素引发躯体器质性疾病。

除心身疾病外，根据心理社会因素对躯体健康的影响程度，心身关系还包括以下 2 类：

（1）心身反应。心身反应是指机体在应激状态下出现的一系列短暂生理反应，如呼吸急促、心率加快、血压上升、骨骼肌张力增强或减弱等。当应激消除后，上述反应也随之消失。心身反应是机体在应激状态下有效对抗各种刺激的防御机制。

（2）心身障碍。心身障碍是指心理应激持久而剧烈时，机体难以适应，导致自主神经功能紊乱、内分泌紊乱，机体内环境平衡失调而出现的一系列临床症状。心身障碍是躯体各器官功能上的改变，患者无显著的器质性改变，如睡眠障碍等。

2. 心身疾病的特征

（1）心身疾病以躯体的功能性或器质性病变为主，一般有比较明确的病理生理过程。

（2）心理社会因素在疾病的发生、发展及预后中起重要作用。

（3）遗传和个性特征与某些心身疾病密切相关。

（4）心身疾病通常发生在由自主神经系统支配的系统或器官中。

（5）同样强度、同样性质的心理社会因素影响，对一般人只引起正常范围内的生理反应，而对心身疾病患者则可引起病理生理反应。

（6）有些患者可以提供较准确的心理社会因素致病过程；大部分患者不了解心理社会因素在发病过程中的作用，但能感到某种心理因素能加重自己的病情。

（7）心身综合性治疗的效果比单用生物治疗好。

3. 心身疾病的分类

心身疾病的种类较多，一般临床各科常见的心身疾病如下：

（1）内科心身疾病。

① 消化系统心身疾病。例如，胃或十二指肠溃疡、胃痉挛、溃疡性结肠炎、肠道易激惹综合征、习惯性便秘、神经性呕吐、神经性厌食、过敏性结肠炎等。

② 心血管系统心身疾病。例如，冠状动脉粥样硬化性心脏病、原发性高血压或低血压、阵发性心动过速、心律不齐、心脏神经症、偏头痛、雷诺病等。

③ 呼吸系统心身疾病。例如，支气管哮喘、心源性呼吸困难、神经性咳嗽、过度换气综合征等。

④ 内分泌代谢系统心身疾病。例如，甲状腺功能亢进症、副甲状腺功能亢进症、糖尿病、肥胖症、低血糖症、艾迪生病（原发性慢性肾上腺皮质功能减退症）等。

⑤ 神经系统心身疾病。例如，肌紧张性头痛、偏头痛、睡眠障碍、自主神经功能紊乱等。

⑥ 泌尿生殖系统心身疾病。例如，慢性前列腺炎、性功能障碍、遗尿症等。

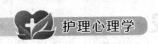
（2）外科心身疾病。例如，类风湿关节炎、颈肩综合征、腰背痛、肌肉痛、外伤性神经症、痉挛性斜颈、书写痉挛等。

（3）妇产科心身疾病。例如，月经紊乱、阴道痉挛、经前期紧张征、心因性闭经、功能性子宫出血、原发性痛经、功能性不孕症、围绝经期综合征等。

（4）儿科心身疾病。例如，心因性发烧、夜惊、口吃、精神性厌食、抽动障碍、继发性脐绞痛、异食症、消化性溃疡、便秘、腹泻、偏头痛、支气管哮喘等。

（5）皮肤科心身疾病。例如，神经性皮炎、皮肤瘙痒综合征、慢性荨麻疹、慢性湿疹、斑秃、牛皮癣、银屑病、白癜风、多汗症等。

（6）眼科心身疾病。例如，弱视、眼肌痉挛、原发性青光眼、中心性视网膜炎、眼肌疲劳、眼睑痉挛等。

（7）口腔科心身疾病。例如，复发性慢性口腔溃疡、颞下颌关节紊乱综合征、口臭、口吃、唾液分泌异常、特发性舌痛症、咀嚼肌痉挛等。

（8）耳鼻喉科心身疾病。例如，梅尼埃病、喉部异物感、耳鸣、晕动病等。

（9）其他心身疾病。例如，恶性肿瘤等。

2.3.2　心身疾病的治疗与预防

1. 心身疾病的治疗原则及方法

心身疾病涉及心、身两大系统，彼此紧密相关，交互影响，宜采用心身相结合的防治措施。心身疾病是一组发病、发展、转归和防治都与心理因素有关的躯体疾病，因此，对心身疾病的治疗要根据病程的不同时期和主要矛盾确定治疗的主次，兼顾患者的躯体和心理两方面，针对具体病例则应各有侧重。例如，对急性发病、躯体症状严重的患者，以躯体对症治疗为主，心理干预为辅。临床上，一方面要采取有效的躯体治疗措施，以解除症状、促进康复，如对溃疡病的抑酸、对高血压的降压、对支气管哮喘的支气管扩张剂治疗等；另一方面，如果要持久的疗效，减少复发，则需要在心理和社会水平上加以干预及治疗。对以心理症状为主要表现、躯体症状为次要表现的疾病，则要在躯体治疗的同时侧重心理治疗。常见的非躯体治疗形式如下：

（1）心理治疗。医护人员可采用多种专门的心理治疗技术治疗心身障碍患者，包括精神分析疗法、认知疗法、生物反馈疗法、自我训练、森田疗法等。现将主要的心理治疗方法介绍如下：

① 精神分析疗法。精神分析疗法亦称简易精神疗法，属于语言心理治疗范畴，简单易行。精神分析疗法以接受、支持和保证为基本原则。接受就是倾听患者的陈述，尽力理解患者的心情和陈述的内容；支持即使患者能从外界获得有益的支持，使其得到安慰；保证则是根据患者述说的心身症状出现的原因，为患者讲解所产生的病理情况，确保如能进

行合理治疗，症状就会好转。

② 认知疗法。患者的情绪障碍与其习成的"悲观"逻辑思维模式有关，凡事向坏处看，负性情绪明显，患者自己多信以为真而自寻烦恼。医护人员指导患者用合理的认知来取代"负性自动想法"是治疗的关健。认知疗法适用于有较高文化素质，伴焦虑、抑郁性神经症者，但不适用于抑郁症患者。

③ 生物反馈疗法。生物反馈疗法是指借助仪器让患者通过学习来改变自己的行为或矫正脏器的反应。具体方法为应用生物反馈装置，以躯体生理信息（如皮温、肌电、心电、脑电等）的转变、易于理解的信号或计数，提示患者有意识地去控制某种病理过程，通过不断反馈，使功能恢复。

④ 自我训练。自我训练包括自我矫正和自我中和，前者是以自我功能去平衡失调的方法，后者是解除受压抑的心身症状。治疗时，医护人员应指导患者采取自我释放、自我疏泄和自我言语表达的方法。

⑤ 森田疗法。森田疗法的治疗原则是顺其自然，即对自己的症状及情绪变化要完全接受并服从，以正常生活为目标去行动，要忍受症状，从而不战而"胜"。此法对神经衰弱、社交恐惧症、疑病症、抑郁症的治疗效果较好。

图文
什么是森田疗法?

心理治疗的方法还有很多，如暗示疗法与催眠疗法、松弛技术、系统脱敏疗法、音乐疗法等。心理治疗大多为对因治疗，可以有效改善患者的心身平衡，目的在于增强躯体治疗的疗效，预防心身障碍复发。对心身疾病患者进行心理治疗时，医护人员要根据疾病、病因、病情以及患者的心理和躯体状态采用适宜的治疗方法。

（2）精神药物治疗。精神药物治疗的目的在于减轻患者的焦虑、抑郁等心理症状，调节自主神经系统功能，为心理治疗提供较好的条件。常用抗焦虑药包括地西泮、艾司唑仑、硝西泮、氯氮草（利眠宁）等；常用的抗抑郁剂有多塞平、阿米替林、氯米帕明、氟西汀、帕罗西汀、西酞普兰、万拉法新、米氮平等；自主神经功能失调的患者可服用谷维素，以调节脑功能。

视频
如果抗抑郁药物起作用了，我需要服用多久?

（3）环境治疗。对环境适应是人心理健康的重要标志。环境改变可引起精神和躯体方面的症状，故在治疗中有时需要对环境做适当的调整，如家庭因素导致发病，则同时要对家庭成员进行心理治疗。同样，医护人员有时需要与患者的单位领导交换意见，以便必要时为患者更换工作环境或让其住院治疗，目的是使患者暂时摆脱引起或加重其疾病的生活和工作环境，减少或消除应激源。

2. 心身疾病的预防

心身疾病是心理、社会和生物学多种因素相互作用的产物，其预防不能只着眼于生物

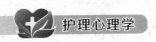

学因素，而应从更广泛的方面设计预防方案和具体措施，这样才能保持生理、心理和社会适应3个方面的健全状态，收获良好的效果。心身疾病的预防包括社会预防和个人预防2个方面。

（1）社会预防。

① 加强宣传。联合社会各界的力量，积极倡导心理卫生，做好不同年龄段人群的心理卫生工作。

② 做好职业群体的心理卫生工作。职业是人生的一大组成部分，来自各种职业的工作环境、劳动条件、劳动强度等均形成相应的应激源，不断作用于人体，会引发各种心身疾病。因此，加强职业心理卫生工作十分必要。

③ 积极开展心理咨询与心理治疗工作。全社会都应积极支持心理咨询与心理治疗机构的设立、心理医生的培养，创造良好的心理咨询和心理治疗的社会氛围。

（2）个人预防。

① 培养良好的个性。一个人个性的形成取决于先天和后天两方面的因素。先天因素是个性形成的物质基础和载体，主要指遗传因素和生理因素；后天因素是个性形成的决定性因素，包括个人实践、家庭环境、学校教育、社会制度、文化传统、生产关系、政治条件等。一个人的个性在3～5岁时就开始形成，在青春中后期逐渐成熟。一个人早年的经历对其个性的形成有很大影响，几乎可以决定其一生。因此，为培养良好的个性，有效预防心身疾病的形成，个人必须注意后天因素的完善。

② 增强应对能力。所谓应对，是指一个人对困境所做出的尽可能适当的反应及其反应方式。应对能力可以通过有意识的锻炼而加强，如通过学习掌握正确的世界观、人生观、价值观，丰富自己的生活阅历，学会正确认识挫折、困境和社会不合理现象，培养乐观豁达的人生态度，提高社会忍耐力；掌握应对心理刺激的技巧，如自我安慰、自我摆脱、注意力转移、找人倾诉等。只有不断认识和实践，个人才能知道如何应对世间万事，增强应对能力。

③ 建立和谐的人际关系，营造良好的生活环境。和谐的人际关系、良好的生活环境能够给人以安全感、温暖感、信任感和轻松感，使人少生烦恼、忧愁，从容面对挫折，预防心身疾病。

2.3.3 常见的心身疾病及护理

1. 消化性溃疡

消化性溃疡是胃、十二指肠发生的慢性溃疡，人群患病率可达10%以上，是最早公认的常见心身疾病。有研究表明，严重的精神创伤、持久的不良情绪反应、长期的紧张刺激都与消化性溃疡的发生和发展密切相关。

（1）心理社会因素与消化性溃疡。

① 人格特征。患者有明显的压抑个性特质，表现为压抑情绪，过度焦虑，忧郁内向，苛求井井有条，行为被动、顺从、依赖。

② 生活事件。与消化性溃疡密切相关的心理应激事件包括家庭环境变故（父母离异、丧偶或子女死亡等），工作、学习压力过大（失业），严重的自然灾害、战争、动乱等。上述生活事件均会使患者产生持久的心理应激，从而导致溃疡病。

③ 生活方式。吸烟、酗酒、刺激性饮食、生活不规律、卫生不洁等也是消化性溃疡的诱因。

（2）消化性溃疡患者的心理问题。

① 焦虑。患者因害怕疼痛而在进食前后出现紧张、焦虑的情绪，尤其是病情较重的患者因担心引发严重并发症而焦虑不安。

② 抑郁。消化性溃疡病程漫长、迁延不愈、反复发作，加之长期疼痛刺激，患者常常会出现失落、抑郁等情绪。

③ 恐惧。在出现剧烈腹痛时，患者的精神极度紧张、恐惧，因担心急性穿孔和消化道大出血及溃疡的恶变而惶恐不安，陷入溃疡—恐惧—溃疡加重的恶性循环。

（3）消化性溃疡患者的心理护理。

① 指导正确认知。护士应积极与患者沟通，耐心向患者介绍疾病的特点、诊疗手段和预后情况，消除患者的不良情绪，帮助其建立正确的认知，保持良好的心态，积极配合治疗。

② 提供心理支持。护士应随时了解患者的心理状态，倾听其内心的压力与烦恼，及时疏导患者的紧张、恐惧等情绪；教会患者调节负面情绪的技巧，增强其面对挫折的勇气，使患者树立战胜疾病的信心。

③ 改善支持环境。护士应协调好医患、护患、患患之间的关系及与患者家属之间的关系，使患者在温馨和谐的人际氛围中尽快康复。

④ 健康指导。护士应向患者详细介绍出院后的注意事项和防止疾病复发的保健知识，如保持平和的心态，合理安排生活，避免精神紧张，遵医嘱按时、按量服用药物等。

知识链接

布雷迪的猴子

1958 年，英国著名心理学家布雷迪（Brady）设计了一个有关猴子的实验。他把两只猴子分别缚在两把椅子上，每过 20 s 椅子就会自动放电一次。被电击的滋味不好受，猴子们开始嚎叫挣扎。

很快，猴子 A 发现自己的椅子上有一个压杆，如果它能在电流袭来之前准确按下压杆，它们就都能免遭电击，按错了就一块遭电击；而猴子 B 的椅子上没有压杆。

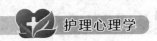

猴子A紧张地估算着电流袭来的时间——结果是，要么两只猴子同时逃脱电击，要么它们一起受苦。是逃脱还是受苦，这完全取决于猴子A，于是猴子A就背负着超强的心理负荷和责任感；而猴子B虽然很无奈，却无忧无虑。

最后，猴子A得了胃溃疡，猴子B却安然无恙。

2. 原发性高血压

原发性高血压是以慢性动脉血压升高为特征的临床综合征，占高血压病的 90% 左右，易导致冠状动脉粥样硬化性心脏病、脑卒中和肾衰竭等并发症，是致残率、致死率极高的疾病，是最早被确认的一种心身疾病。原发性高血压是一种多因素疾病，除遗传因素外，心理社会因素在其发病中起重要作用。情绪因素、环境因素、文化因素及人格特征对原发性高血压都有着不同程度的影响。

（1）心理社会因素与原发性高血压。

① 人格特征。原发性高血压患者不具有某一种特定的人格类型，但却有趋向好斗和过分谨慎的特征。患者表现为性格急躁、冲动易怒，不善表达情绪，压抑情绪但又无法驾驭情绪，求全责备、刻板主观、固执多疑、过分谨慎又敏感。这种人格特征可能与遗传因素有关。

② 生活事件及心理应激。长期的慢性应激事件是促发原发性高血压的影响因素。有研究表明，失业、离婚、长期生活不稳定、环境噪声高者的发病率高；高应激区人群的高血压发病率比低应激区人群高，应激情绪反应中焦虑、愤怒、恐惧容易引起血压升高，沮丧或失望引起的血压变化较轻。长期注意力高度集中、责任过重或矛盾较多的职业与高血压有一定的关系。

③ 社会环境及生活方式。流行学调查表明，长期从事注意力高度集中、精神紧张而体力活动较少的职业的人容易发生高血压，如机动车驾驶员的高血压患病率比一般人群高。此外，生活方式也影响高血压的发生和发展。有研究表明，高血压的发病率与高盐饮食、超重、缺乏锻炼、大量吸烟和饮酒等因素有关。

（2）原发性高血压患者的心理问题。高血压是一种慢性病，起病隐匿，病程长，随着病情的进展，患者表现出不同的心理反应。患者早期常表现为紧张、焦虑、敏感、易怒；之后又因为疾病早期机体代偿症状较轻，对疾病的长期危害认识不足而忽视疾病；当处于失代偿期，症状再次出现时，患者又会再度紧张。

（3）原发性高血压患者的心理护理。

① 指导患者有效应对生活事件，缓解心理应激。护士需要评估患者的心理状态，运用沟通技巧帮助患者有效应对心理压力，缓解其应激反应，打破应激源—血压升高—负性

情绪—血压更高的恶性循环。

② 选择合适的心理疗法。在药物治疗的基础上，护士可指导患者运用音乐疗法及生物反馈疗法等使躯体放松，进而放松精神，从而有效降低心搏次数，减少血压波动，降低收缩压和舒张压。

③ 指导患者进行自我调适。高血压的病程长，护士需要帮助患者建立正确的疾病认知方式，并使其做好与疾病做长期斗争的心理准备，提高患者的自我调适能力。护士应加强健康宣教，为患者提供高血压的相关防治知识和饮食注意事项，鼓励患者进行适当的体育锻炼，学习一些情绪控制和合理宣泄的方法，合理安排工作和休息，调整心身状态，稳定血压。

3. 冠心病

冠心病是冠状动脉粥样硬化性心脏病的简称，是指由冠状动脉粥样硬化、管腔狭窄而导致的心肌缺血、缺氧的心脏病。冠心病是心血管系统的常见病、多发病、高发病，已成为成人死亡的第一大原因。近年来有研究发现，除与遗传、高血压、高血脂、重度吸烟、肥胖等因素有关以外，心理社会因素也是冠心病重要的病因之一。A 型行为、社会关系不协调和焦虑、抑郁等都是冠心病的危险因素。

（1）心理社会因素与冠心病。

① 人格特征。美国心脏病学家弗里德曼（Friedman）认为，A 型行为者易发生冠心病。其性格特点为争强好胜、进取心强、具有时间紧迫感、苛求自己与他人、雄心勃勃而又急躁易怒、常有过度敌对倾向等。

② 心理应激。某些生活事件，如家庭不和、事业受挫与失败、离婚、丧偶、亲人离世等是冠心病的重要诱因。有调查发现，心肌梗死患者发病的前 6 个月至 1 年，不良生活事件的发生率明显高于对照组。

③ 社会环境与生活方式。长期从事高强度脑力工作、经常超负荷工作、多次变换工作岗位都是冠心病的危险因素。此外，不良的生活方式，如吸烟、酗酒、高脂肪及高胆固醇饮食、暴饮暴食、缺乏运动、过度肥胖等也是冠心病的易感因素。

（2）冠心病患者的心理问题。

① 焦虑、恐惧。患者病情迁延不愈，常因担心血管意外等严重并发症而忧心忡忡、紧张不安，甚至惊慌失措、惧怕死亡。冠心病的危险度会随着焦虑水平的提高而增加，猝死型冠心病的发生率与患者的焦虑水平成正相关。

② 抑郁。患者因担心病后生活能力、生活质量下降，给家人带来负担等而长期处于抑郁状态，表现为情绪低落、食欲减退、失眠多梦、反应迟钝等。冠心病患者抑郁症的患病率是普通人群的 3 ~ 4 倍。大量研究表明，重度抑郁与急性心肌梗死的病死率密切相关。

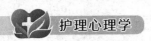

（3）冠心病患者的心理护理。

① 指导正确认知。护士应帮助患者了解冠心病的常见病因、诱因、治疗措施、用药注意事项等，通过对疾病的正确认知改善患者的情绪反应，使其积极配合治疗，最大限度地发挥药物的生物学效应。

② 积极调整心态。护士应帮助患者克服不良情绪，合理调整期望值，树立战胜疾病的信心，保持乐观开朗的性格和随遇而安的心态。

③ 实施行为矫正。护士应评估患者的行为方式是否属于A型行为，并分析其心理根源，与患者共同商讨、制定行为矫正目标，指导患者学会自我控制技术和行为矫正方法。

④ 健康指导。护士应指导患者养成健康的生活习惯，如合理膳食、适量运动、保证充足睡眠、戒烟限酒、保持心理平衡等。

4. 支气管哮喘

支气管哮喘是多种炎性细胞参与的气道慢性炎症，表现为反复发作的喘息、呼吸困难、胸闷或咳嗽等症状。支气管哮喘是严重威胁人类健康的慢性病，全球支气管哮喘患者数大约为1亿。目前普遍认为，支气管哮喘的病因主要有变态反应、感染和心理社会因素。

（1）心理社会因素与支气管哮喘。

① 人格特征。支气管哮喘患者多具有被动顺从、依赖性强、敏感脆弱、情绪不稳定、希望被人照顾、以自我为中心等人格特点。

② 生活事件。母子关系冲突、亲人亡故、弟妹出生、家庭不和、意外事件、环境突然改变等因素都可促使支气管哮喘发作或加重原有病情。

③ 环境因素。引起支气管哮喘发作的主要变应源有尘螨、花粉、工业粉尘等，长期处于上述环境中的人群的支气管哮喘发病率较高。

（2）支气管哮喘患者的心理问题。

① 紧张、恐惧。支气管哮喘发作时，患者可因极度呼吸困难而产生濒死感，加之对疾病缺乏足够的了解，往往表现为紧张、恐惧、焦躁不安。

② 抑郁。由于支气管哮喘反复发作，药物疗效不佳及不良反应等问题，患者容易感到悲观失望，陷入抑郁状态。

③ 依赖。患者对平喘药有着明显的依赖心理，若发现药物丢失，则马上就会感到恐慌，继而引起哮喘发作。有的患者表现为对家属或医护人员的心理依赖，希望能随时受到他人的照顾，否则就会马上出现紧张情绪，引起病情发作。

（3）支气管哮喘患者的心理护理。

① 介绍疾病发作的诱因。支气管哮喘发作的重要诱因是情绪改变，如过度兴奋、紧张、恐惧等。护士应协助患者及时疏泄不良情绪，避免诱因产生。

② 指导患者进行自我调控。护士应为患者讲解一些情绪的自我调控方法，如放松疗

法、转移注意力等，帮助患者控制自身情绪反应，及时调整，保持心态平稳。

③ 指导患者实现自我护理。护士应指导患者随时记录支气管哮喘发作的时间、病情轻重、有无明显刺激因素（如情绪激动、剧烈运动）及缓解方式等，找出自身哮喘发作的诱因，采取针对性措施，避免支气管哮喘复发。

5. 糖尿病

糖尿病是由胰岛素分泌缺陷或以对胰岛素抵抗为特征的代谢性疾病。目前认为，糖尿病的发生既有如遗传、肥胖、"节约"基因、免疫机制异常等生物学因素的作用，也受都市化生活方式、各种心理应激、心理冲突及环境等心理社会因素的影响。

（1）心理社会因素与糖尿病。

① 人格特征。患者的人格特征多为被动依赖、优柔寡断、内向拘谨、神经质且情绪不稳定；遇事慌张，无所适从，但又不愿求助，易出现焦虑、抑郁等不良情绪。

② 心理应激。突发的生活事件，如与人激烈争吵、事业受挫等会加重患者的病情，甚至引起严重的并发症。此外，糖尿病患者的病情发展也与其情绪有着密切的联系。

③ 生活方式。高热量、高脂肪、高蛋白饮食，运动量较小，加之吸烟、酗酒等不良生活习惯，导致内分泌系统超负荷，从而引起糖尿病。

（2）糖尿病患者的心理问题。

① 负面情绪。糖尿病属于终身性疾病，患者一经确诊，就会表现出各种悲观、愤怒、抑郁与失望的负面情绪，对生活失去信心，情绪低落，精神高度紧张。

② 怀疑、拒绝。糖尿病治疗的饮食要求及生活方式的改变会让患者很难坚持饮食治疗，这些会影响正常治疗计划的实施，加重患者的病情。

③ 厌世。随着病程的迁延，多器官、多系统并发症的出现，患者对未来的生活失去信心，开始自暴自弃，甚至出现自杀倾向或行为。

（3）糖尿病患者的心理护理。

① 情绪疏导。情绪状态与血糖的稳定有着密切的联系，护士应与患者真诚交流，耐心倾听，及时疏导其不良情绪，使患者建立长期与疾病做斗争的信心。

② 健康教育。护士应通过健康知识宣教使患者对糖尿病建立合理的认知，改正不良生活习惯，延缓病程的进展，提高生活质量。

③ 自我护理。糖尿病属于终身性疾病，护士应指导患者了解糖尿病的基本防治知识，如血糖的检测、胰岛素的正确使用方法等，充分调动患者的主观能动性，鼓励患者注重自我防护，延缓或避免并发症的发生。

6. 癌症

癌症是严重危害人类生命健康和生活质量的常见病与多发病，病因学十分复杂，至今尚未完全明了，一般认为是多因素综合作用的结果，而心理社会因素在癌症的发生和转归

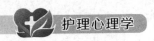

中起重要作用。家庭不幸（如丧偶、亲人亡故等）、情绪压抑、C型人格都会使癌症的发病率增高。

（1）心理社会因素与癌症。

① 人格特征。癌症多发生于具有两种人格特征的人：一种是缺乏情感表达，过分屈从、姑息迁就，过分自我克制，主动压抑愤怒和不满情绪的人；另一种是面临突发事件，容易回避冲突矛盾，产生失望、无助情绪，无力应对压力而感到绝望的人。行为医学家将上述个性特征称为C型行为。

② 生活事件和心理应激。大量研究证实，负性生活事件与癌症的发生有联系。国内外研究均发现癌症患者发病前的负性生活事件发生率较高，尤其是丧偶、近亲死亡、离婚等家庭不幸事件。负性生活事件带来的强烈情感反应可以改变机体的免疫防御功能，而免疫防御功能的抑制可以促使癌症的发生。

③ 生活方式。吸烟、酗酒、肥胖等均与癌症的发生密切相关。

有关研究表明，心理社会因素与癌症的发生、发展密切相关，而且癌症患者的不良心理反应和应对方式对其病情的发展与生存期有显著的影响。

（2）癌症患者的心理问题。癌症患者得知癌症的诊断消息后，会出现显著的心理变化。其心理变化大多会经历6个阶段。

① 体验－震惊期。患者初次得知自己身患癌症的消息时常情绪反应剧烈，表现为震惊和恐惧，同时会出现一些躯体反应，如心悸、眩晕及晕厥，甚至木僵状态，这种现象称为"诊断休克"。此阶段的持续时间较为短暂，因个体差异，可以是数时或数日。

② 怀疑－拒绝期。从剧烈的情绪震荡中冷静下来后，患者开始怀疑医生的诊断是否正确，会到处求医，去多家医院进行复查，以期得到不同方面的信息，希望找到一名能否定癌症诊断的医生，期盼奇迹的发生。这是患者借助否认机制来应对癌症诊断所带来的紧张和痛苦的一种保护性心理反应。

③ 恐惧－行为和生理反应期。当意识到努力并不能改变癌症的诊断时，患者会出现对疾病、疼痛、离开家人、死亡的恐惧，主要表现为哭泣、警惕、挑衅性行为。患者变得易激惹、愤怒，有时还会有攻击行为；同时，悲哀和沮丧的情绪随之产生，患者常常感到绝望，有时甚至会产生自杀的念头或行为。

④ 幻想－期待奇迹期。患病的事实无法改变，患者最终会接受和适应患病的事实，但有的患者会出现幻想，如希望可以出现奇迹，希望医生发明一种新药根治自己的疾病或希望专家能研究出根治自身疾病的新方法等。多数患者很难恢复到患病前的心境，常进入慢性的抑郁和痛苦中。

⑤ 绝望－抗拒期。当各种方法的治疗都未取得良好的效果，病情进一步恶化或出现严重的并发症以及难以忍受的疼痛时，患者容易对治疗失去信心，不听医护人员、家人或

朋友的劝说，表现为易怒、对立情绪，以及不服从、挑衅、依从性差等。

⑥ 平静－冷漠期。患者已接受现实，承认患者角色，情绪稳定下来，表现出配合治疗，对死亡不恐惧，处于消极被动的应对状态，不能考虑自己对家庭与社会的义务，专注于自己的症状，让自身处于无助、绝望状态。

另外，癌症治疗过程中所伴随的不良反应常会对患者构成暂时的或持久的心理冲击。一些肿瘤手术会切除某个器官或造成患者体象改变，也会使患者对自己的身体或外观不能认同，产生自卑、悲观和抑郁的情绪变化。

（3）癌症患者的心理护理。护士应及时给予癌症患者适当的心理干预，以帮助患者尽快适应自己的心身变化，配合抗癌的综合治疗；同时，帮助患者减轻心理痛苦，提高生活质量。

① 护士应与患者建立良好的护患关系，提供有效的心理支持，帮助患者消除恐惧、紧张的情绪，树立战胜疾病的信心。

② 护士应针对不同阶段癌症患者的不同心理反应与人格特征选择合适的心理指导和干预技术，重点是帮助患者在不同阶段调整对癌症的认知，并保护其期望值。

③ 护士应为患者提供疏导情绪的方法，如放松训练、听音乐等，缓解患者出现的焦虑、抑郁等不良情绪；也可遵照医嘱给予患者抗焦虑和抗抑郁药物，使其情绪得到控制。

④ 护士应为患者提供应对指导，帮助患者建立积极乐观、勇于面对和接受的应对方式，不用或少用回避、否认等应对方式。这对癌症患者的心理健康、癌症康复和提高癌症患者的生活质量有重要作用。

⑤ 护士应帮助患者建立良好的社会支持系统，鼓励病友间相互支持，分享抗癌经验，也可多安排病房探视，使患者能经常获得家人、朋友的关心和支持。

拓展阅读

叙事护理，让护理更生动！——爱哭的"小女孩"

叙事护理是指护理人员通过对患者故事的倾听、吸收，帮助患者实现生活、疾病故事意义重构，并发现护理要点，继而对患者实施护理干预的护理实践。

美国心理学家吉姆·洛尔（Jim Loehr）说过："生命即是故事，故事即是生命。"聆听故事就是进入一个人的生命。只有生命才能进入生命，只有灵魂才能与灵魂交流。说故事就是一种自我拥抱，它能带来温柔的力量，抚慰伤痛的心。

董姨，一位62岁的漂亮阿姨，因腰痛伴双下肢疼痛住院治疗，由丈夫和儿子一起陪同住院。因为疫情的原因只能有一个陪护，最后决定叔叔留下来。自打董姨住院以来，护士们每次去病房都会发现叔叔在无微不至地照顾她，"乖，喝口水""嗯，你真棒"这样的话语时常被护士们听到，感觉董姨真是被叔叔宠成了一个幸福的"小女孩"。

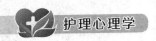

董姨做完手术的第一天早上，护士小张一接班就发现房间气氛不对，叔叔低着头沉默不语，董姨则躺在床上头转向一侧默默流泪，好像是叔叔惹她不开心了。小张忙完手里的工作来到董姨的房间，发现叔叔不在，她一个人正落寞地躺在床上发呆。

"阿姨，过年好呀！"

董姨使劲挤出了微笑，说："闺女过年好。"

"阿姨，早上我来接班的时候发现您不太开心，是发生什么事儿了吗？"

"没有，看你们工作也挺忙，快去忙吧。"

小张心里在想，难道这次我的叙事护理还没有开始就要宣告失败了吗？想了想，又继续对董姨说："阿姨，我知道您刚做完手术，心里不是滋味儿，您别看我这么年轻，我也做过手术，做手术之前满心的恐惧，手术结束后说不上什么心情，从手术室里哭着出来，感觉自己像受了天大的委屈呢。"董姨听小张这么一说，握着她的手又哭了起来，说："闺女，你说得太对了，打做了手术，我这个心里就不好受。这不今天早上，你叔叔让我喝点儿小米粥，我没有胃口，你叔叔哄了我半天，我也不想喝，气得你叔叔对我说'不喝你就饿着吧，我是伺候不了你了'。"

"阿姨，要是让您给您现在这个心情起个名字，您打算叫啥呢？"

"我就叫它委屈吧。就像你说的，从做完手术那一刻，我就觉得自己很委屈，身体和精神都觉得委屈。"

"阿姨，能给我说说您身体为啥觉得委屈吗？"

"做完手术我以为接着就能像个健康人一样呢，没想到腰上的刀口这么疼，而且还带着一根管子让我无法下地活动。"

小张接着问："那精神上呢？"

"我身体都这么难受了，你叔叔还这么说我，他肯定是嫌弃我了。"说着董姨又难过地抽泣起来。

"阿姨，我先给您说说身体上的，手术之后都要有个过程，从拔管到刀口愈合到您下地走路，这都是需要时间的，而这时间的长短也因人而异，要看个人的配合程度。其实叔叔让您早上喝小米粥是对的，您不吃饭，营养跟不上，刀口怎么会很快愈合呢？因为您刚手术还不能吃太硬的东西，所以叔叔才让您喝小米粥的，而且小米粥还养胃呢。至于您说的精神上的呢，阿姨您用'嫌弃'这个词儿肯定是严重了。从您住院以来，叔叔对您什么样我们都羡慕得不得了，平日里叔叔对您有耐心，就像哄小朋友一样去哄您，您这刚做完手术，叔叔肯定是从心里着急，看您不吃饭，才对您说了气话，阿姨，您想想是不是这么一回事儿？"

"闺女，不瞒你说，你叔叔这辈子对我是真的好，什么家务都不让我干，宠了我一辈子，爱了我一辈子，让了我一辈子，就是他这么惯着我，才导致我现在还跟个小女孩儿一样这么任性。闺女，你说得对，这次是我不对。我想快点儿好起来还不好好吃饭，哪有这样的好事儿。真是太感谢你了。"

说着说着，叔叔端了一碗热乎乎的面条进来说："小米粥不愿意喝，那面条怎么样？"董姨说："我吃，再给我加个鸡蛋。"叔叔还以为自己耳朵听错了，一脸的惊讶，再次确认一遍问道："你说加啥？"董姨说："你没听错老头子，鸡蛋，我要补充营养。"叔叔高兴地对着阿姨竖了个大拇指，说："你太棒了！"小张说："叔叔您真好。"叔叔乐呵呵地说："习惯了，你阿姨就喜欢我每天为她忙活，围着她转。"说完董姨笑了，叔叔和小张也笑了。

叙事护理就是用心去倾听每一位患者，用真心去对待他们，体会他们在某个时刻独特的感受和需要，与他们进行坦诚的沟通。

（资料来源：https://mp.weixin.qq.com/s/bIc95bESSR97-oRvTw8AXw，有改动。）

课后思考题

一、单项选择题

1. 健康是指（　　）。

A. 生理功能良好状态　　　　B. 精神心理活动良好状态　　　C. 社会适应良好

D. 没有疾病　　　　　　　　E. 以上都是

2. 心理健康是指（　　）。

A. 人格完整　　　　　　　　B. 人际关系和谐　　　　　　　C. 社会适应良好

D. 以上都是　　　　　　　　E. 躯体健康

3. 下列不属于心身障碍性疾病的是（　　）。

A. 糖尿病　　　　　　　　　B. 胃、十二指肠溃疡　　　　　C. 手足口病

D. 月经不调　　　　　　　　E. 神经性皮炎

4. C型性格的人易患的疾病是（　　）。

A. 癌症　　　　　　　　　　B. 糖尿病　　　　　　　　　　C. 冠心病

D. 关节炎　　　　　　　　　E. 新冠病毒感染

5. 冠心病与（　　）行为有关。

A. A型　　　　　　　　　　B. B型　　　　　　　　　　　C. C型

D. 以上都是　　　　　　　　E. D型

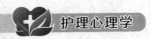
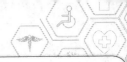

二、简答题

1.简述心理健康的标准。

2.简述心身疾病的主要特征。

3.请分组调查糖尿病患者患病后的心理反应，并做出心理护理计划。

4.作为一名护理工作者，你应如何处理癌症患者确诊后出现的心理问题？

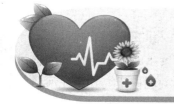

第3章 心理应激与异常心理

学习目标

1. 掌握应激反应、应激的应对策略，常见的心理障碍及其心理护理。

2. 熟悉应激的过程、应激与健康的关系、精神分裂症患者的心理特征。

3. 熟悉情感性精神障碍、神经症、癔症患者的心理特征。

4. 了解应激的概念和分类。

案例导入

患者，高二女生，由于学习成绩好而被一群女生排挤，后来因意外脚踝受伤，走路有些跛脚。那群女生对她的态度变本加厉，总是嘲笑她。后来她变得敏感多疑，上课时总像听见后面有人在议论她、骂她。这导致她不想上学，每天睡不着觉，成绩一落千丈，后还做出自杀行为，被父母及时发现并送往医院抢救。

思考：

1. 该患者的异常心理问题属于哪一种？

2. 护士应如何护理此类患者？

3.1 心 理 应 激

3.1.1 心理应激概述

1.应激的概念

"应激"一词最初源于物理学，意思是"张力或压力"，原意是指一个系统在外力的作用下，竭尽全力的对抗过程。

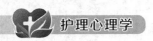

加拿大著名生理学家塞里（Selye）于 1936 年提出应激理论，并将"应激"的概念应用于生物医学领域。他指出，生物的应激是身体对施加于它的任何要求的非特异性反应。其作用在于调动机体的潜能去应对紧张刺激。塞里的应激学说为应激理论研究开了先河，具有实证性，得到了大量实验验证，具有非常重要的意义。此后，许多应激研究都是在此基础上的修正、充实和发展。但其缺点是过分强调应激的生物性，而忽略了应激的心理社会成分。

2. 心理应激的概念

心理应激是指个体察觉到的内外刺激经过认知评价后引起的心理和生理反应性适应或不适应的过程。应激源可以是生物的、心理的、社会的和文化的生活事件，应激反应可以是生理的、心理的和行为的，应激过程受个体多种内外因素的影响，认知评价在应激过程中起重要作用。

20 世纪 80 年代至今，国内的相关研究将心理应激看作由应激源（生活事件）到应激反应的多因素作用过程。

心理应激理论的各因素之间有以下几个基本法则：

（1）应激是多因素的系统。

（2）各因素之间是互动的（各因素互为因果，且易形成良性或恶性循环）。

（3）各因素之间处于动态平衡（系统是否动态平衡决定机体是否能适应环境和保持健康）。

（4）认知评价是关键因素（认知因素在系统失衡中有关键意义）。

（5）个性特征是核心因素。

3.1.2 心理应激的过程

1. 应激源输入

（1）应激源的概念。一般认为，能够引起个体产生应激的各种因素均为应激源。根据这一定义，应激源不仅包括客观的刺激，还包括人的主观方面。因为对人的挑战不仅来自各种事件或周围的人，同时来自自己的思维与挣扎，它通常需要个体花费过多的能量来应对。

（2）应激源的分类。

① 根据来源，应激源可分为内部应激源和外部应激源。

· 内部应激源。内部应激源是指产生于有机体内部的各种需求或刺激，包括生理方面和心理方面。生理方面的有头痛、发热、肢体伤害等，心理方面的有期望过高、追求完美、悔恨等。

· 外部应激源。外部应激源是指产生于有机体外部的各种需求或刺激，包括自然环境和社会环境两个方面。自然环境方面的有空气污染、噪声、天气炎热等，社会环境方面的有人际关系不良、工作不顺心、夫妻感情不和等。

② 按照性质，应激源可分为躯体性应激源、心理性应激源、社会性应激源和文化性应激源。

·躯体性应激源。躯体性应激源是指由于直接作用于躯体而产生应激的刺激物，包括各种物理的、化学的和生物学的刺激。例如，冷、热、噪声、机械损伤、细菌、病毒、放射物质等均属于躯体性应激源。

·心理性应激源。心理性应激源主要指导致个体产生焦虑、恐惧或抑郁等情绪反应的各种心理冲突和心理挫折，包括动机冲突、个体的强烈需求或不切实际的预期、凶事预测、学习和工作中的压力、紧张的人际关系、让人压抑的气氛和认知障碍等。

·社会性应激源。社会性应激源是指各种自然灾害、社会动荡、战争、制度变革及社会日常生活中发生的种种变故。社会性应激源主要由生活事件构成。生活事件按其内容大致可分为以下 3 类：

a. 与环境相关的生活事件，如自然灾害、战争和动乱、社会政治制度变革、人际关系紧张、人口密度大、环境污染及文化污染等。

b. 与工作有关的生活事件，如工作压力大、待遇差、发展机会少、同事关系或上下级关系不好等。

图文
创伤后应激
障碍

c. 与生活有关的生活事件，如恋爱、离婚、配偶患病或死亡、子女问题、住房拥挤、经济拮据、生活无保障、有长期需要照顾的病残亲人及家庭成员关系紧张等。

·文化性应激源。文化性应激源是指一个人从熟悉的生活方式、语言环境和风俗习惯迁移到陌生环境中所面临的各种文化冲突和挑战。当个体从一个环境迁移到另一个环境，从一种状态转入另一种状态时，他将面临大量文化性应激源的挑战。例如，从边远农村迁入大都市或从城市迁入乡村遇到的生活方式等方面的变迁，迁入他国带来的语言障碍、生活方式的变化，不同价值观与宗教信仰的冲突等。

③ 根据可控制性，应激源可分为可控性应激源和不可控性应激源。

·可控性应激源。可控性应激源是指个体可以对其进行控制，如可以预防、减弱消除等的应激源。这类应激源在日常生活中有很多，如因粗心大意而造成的工作失误、朋友太少、人际关系紧张等。

·不可控性应激源。不可控性应激源是指个体不能对其进行控制，如不能预防、减弱、消除等的应激源。这类应激源难以防范，而且一旦出现，作为一个普通人，个体无法消除甚至减少它的影响，如天灾人祸、死亡、交通拥挤、社会分配不公等。

此外，根据强度范围，应激源还可分为灾难性事件、个人应激源和背景性应激源等。

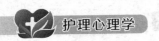

由于应激源有很多，许多应激源还存在交叉，因此对其进行严格的分类较为困难。

2. 应激的中介机制

应激的中介机制是应激情境转变为应激反应的中间过程。在个体受到应激源刺激，将要发生应激反应之前，中介机制在应激源及其反应之间起调节作用。应激的中介机制主要包括认知评价、应对方式、社会支持和个性特征。

（1）认知评价。

① 认知评价的概念。认知评价是指个体从自身的角度对遇到的应激源或预感到应激源的性质、程度和可能导致的危害情况做出估计与判断。

② 认知评价的过程。认知评价是一个过程。心理学家弗克曼（Folkman）和拉扎勒斯（Lazarus）将个体对生活事件的认知评价分为初级评价和次级评价两个阶段。个体在某一事件发生时立即通过认知活动判断其是否与自己有利害关系，这是初级评价。一旦得到有利害关系的判断，个体会立即对事件是否可以改变，即对个人的能力进行评估，这就是次级评价。

③ 认知评价在应激过程中的作用。人的一生会遇到无数的应激源，只有那些与人发生利害关系的应激源，才能引起应激反应。如果个体认为只要稍加努力问题就可以得到解决，那么心理应激反应就较弱，对心身影响较小；如果个体认为要付出很多努力才能解决或还不能解决问题，那么心理应激反应就较强烈，对心身影响较大。重症疾病之所以会导致患者强烈的、消极的心身反应，就是因为个体通过次级评价，认为疾病治愈的可能性极小且自己会在痛苦中死亡；而一般感冒不易造成患者强烈的、消极的心身反应，其原因也是因为个体通过次级评价，认为感冒不会有多大的问题。有些应激源对人而言是中性的或无关紧要的，之所以能引起某些人的应激反应，是由于人们对其做出了错误的认知评价和不准确的判断。多项研究证明，对事件的认知评价在应激源与应激反应之间起决定性作用。

（2）应对方式。应对方式是指个体为消除或减轻应激源对自身造成的压力和影响所采取的各种策略或措施，也称为应对策略。

① 应对方式的种类。

·行为应对。行为应对包括改变自身条件、行为方式和生活习惯以顺应环境的需求。例如，远离应激源，进行必要的放松运动，通过活动转移个体对应激源的注意力，消除或减弱应激源等。

·认知应对。认知应对即对自己或自己的应对效果重新做出解释，换一个角度去重新认识应激源，以缓解应激所引起的紧张和不适，如"塞翁失马，焉知非福"。

·求助应对。求助应对即个体可采取寻求社会支持和他人帮助的方式来减轻应激反应所造成的自身压力。个体要善于沟通和求助，这样在有困难时就可以借助他人的力量提升自己解决问题的能力。

② 应对指导。个体受到强而持久的应激，会对身心健康造成危害，而通过对应激的各个环节进行处理可降低应激强度，减轻危害，这就是所谓的应对指导。应对指导的方法有很多，主要包括以下内容：

·问题应对策略。当面对应激源时，问题应对策略可指导个体通过"问题解决"的应对方法从根本上消除应激源。应激源消除了，由它引起的应激反应自然也就消失了。"问题解决"的步骤是先对环境要求进行分析，找出问题的关键，然后尽可能多地想出解决办法，最后选出值得一试的办法去尝试解决问题。

·指导个体改变不良认知。通常情况下，人的消极情绪往往来自对事物的错误评价或只注重事物的消极方面，从而增加解决问题的困难。通过对事件的重新认识或换个角度看问题，多注意事物的积极方面，可改变最初的不良认知，帮助个体减弱消极情绪甚至将其转变为积极情绪。

·协助个体寻求社会支持。个体如果拥有一个强大的社会支持系统（来自朋友、家庭和同事等），就可以承受强烈的刺激；即便是产生了应激反应，强大的社会支持系统仍然可以帮助个体降低应激反应带来的消极影响。例如，在临床工作中加强患者家属、朋友、同事、领导以及医务人员对患者的支持程度，可以减轻患者的焦虑、抑郁等不良情绪，使其树立战胜疾病的信心，促进其康复。

·采取有效的行为策略。

a. 分散注意力。分散注意力即采用"转移"的应对方式，指导个体通过适当的活动，如锻炼、听音乐、旅游等，转移其对应激源的注意，缓解应激反应。

b. 情绪宣泄。应激过程产生的不良情绪"宜疏不宜堵"，因此，宣泄是处理情绪问题的一种有效方法，如哭泣、吼叫、倾诉、写日记等。

c. 采用药物或松弛训练。短期应用镇静药有助于缓解应激引起的不良反应，但长期应用则易形成依赖性，因而长期控制应激反应最好的方法便是用放松训练来代替镇静药。放松训练的方法有很多，如自我暗示、自我催眠、静默术、瑜伽、渐进式放松法等。

③ 影响应对方式的心理社会因素。影响应对方式的心理社会因素主要包括生活事件或情境，社会支持的程度，不同的人格特征、年龄和性别。

（3）社会支持。人具有生物属性，也具有社会属性，生活中发生的任何一件事都与个体的社会关系有关。当一个人遭遇应激时，其社会支持就可能对其产生广泛的影响，这是应激的一个十分重要的中介机制。

① 社会支持的概念。社会支持是指个体通过社会联系所能获得的他人在精神和物质上的支持与帮助，其对象包括亲属、朋友、同事、伙伴，以及家庭、单位、党团、工会等社团组织。在众多的社会联系中，最重要的社会支持来自配偶及其他家庭成员，其次来自朋友和同事。

② 社会支持与健康。社会支持作为个体社会生活中一种重要的环境资源，影响着人们的身心健康和行为模式。社会支持与不良情绪的产生、发展、控制和预防有着密切的关系。良好的社会支持一方面可以为应激状态下的个体提供保护；另一方面对维持个体一般情况下的良好情绪体验也具有普遍的增益作用。许多研究证明，社会支持与身心健康成正相关，也就是说，拥有较多社会支持的个体具有较高的身心健康水平，其遭受生活事件袭击时心身反应较弱。

（4）个性特征。个性也是影响应激过程、心理反应和最终结果的一个非常重要的因素。个性特征与生活事件、认知评价、应对方式、社会支持和应激反应等因素之间均存在相关性。

① 个性特征影响生活事件的形成。个性特征可以影响个体对生活事件的感知，有时甚至可以决定生活事件的形成。有研究证明，个性特征与生活事件量表之间，特别是主观事件的频率以及负性事件的判断方面存在相关性。

② 个性特征影响认知评价。个性特征影响认知评价、态度、价值观和行为准则等。无论是个性心理倾向还是个性心理特征都可以不同程度地影响个体在应激过程中的初级评价和次级评价。这些因素决定了个体对各种内外刺激的认知倾向，从而影响个体对现状的评估。

③ 个性特征影响应对方式。个性特征在一定程度上决定了个体的应对风格。不同人格类型的个体在面临应激时会采取不同的应对策略。

④ 个性特征影响个体的社会支持。个性特征影响个体获得社会支持的多少。例如，一个个性孤僻、不善交往、万事不求人的人很难得到充分的社会支持。

⑤ 个性特征与应激反应的形成和程度有关。同样的生活事件，在不同个性的人身上可以出现完全不同的心身反应结果。有研究表明，性格开朗豁达，心态平和，能力强的人对负性生活事件的反应不大。

3. 应激反应

应激反应是指个体经认知评价而觉察应激源的威胁后，通过心理中介机制和生理中介机制的作用而产生的心理与生理的变化，包括生理反应、心理反应和行为反应。

（1）生理反应。

① 应激的生理中介机制。

·心理－神经中介机制。心理－神经中介机制主要通过交感神经－肾上腺髓质轴进行调节。当机体处在急性应激状态时，应激刺激经过认知评价后传递到下丘脑，使交感神经－肾上腺髓质轴被激活，释放大量儿茶酚胺，引起肾上腺素和去甲肾上腺素大量分泌，使中枢神经兴奋性增高，从而导致心理、躯体和内脏等的功能发生改变。

·心理－神经－内分泌中介机制。心理－神经－内分泌中介机制通过下丘脑－垂体－肾上腺轴、下丘脑－垂体－甲状腺轴、下丘脑－垂体－性腺轴这 3 条途径进行调节。当应激源作用于人体感官时，引起神经冲动，传递到下丘脑，引起促肾上腺皮质激素释放激素（corticotropin releasing hormone，CRH）分泌，CRH 作用于腺垂体，促使腺垂体合成与分泌促肾上腺皮质激素（adrenocorticotropic hormone，ACTH），ACTH 再刺激肾上腺皮质激素的合成与释放，引发一系列的生理反应。

·心理－神经－免疫中介机制。实验证明，轻度应激不影响或略增强免疫功能，中度应激可增强免疫功能，高强度应激则抑制细胞免疫功能。强烈、持久的应激过程影响下丘脑正常功能的发挥，引起皮质激素分泌过多，导致胸腺和淋巴组织退化或萎缩，抗体反应被抑制，巨噬细胞活动能力下降，最终导致机体免疫功能下降。

② 应激的生理反应。塞里把应激的生理反应过程称为一般适应综合征（general adapation syndrome，GAS）。他将 GAS 分为警戒期、阻抗期和衰竭期 3 个阶段。

·警戒期。当机体觉察到应激源的威胁时，可通过应激生理中介机制的 3 条途径产生大量的儿茶酚胺、肾上腺皮质激素等物质，这些物质使机体产生一系列的生理和心理反应。此时，机体的防御系统被唤醒，以应对压力。

·阻抗期。如果应激源持续存在，机体则通过提高体内的功能水平以增强对应激源的抵抗程度。

·衰竭期。应激源持续存在，阻抗阶段延长。由于在抵抗阶段机体已经耗费了大量的能量，继续损耗则机体会丧失抵抗能力而转入衰竭阶段。

（2）心理反应。应激引起的心理反应分为认知反应和情绪反应。

① 认知反应。应激引起的认知反应可分为积极的和消极的两种。适当的应激水平可以引起积极的认知反应，但如果个体的应激水平较高或长时间处于高应激状态，就会引起消极的认知反应。

② 情绪反应。在应激过程中，如果机体的应对能力不能适应环境的变化，则不能有效控制应激，就会产生心理挫折，引起一系列的情绪反应。一般来讲，急性应激反应的不良情绪主要有焦虑、恐惧、绝望等；而慢性应激反应的不良情绪涵盖的范围比较广泛，如焦虑、恐惧、愤怒、抑郁、敌意、无助等。

·焦虑。焦虑是应激反应中最常出现的情绪反应，是个体对将要发生的危险或不良后果所表现出的紧张、恐惧和担心等情绪状态。在心理应激条件下，适度的焦虑可提高人的警觉水平，伴随焦虑产生的交感神经系统的被激活可提高人对环境的适应和应对能力，是一种保护性反应，但如果焦虑过度或不适当，就是有害的心理反应。

·恐惧。恐惧是一种企图摆脱已经明确有特定危险的可能对生命造成威胁或伤害情景时的情绪状态。恐惧伴有交感神经兴奋，肾上腺髓质分泌增加，但此时个体没有信心和能力战胜危险，只有回避或逃跑。过度或持久的恐惧会对人产生严重不利影响。

·愤怒。愤怒是与挫折和威胁有关的情绪状态。由于达到目标的行为受到阻碍，自尊心受到打击，为排除阻碍或恢复自尊，个体常产生愤怒情绪。愤怒时，个体的交感神经兴奋，肾上腺分泌增加，因而心率加快、心排血量增加、血液重新分配、支气管扩张、肝糖原分解，并多伴有攻击性行为。

·抑郁。抑郁表现为悲哀、寂寞、孤独、丧失感和厌世感等消极情绪状态，伴有失眠、食欲减退、性欲降低等。抑郁常由亲人丧亡、失恋、失学、失业以及遭受重大挫折或长期病痛等引起。

·敌意。敌意是憎恨和不友好的情绪，有时与攻击性欲望有关，多表现为辱骂与讽刺。怀有敌意的个体可能提出不合理或过分的要求。

·无助。无助又称失助，是一种类似于临床抑郁症的情绪状态，表现为消极被动、软弱、无所适从和无能为力。它发生于一个人经重复应对，仍不能摆脱应激源影响的情况下。

（3）行为反应。伴随应激的心理反应，个体在行为上可发生某些变化，这是个体顺应环境的需要。心理应激状态下的行为反应主要表现在以下几个方面：

① 回避与逃避。回避是指个体知道应激源将会出现，并采取行动避免与应激源的接触。逃避是指个体接触到应激源以后，采取行动远离应激源。这两种行为反应方式都是为了避免发生强烈的应激反应，以防造成心理和身体上的伤害。

② 敌对与攻击。敌对是指个体表现出来的不友好、憎恨等情绪。攻击是指在应激源的刺激下，个体以攻击的方式做出反应。攻击对象可以是人或物，可针对别人，也可针对自己，通过攻击行为释放能量，达到减轻压力的作用，如谩骂、打架、自伤、自残、毁损财物等。

③ 退化与依赖。退化是指个体无法承受应激源所带来的压力和冲击时，表现出的与自己年龄不相称的幼稚行为，其目的是获得别人的同情和支持，减轻心理压力。例如，在受了委屈后像孩子一样哭泣。依赖是指事事依靠别人的帮助，主观上不想努力。依赖包括对人的依赖和对物的依赖。对人的依赖是指需要别人帮助才能完成本该由个人完成的活动。例如，当个体患病时，出现角色强化，基本生活难以自理，需要家人、朋友、同事的安慰、照顾和帮助。对物的依赖主要指借烟、酒、药物度日，麻痹自己，以暂时摆脱烦恼和困境。

④ 自我放弃。自我放弃是个体面对应激源多次努力应对无效时，所表现出的不再力争的行为状态。

⑤ 躁动。躁动是指在应激源的刺激下，大部分人表现为活动增多、坐立不安、心情烦躁，严重者可出现躁狂症状。

⑥ 物质滥用。某些人在心理冲突或应激情况下会以习惯性的饮酒、吸烟或服用某些药物的行为方式来转换自己对应激的行为反应方式。

4. 应激的结果

适度的应激有利于人的心身健康，并可提高人对压力的适应能力和耐受能力。而长期的、超强度的应激使人难以适应，会破坏机体的内外平衡，损害人的心身健康，引发各种疾病。

3.1.3 心理应激的影响因素与对健康的影响

1. 心理应激的影响因素

心理应激的形成和反应是一个系统过程，是在危险因素作用于易感因素及保护性和资源性因素作用不力的情况下发生的。应激反应能否发生、强度如何受以下多种因素的影响：

（1）应激源。应激源是应激反应发生的必要条件，但有了应激源却不一定会发生应激反应。这与应激源的性质、强度、作用时间及发生方式密切相关。

① 应激源的性质。负性的、不可预测的应激源所致应激反应比良性的、可预测的应激源所致应激反应要强。例如，家庭成员丧亡所致应激反应要比增加新的家庭成员所致应激反应强烈。

② 应激源的强度。刺激性小的应激源一般不引起或只引起强度较小的应激反应，而刺激性大的应激源就有可能造成较强的应激反应。例如，肝癌患者的心理反应显然要比肝炎患者强烈。

③ 应激源的作用时间。应激源作用持续的时间越长，给人造成的伤害越大。例如，夫妻不和，事件本身的强度不大，但持续时间长，日积月累也可造成严重的应激状态。

④ 应激源的发生方式。应激源的发生方式不同，个体产生的反应也不尽相同。个体遇突发、不可控制的应激源产生的反应比反复出现、有预感的应激源要强。例如，个体对亲人的突然死亡产生的反应比对亲人慢性死亡产生的反应要强。

（2）认知评价。认知评价与人的文化程度、价值观念、行为准则、抱负水平有一定的关系，相同的应激源可因个体对事物的认知、评价、体验、期望值等不同而出现很大差异。例如，同样是高考落榜，有的学生把它看成重大挫折而伤心、失落、抑郁甚至轻生，而有的学生则把它看作一次重新选择的机会，调整心态，重新起步。

（3）应对能力。面对应激情境，若个体能正确、有效地运用心理防卫机制，恰当地估计自己的应对能力，采取相应的应对策略，就会很快适应应激环境，不会对心身造成很大影响；若过高估计自己的应对能力，对失败没有任何心理准备，个体就很容易受挫，甚至产生严重的心理障碍；若个体过低地估计自己的应对能力，遇事紧张，没有自信，消极应对，则不利于能力的正常发挥，还会增强应激反应，引起心理、生理功能的紊乱。

（4）个性特征。个性特征影响个体的适应能力，也决定了人们对应激源的反应方式。性格外向、乐观开朗者常追求刺激与挑战，好胜心强，在困难的处境中能激发斗志，对挫

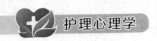

折的耐受力较好；内向懦弱者，平时害怕各种刺激，在困难面前显得无能为力，对新的环境难以适应。有专家指出，A型性格为应激易感人格，B型性格为抗应激性人格。

（5）社会支持。当个体遇到不幸或处于危难时，家庭、亲朋好友、同事、组织、社会的支持与关心可帮助其解脱困境，战胜应激。缺少或不能很好利用社会支持的个体，遇到同样的应激事件，反应的强度就比较大；拥有良好社会支持系统的人，则能较好地处理应激，避免孤独和寂寞，降低总体应激水平。

（6）生活经历。一个饱受磨难的人，面对微不足道的精神刺激不会出现任何反应，在以往经历过的应激又重现时，可以具有良好的耐受力和应对能力。但如果以往经历过并有适应不良或应对失败的应激出现，则个体可能有过敏现象，导致无法耐受。

（7）生理特征。当机体处于疲劳、消耗、饥饿、感染等状态时，人们对精神刺激非常敏感，易导致应激发生。此外，性别对应激反应也有影响。例如，女性倾向于对外倾诉、寻求心理援助等方式，争取尽快调适；男性则倾向于"男儿有泪不轻弹"，自己的事自己扛，不善于向外宣泄，拒绝社会资源可能提供的心理援助。因此，在挫折面前女性比男性更具耐受力。

2. 心理应激对健康的影响

任何事物都具有双重意义，心理应激也一样，其既有积极的一面，也有消极的一面。

（1）心理应激对健康的积极影响。适度的心理应激对人的健康和功能活动有促进作用，个体的成长过程就是不断适应压力和变压力为动力的过程。

① 心理应激是个体成长和发展的必要条件。先天遗传和后天环境是影响个体成长发育的两个主要方面。有研究表明，适度的心理应激可促进幼儿的心理发育。个体在青少年时期经历心理应激的考验可提高其日后在生活中的应对与适应能力，能更加有效地对抗和耐受各种紧张性刺激物、致病因素的侵袭。小时候受过"过分保护"的孩子在进入学校和社会后，往往会出现适应问题，常出现人际交往、跟不上学习进度等方面的问题，甚至因长期、剧烈的心理应激而中断学业或患病。动物实验表明，出生后一直生长在无菌环境中的老鼠一旦离开无菌环境就极易因感染而死亡。

② 适度的心理应激是维持人正常功能活动的必要条件。人离不开刺激，适当的刺激和心理应激有利于维持人的生理、心理和社会功能。如果没有相应的生理及心理反应，人的生命活动将会停止。

③ 适度的心理应激能使机体处于应对刺激的紧张状态。适度的心理应激可以提高机体的警觉水平，促进人们随时应对环境的挑战，促进人的身心健康。

（2）心理应激对健康的消极影响。适度的心理应激对健康有益，但持续、强烈的心理应激则有损人的身心健康。其主要表现在以下几个方面：

① 直接引起生理和心理反应。

·急性心理应激状态。常见的有急性焦虑反应、血管迷走神经反应和过度换气综合征等。

·慢性心理应激状态。慢性心理应激状态见于强度虽小但持续时间较长的心理应激，表现为头晕、头痛、疲劳、失眠、消瘦、心悸、胸闷、心率加快、血压升高等症状，还可出现各种神经症、精神障碍和精神分裂症表现。

② 加重已有的精神和躯体疾病。患有疾病的个体应对应激的能力较低，心理应激造成的心理、生理反应很容易加重其原有疾病或导致旧病复发。例如，冠心病患者在情绪激动时容易发生心肌梗死；高血压患者在激烈的竞争中可出现血压升高，导致病情加重。

③ 导致机体抗病能力下降。持久而慢性的心理应激致使个体心理和生理反应过度，机体内环境紊乱，各器官、系统协调失衡，抗病能力下降，处在对疾病的易感状态。

3.1.4　心理应激的调控

合理应对应激源能减少或免除不良应激对健康的影响。对应激处境采取的对策不同，其效果亦不同。

1. 恰当运用心理防御机制

心理防御机制是指个体面临挫折或冲突的紧张情境时，在其内部心理活动中具有的自觉或不自觉地解脱烦恼，减轻内心不安，以恢复心理平衡与稳定的一种适应性倾向。来自心理分析论的心理防御机制目前已逐渐被多数心理学家所接受，成为广义的应对策略的一部分。常见心理防御机制如下：

（1）潜抑。潜抑又称压抑，是一种最基本的心理防御机制，指个体把不能被意识所接受的那些具有威胁性的冲动、欲望、情感体验等抑制到潜意识领域，以保持心境的安宁。在日常生活中，多数人在多数时间里将痛苦的事情"遗忘"，这种"遗忘"和自然遗忘不同，其并未真正消失，而是转入了潜意识境界，从而避免了因触及此事而引起意识上的痛苦。从心理健康的角度，潜抑对人是有害的。心理分析治疗就是挖掘和寻找患者潜抑的致病情结，并设法将其带到意识领域，以消除疾病症状的治疗方法。

（2）否认。否认是指拒绝接受不愉快的现实以达到保护自我、减轻心理压力的目的，是一种比较原始和简单的心理防御机制。个体在日常生活中突然面对亲人亡故等重大生活事件或某些疾病的诊断，如癌症、心肌梗死等，常常会采用否认的心理防御机制。

（3）合理化。合理化是指个体在遭受挫折或无法达到自己所追求的目标时，常常采用各种"合理的理由"为自己辩解，以原谅自己而摆脱痛苦。合理化有很多形式，如"知足常乐""比上不足，比下有余"等，"酸葡萄心理"也是典型的合理化的例子。在日常生活中，合理化机制在人群中均有所表现，但严重者往往反映的是神经症症状。

（4）升华。升华是指个体将潜意识中某种不能直接表达、不为社会所认同的动机、欲

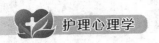

望和行为转化为建设性的活动，将低层次的需要和行为上升到高层次的需要和行为。历史上有许多名人所取得的成就是升华机制的最终结果，如司马迁遭受了那么多挫折，却坚持下来，最终著成《史记》。升华是人们适应环境最具积极意义的防御机制。

（5）退行。退行也称退化，是指个体受到严重挫折时放弃习惯化的成熟应对策略，而使用早期幼稚的、不成熟的方式应对挫折情境。例如，一个成人患者入院后依赖性增强，对自己能做的事也要别人替他做。

（6）幻想。幻想是指通过想象去满足受到挫折后没有得到满足的心理。"白日梦"就是一种幻想，常见于人格不成熟，甚至是有精神疾病的患者。如果成人常表现出这种应对方式，特别是分不清现实与幻想的内容时，就属于病态。

（7）转移。转移是个体因受各种条件的限制，把对某一对象的欲望、情感或行为意向不自觉地转向其他可替代的对象，以减轻自己心理负担的心理防御机制。例如，人们平常所说的"迁怒于人"。心理治疗中的正负移情作用也属于转移，患者将过去对某些重要人物的爱或恨转移到目前的医生身上，医生利用这种转移可促进治疗关系的发展。

（8）反向。反向是指受社会道德或行为规范的制约，个体将潜意识中某种不能直接表达的欲望和冲动，以完全相反的方式表现出来，以减少其焦虑。这是一种"矫枉过正"的防御方式。例如，住院患者明明非常担心自己的病情，却故意装出无所谓的态度。

（9）转换。转换是指内心冲突或情绪躯体化的潜意识机制。例如，一位剧烈心理冲突的患者，虽然身体无恙，却出现心悸、头晕、四肢发麻等形式多样的躯体形式症状。临床上神经症、躯体形式障碍和癔症患者的瘫痪、感觉缺乏（失明、失聪）、内感性不适及心因性疼痛等症状，其可能的机制解释为应激时心理矛盾、内心冲突通过转换成为功能性躯体症状，以摆脱心理上的痛苦。

（10）幽默。幽默是以自嘲的方式来缓解窘迫的处境及心理压力，是一种积极的、成熟的心理防御机制。人格比较成熟的人都能在适当的场合以合适的幽默打破窘境，改变困难局面，故幽默有益于身心健康。

2．心理应激的调控措施

（1）消除和回避应激源。如果应激源不可避免，自己又无力应对，个体可采取回避或逃避的办法，以此来消除或降低应激反应给自身带来的伤害。例如，"惹不起还躲不起""眼不见心不烦""鸵鸟政策"等。

（2）改变不合理的认知。认知评价是应激源和应激反应之间最重要的中介机制之一。同一应激源因个体的认知不同，引起的生理和心理反应相差很大。个体在面对应激情境时要保持冷静，以乐观、豁达的心态对待应激源，从多个角度去认知应激源，既要看到它消极的一面，又要看到它积极的一面。

（3）调整期望值。个体应客观正确地评价自己的能力，确定适合自己的期望值。期望值过高，失败的概率加大，很容易导致挫败感，使个体怀疑自己的能力，一蹶不振；期望值过低，个体不能调动积极性，不利于潜能的发挥。"努力一跳，正好够到"是比较合适的期望值。

（4）利用社会支持系统。处于应激情境时，人人都希望得到来自家庭、亲朋好友、社会等各方面的精神和物质支持。社会支持可以缓解应激反应的作用，并且可以在一定程度上保护个体的身心健康，是个体在应激过程中可以利用的外部资源。

（5）放松训练。长期过度的精神紧张可导致不良的心身反应。放松可有效控制或减轻不良应激反应。常用的放松技术有深呼吸、渐进式放松法、生物反馈疗法、倾诉法、放松想象法等。

（6）转移注意力。遭遇不良应激时，个体应积极主动地通过听音乐、练书法、旅游等转移自己的注意力，这样既可陶冶情操，又可减轻压力，减轻应激反应。

（7）加强锻炼，提高对应激的耐受力和应对能力。人的一生不可能一帆风顺，事事如意，总会遇到各种各样的挫折和困难。因此，在日常生活和学习中，个体应树立正确的挫折观，有目的、有计划地进行训练，增强自己对挫折的耐受能力和应对能力。此外，个体还要注意适当运动，增强体质，提高对应激的抵抗能力。

出现应激反应后，个体应积极进行自我调节。如果不能自我调节或调节不满意，则应求助于医务人员，必要时也可在医生的指导下使用药物进行治疗。

3.2 异 常 心 理

3.2.1 异常心理的概念

异常心理又称变态心理，是偏离正常人心理活动的心理和行为。按心理过程或症状，异常心理可分为认知障碍、情感障碍、意志障碍、行为障碍、意识障碍、智能障碍、人格障碍等。按临床精神疾病的表现或症状，异常心理可分为神经症性障碍、精神病性障碍、人格障碍、药物和酒精依赖、性变态、心理生理障碍、适应障碍、儿童行为障碍、智力落后等。

3.2.2 常见心理障碍

1. 精神分裂症

精神分裂症（schizophrenia）是一种常见的病因尚未完全阐明的精神疾病，多起病于青壮年。患者常有特殊的思维、知觉、情感和行为等多方面的障碍及精神活动与环境的不协调；一般无意识及智能障碍，病程多迁延，常反复发作。精神分裂症的精神症状十分复

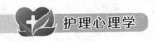

杂、多样。一般认为，除了智能障碍和意识障碍以外，绝大部分精神症状均可见于精神分裂症。精神分裂症的基本特点是患者的精神活动与现实环境脱离，思维、情感、行为相互不协调。

（1）早期特征。

① 性格改变。个体原来稳定的人格特征发生了变化。原来勤快、热情、开朗、助人为乐、干净整洁的人，变得懒散、对人冷淡、不关心身边事物、与亲友疏远、好独处、不注意个人卫生、不遵守劳动纪律、工作与学习能力下降等，此时容易被误认为是思想问题或工作学习压力过大所致，不易识别。

② 类神经症症状。患者表现出不明原因的焦虑、抑郁、不典型的强迫症状、注意力下降、各种躯体不适、失眠及白天萎靡不振、疲劳、头痛等，易被误诊断为"神经衰弱"。但是，患者对症状的描述和态度不同于神经症，无自知力，也不迫切要求治疗。

③ 语言和行为改变。部分患者可因躯体疾病或受到精神刺激等而诱发精神分裂症，突然出现失眠、出走、兴奋、言语与行为明显异常等情况，也可出现不可理解的语言和行为，如做鬼脸、努嘴或以某种特殊的声调说话。有的患者常喜独处且喃喃自语，可见其嘴动而听不见声音；有的患者苦思冥想与工作、学习无关的高深、抽象的问题，如人为什么要用两条腿走路、人类的起源等；有的患者说话颠三倒四、漫无边际，周围人无法理解等。

（2）思维障碍。思维障碍包括思维联想障碍、思维逻辑障碍和思维内容障碍。

① 思维联想障碍。思维联想过程缺乏连贯性和逻辑性是精神分裂症最具有特征性的障碍，主要表现为思维散漫、思维破裂、思维贫乏等。其特点是患者在意识清楚的情况下，思维联想散漫或分裂，缺乏具体性和现实性。

·思维散漫。交谈时，患者对问题的回答不切题，所述内容游离于主题之外，结构松散、目的不明确，让人难以理解。例如，医生询问患者姓名，患者回答"人总是要吃饭的，很多人说我长得很帅，金苹果很好吃，医生我想晚上吃红烧肉"。患者的语句、概念或上下文之间缺乏内在意义上的联系，失去中心思想和现实意义。

·思维破裂。患者在意识清楚的情况下，思维结构断裂，句与句之间互不相干，甚至词与词或字与字之间无意义上的联系，使听者完全无法理解和与之交谈。例如，医生问患者"你叫什么名字"，患者答"吃饭、18、红烧肉"。思维破裂是精神分裂症最典型的表现。

·思维贫乏。患者感到脑子空空，没什么内容可想，回答问题时异常简单，多为"是"或"否"，很少加以发挥。思维贫乏常与情感淡漠、意志缺乏构成慢性精神分裂症的三主症。

② 思维逻辑障碍。思维逻辑障碍主要包括逻辑倒错性思维、病理性象征性思维、语词新作、诡辩性思维等。患者用一些很普通的词句甚至动作来表达某些特殊的、除患者自己以外旁人无法理解的意义，称为病理性象征性思维。例如，患者脱光衣服表示自己光明

磊落。

③ 思维内容障碍。思维内容障碍以妄想最为常见，原发性妄想对精神分裂症具有特征性诊断意义。临床上常见的妄想有关系妄想、被害妄想、影响妄想、夸大妄想、罪恶妄想、疑病妄想、嫉妒妄想、钟情妄想、内心被揭露感等。妄想是一种在病理基础上产生的歪曲的信念、病态的推理和判断，内容以关系妄想和影响妄想最为常见。例如，患者常常认为电视中播放的是自己的事情或坚信自己是某位伟人的子女等。精神分裂症妄想的主要特点如下：

· 内容离奇、逻辑荒谬、发生突然。

· 妄想所涉及的范围有不断扩大和泛化的趋势，或具有特殊意义。

· 患者对妄想的内容多不愿主动暴露，并往往企图隐蔽它。患者不愿回答与妄想有关的问题，包括对自己的亲人。

（3）情感障碍。患者可表现为情感淡漠、情感反应不协调。情感反应与思维内容以及外界刺激不配合是精神分裂症的重要特征。

① 情感淡漠。患者常常表现为面无表情、呆滞、双目无神或定神等，对亲朋好友、同事不关心。病情严重时，患者对周围的任何事物缺乏应有的情感反应，对外界的一切刺激无动于衷。

② 情感反应不协调。患者对客观刺激表现出不相称或相反的情绪反应，如在谈到自己或家人的不幸遭遇时满面笑容，经常哭笑无常，流着眼泪唱欢快的歌曲等，情感反应与思维内容不相符。

（4）意志、行为障碍。

① 意志活动减退或缺乏。慢性精神分裂症患者表现为行为孤僻、活动减少、独处、缺乏主动性、行为被动、退缩，不主动与人来往，社会功能明显受损。病情严重时，患者丧失对生活的基本要求，不料理个人卫生，不知冷暖，整日呆坐或卧床，完全脱离客观现实环境。

② 意向倒错。患者会吃一些不能吃的东西（如粪便、铁钉等），无故伤害自己的身体。

③ 行为异常。部分患者会出现违拗、刻板、模仿等行为动作，有的出现幼稚、愚蠢、离奇的动作，有的甚至有冲动、激惹、自伤、伤人的行为等。

（5）其他常见症状。

① 幻觉和感知综合障碍。精神分裂症患者最突出的感知觉障碍是幻觉。幻觉见于半数以上的患者，有时可相当顽固。其特点是内容荒谬、匪夷所思、脱离现实。最常见的幻觉是幻听，主要是言语性幻听，可为评论性幻听、议论性幻听或命令性幻听。幻觉往往会影响患者的行为，如患者可出现自言自语、侧耳倾听、与幻听声音争辩、愤怒或表情痛苦、泪流满面等表现；有的患者可在命令性幻听的影响下出现自杀、伤人、毁物等行为。

② 紧张综合征。紧张综合征包括紧张性木僵和紧张性兴奋，两者交替出现是紧张型精神分裂症的主要诊断依据。紧张综合征最明显的表现是紧张性木僵，表现为精神运动性抑制，以患者缄默、不动、随意运动减少或完全抑制、违拗或被动性服从，并伴有肌张力增高为特征。例如，长期保持一种非常扭曲的动作，严重者可出现蜡样屈曲或空气枕。紧张性兴奋可表现为不可理解的冲动或毁物、莫名其妙地长时间不停原地踏步等。

③ 自我意识障碍。患者认为自己的一部分内心体验或活动不属于自己，如头和身体分家，吃饭时手不存在，自己分裂成 2 个或 3 个人；在不同时间或同一时间内表现为完全不同的两种人格，自称变成某种动物或另一个人，丧失"自我"的感觉。

④ 自知力障碍。精神分裂症患者多存在不同程度的自知力障碍，不承认自己有病，不愿接受治疗，甚至拒绝、逃避治疗，常吐药或藏药。在病情得到控制后，患者的自知力逐渐恢复，能回忆发病时自己的异常行为或思维，渐渐配合治疗。

精神分裂症患者一般没有意识障碍，妄想、幻觉和其他思维障碍一般都在意识清楚的情况下出现，无智能障碍；自知力缺失，否认有病，不愿接受治疗，随着病情得到控制，自知力可逐渐恢复。临床上精神分裂症患者常常以"睡眠差，猜疑，自言自语"为主诉就诊。一般在急性阶段，患者的临床症状以幻觉、妄想、关系（援引）观念为主，这类症状又称阳性症状。在慢性精神分裂症中，患者的主要临床症状以思维贫乏、情感淡漠、意志缺乏、生活懒散、孤僻内向为主，称为阴性症状。

2. 情感障碍

情感障碍（affective disorder）也称心境障碍（mood disorder），是以显著而持久的心境或情感改变为主要特征的一组疾病。患者主要表现为情感高涨或低落，伴有相应的认知和行为改变，可有精神病性症状（如妄想、幻觉等），但属于激发和从属的症状。临床上，情感障碍主要分为双相障碍和单相抑郁或躁狂。反复发作的单相抑郁最常见，双相障碍患者的数量仅为单相抑郁患者数量的一半；单相躁狂较少见，占全部情感障碍的 5% ~ 10%。情感障碍的预后一般较好，部分患者可有残留症状或转为慢性。

（1）躁狂发作（manic episode）。躁狂发作是一种异常夸张的欢欣喜悦或愉快的情感状态。典型躁狂症的基本临床表现是"三高"症状，即情感高涨、思维奔逸和活动增多。躁狂症状必须持续存在 1 周以上才可考虑躁狂症的诊断。

① 情感高涨。此为躁狂症诊断的必备症状。患者主观体验特别愉快，自我感觉良好；内心体验与周围环境相符合，具有"感染力"，能引起周围人的共鸣；部分患者以易激惹的心境为主，表现为蛮不讲理，好吵斗，好似有股"怨恼"的情绪，甚至会有破坏和攻击行为，但很快转怒为喜或赔礼道歉。

② 思维奔逸。患者自述脑子反应特别快，好像加了"润滑剂"，"舌头在和脑子赛跑""不假思索可出口成章"，表现为滔滔不绝、口若悬河，但讲话的内容较肤浅，凌乱无意义，

方向不确定；话题常"随境转移"，即随外界环境的改变而转移，有的可出现音联和意联，按词汇的同音押韵或意义相近来转换话题。

③ 活动增多。患者表现为精力旺盛，自觉全身有使不完的劲儿；被动注意增强，做事常常虎头蛇尾，有始无终，爱管闲事，好打抱不平；对自己的行为缺乏正确的判断，如任意挥霍钱财、乱购物、随意将物品赠送同事或陌生人，社交活动多，与人交往自来熟，对人、对事、对周围环境无陌生感，行为轻浮且好接近异性，性欲亢进。

④ 精神病性症状。患者可有夸大妄想、关系妄想等精神病性症状，也可出现与心境一致的幻觉。幻觉常见幻听，内容大多是称赞自己的才能、权力或外貌，与患者的情绪相符合。妄想的内容常常与自我评价过高密切相关。患者自认为是世界上最聪明、最漂亮的人，能力最强、最富有，能解决所有问题。患者甚至可形成夸大妄想，自称有显赫的家族或权威的地位，由此可派生出被害妄想，认为别人嫉妒他的钱财和地位，要加害于他。妄想多继发于情感高涨，但持续时间不长。

⑤ 躯体症状。患者常表现为面色红润、两眼有神、心率加快、食欲增加，但因活动增多，可出现消瘦、性欲亢进，睡眠需要减少，表现为入睡困难，每日睡眠时间为 2 ~ 3 h。

（2）抑郁发作（depressive episode）。抑郁发作的表现按心理过程内容可概括为"三低"症状，即情绪低落、思维迟缓和意志减退，但不一定出现在所有抑郁症患者身上。目前，临床上将抑郁发作的症状归纳为核心症状、心理症状群与躯体症状群 3 个方面。

① 核心症状。抑郁的核心症状包括情绪低落、兴趣缺乏、意志行为减退。患者表现为闷闷不乐到悲痛欲绝，认为自己的生活充满了失败，一无是处，对前途存在无望和无用感，常有无助感；对以前喜爱的活动缺乏兴趣，丧失享乐的能力；常常感到疲乏无力，打不起精神，行动迟缓，语调低沉，语速缓慢，常有"脑子生锈了"的感觉，严重者可终日卧床不起。

② 心理症状群。患者主要表现为焦虑、自罪自责、消极自杀；精神运动性迟滞或激越，也可出现妄想、幻觉及注意力和记忆力等认知方面的能力下降；自知力可受损，可伴发躯体症状，如胸闷、心率加快和尿频等。患者对自己既往的一些轻微过失或错误痛加责备，认为自己给社会或家庭带来了损失，使别人遭受了痛苦，自己是有罪的，应当接受惩罚，甚至主动去"自首"。

③ 躯体症状群。患者具有特殊的面部表情:嘴角向下垂挂，两眉紧蹙，两眸凝含泪珠，若稍作启诱，便泪如雨下，弯腰垂首，双肩下垂，动作较少，甚至端坐半晌而姿势不变。患者睡眠紊乱，多为失眠（少数嗜睡），早醒为其特征性症状；食欲紊乱，表现为食欲下降和体重减轻；性功能减退；也可出现慢性疼痛，为不明原因的头痛或全身疼痛。患者的症状大多晨重夜轻，以早晨最重，到下午和晚间有不同程度的减轻。

（3）双相障碍。双相障碍是指反复（至少 2 次）出现心境和活动水平紊乱，有时表现

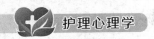

为情感高涨、活动增多等躁狂症状，有时表现为情绪低落、活动减少等抑郁症状，发作间期基本缓解。如果在目前疾病发作中，躁狂和抑郁症状同时存在，临床表现都很突出，如情感高涨而活动减少，情绪低落而思维奔逸，持续病期不短于2周，则可诊断为双相障碍混合发作。

（4）持续性心境障碍。

① 病理性心境恶劣。病理性心境恶劣原称抑郁性神经症，是一种持久的以心境低落状态为主的轻度抑郁。患者感到心情沉重、沮丧，对工作、学习缺乏兴趣和热情，对未来感到悲观失望，精神不振，不会出现躁狂发作。病理性心境恶劣常伴有焦虑、躯体不适感和睡眠障碍，但无明显的精神运动性抑制或精神病性症状。患者的恶劣心境与生活事件和性格有关。

② 环性心境障碍。环性心境障碍的主要特征是持续性心境不稳定，心境变化幅度相对较小，极少严重到轻度躁狂或轻度抑郁的程度。心境不稳定通常与生活事件无关，但与人格特征有密切的关系。

3. 神经症

神经症（neurosis）又称神经官能症或精神神经症，是一组有一定人格基础，起病常受心理社会因素影响的精神障碍的总称。《中国精神障碍分类与诊断标准（第三版）》（CCMD-3）将神经症分为以下几类：恐惧症（phobia）、焦虑症（anxiety disorder）、强迫症（obsessive-compulsive disorder）、神经衰弱（neurasthenia）、躯体形式障碍（somatoform disorder）、其他或待分类的神经症等。不同类型神经症的临床表现虽然各异，但却有一些共同的特征：是一组心因性障碍，人格因素、心理社会因素是主要致病因素，但非应激障碍；是一组功能性障碍，障碍性质为功能性而非器质性，具有精神和躯体两方面的症状；患者病前具有一定的人格特征但非人格障碍；各亚型有其特征性的临床相；神经症是可逆的，外因压力大时症状加重，反之症状减轻或消失，无精神病性症状；患者的社会功能相对良好；病程大多持续迁延；患者的自知力充分，疾病痛苦感明显，有求治要求。

（1）恐惧症。恐惧症是一种以过分和不合理的惧怕外界客体或环境为主的神经症，恐惧症状为其主要临床表现。患者明知没有必要，但仍不能停止恐惧发作，且发作时往往伴有显著的焦虑和自主神经症状。患者极力回避所害怕的客体及情境，或者带着畏惧去忍受，严重影响正常生活。恐惧症主要分为场所恐惧症、社交恐惧症和单一恐惧症等。

① 场所恐惧症。场所恐惧症较常见，多在20～30岁起病，女性患者多于男性患者。患者的恐惧对象主要为某些特定环境，如高处、广场和拥挤的场所等。患者对公共场所产生恐惧，不敢到这些地方去。许多患者因为一想到在公共场所会精神崩溃就恐慌不已，因此对恐惧情境极力回避。

② 社交恐惧症。患者的恐惧对象主要为社交场合和人际接触等，如害怕见人时脸红

称为赤面恐惧症，怕与人对视称为对视恐惧症。患者主要表现为在社交场合时感到害羞、局促不安、尴尬、笨拙、害怕被人审视，一旦发现别人注意自己就不敢抬头、不敢与人对视，甚至感到无地自容。患者常伴有自我评价过低和害怕被批评，可出现脸红、手抖、出汗、恶心或尿急等症状，症状可发展到惊恐发作的程度。

③ 单一恐惧症。患者的恐惧对象主要为某些特定的物体或情境，如害怕接近特定的动物，害怕高处、雷鸣、黑暗、飞行、封闭空间等，促发的情境很单一、很具体，并且能够像场所恐惧和社交恐惧一样诱发惊恐。

（2）焦虑症。焦虑症是以焦虑情绪为主要临床相的神经症，以广泛和持续性焦虑或反复发作的惊恐不安为主要特征，常伴有自主神经功能紊乱、肌肉紧张与运动性不安。以上表现并非由实际的威胁所致，且患者紧张、惊恐的程度与现实情况很不相称，患者常为此感到十分痛苦。焦虑症的好发年龄为 20 ～ 40 岁，女性发病多于男性。临床上，焦虑症主要有惊恐障碍和广泛性焦虑障碍两种形式。

① 惊恐障碍。惊恐障碍又称"急性焦虑"，是一种以反复惊恐发作为主要原发症状的神经症。这种发作并不局限于特定的情境，因此具有不可预测性。其典型表现是发作常突然发生，患者处于一种无原因的极度恐惧状态，表现为呼吸困难、心悸、喉部梗塞、震颤、头晕、无力、恶心、胸闷、四肢发麻，有"大祸临头"的感觉或濒死感。急性焦虑发作的持续时间为数分钟至数十分钟，很少超过 1 h，可自行缓解。急性焦虑发作的临床表现与冠心病发作非常相似，往往会造成误诊。

② 广泛性焦虑障碍。广泛性焦虑障碍又称慢性焦虑，是指一种以缺乏明确对象和具体内容的提心吊胆和紧张不安为主的焦虑症，并有显著的自主神经症状、肌肉紧张及运动性不安。患者难以忍受又无法解脱，因而感到痛苦。患者觉得未来可能发生的事在客观上并不存在，只是一种不愉快的情绪体验。患者的典型表现为表情紧张，双眉紧锁，姿势僵硬而不自然，常伴有震颤，皮肤苍白、多汗；同时有程度不等的运动性不安，包括无效小动作增多、不能静坐等。

（3）强迫症。强迫症或强迫性障碍的特点是有意识的自我强迫与反强迫同时存在，两者的尖锐冲突使患者感到焦虑和痛苦。患者明知强迫症状不对，但无法控制，因为一旦控制不去做，就会出现紧张、心悸等严重的焦虑表现。强迫和焦虑就像一对"双胞胎"，强迫症患者往往会有明显的焦虑症状；患者体验到冲动或观念来自自我，意识到强迫症状是异常的，但无法摆脱；患者自知力完全，求治心切。强迫症症状主要有两类表现方式：强迫观念和强迫行为，常以强迫观念为主。

① 强迫观念。强迫观念或强迫思维是强迫症的核心症状，最为常见。其主要表现是某种不被患者自己接受的想法以刻板的形式持续进入或占据意识领域，患者反复而持久地思考某些并无实际意义的问题，既可以是持久的观念、思想和印象，也可以是冲动念头。例

如，走到高处想往下跳、抱着婴儿想往地上摔等。患者不会真的去做，也知道这种想法是非理性的，但这种冲动不止、欲罢不能，使其感到非常痛苦。

② 强迫行为。强迫症的强迫行为一般是继发的，通常发生于强迫观念的基础上，是为了减轻强迫观念所致焦虑而出现的不自主的顺应或屈从性行为，大致可以分为两类：屈从性强迫行为，这是为满足强迫观念的需要；对抗性或控制性强迫行为，这类行为是对抗强迫思维、冲动或强迫表象的，继发于强迫观念或某个欲望。

（4）神经衰弱。神经衰弱的主要临床表现为精神容易兴奋（如注意力障碍、联想、回忆增多、感觉过敏）和精神易疲劳症状，并常伴有烦恼、易激惹等情绪症状，肌肉紧张性疼痛、记忆减退、头痛、睡眠障碍等心理生理症状群。神经衰弱起病于青壮年，女性发病多于男性，好发于脑力劳动者。患者一般有个体易感素质，在承受较大的心理压力时不能有效应对，极易产生神经衰弱症状。

① 衰弱特征。衰弱特征是神经衰弱的常有特征，由于患者的非指向性思维长期处于活跃和兴奋状态，大脑无法得到充分的松弛和休息，容易疲劳。患者感到精力不足、萎靡不振，感觉不能用脑或脑反应迟钝、记忆力减退。同时，患者感到困倦、无力等躯体疲劳症状，即使在充分休息或消遣娱乐之后仍不能恢复，因而十分烦恼。

② 兴奋特征。患者的兴奋阈值低，轻微或无关刺激即可引起强烈而持久的反应。患者对指向性思维感到吃力，而缺乏指向的思维却很活跃，注意力不能集中，不能控制的联想和回忆增多，在入睡前尤为明显，常伴有躯体不适，使患者深感苦恼。

③ 情绪特征。患者主要表现为容易烦恼、易激惹和时常情绪低落，烦恼的内容往往涉及现实生活中的各种矛盾。患者感到困难重重，无法解决；自控能力下降，遇事易激动，好发脾气，但事后又后悔。患者可出现焦虑、抑郁情绪，但不突出也不持久。

④ 心理所致生理改变特征。心理所致生理改变是指心理因素引起的某些生理障碍，如入睡困难、多梦易醒、夜间不眠或无睡眠感、白天嗜睡而夜不能寐。患者感到头痛、头胀、头部紧箍感或颈部、腰背部的不适和酸痛；有非特异性症状，表现为心悸、胸闷、头晕、视物模糊、耳鸣、消化不良、多汗、阳痿或月经不调等，这些症状常是患者求治的主诉。

（5）躯体形式障碍。躯体形式障碍是一类神经症亚型的总称，是以持久地担心或相信各种躯体症状的优势观念为特征的神经症，常伴有焦虑或抑郁情绪。患者常反复陈述躯体症状，反复进行医学检查，并无视其阴性结果及医生的解释，其症状的出现与生活事件或心理应激有关。有时患者确实存在某种躯体症状，但不能解释症状的性质、程度或患者的痛苦与先占观念。这些躯体症状被认为是由心理冲突和个性倾向性引起的。

① 躯体化障碍。躯体化障碍是一种反复出现的多种多样、经常变化的躯体症状，并且没有可证实的器质性病变基础为主要特征的神经症。患者的症状可涉及身体的任何器官或

系统，且有慢性化和夸大化的趋向，常存在明显的抑郁和焦虑。躯体症状通常有疼痛、皮肤症状、胃肠道症状、泌尿生殖系统症状、呼吸系统及循环系统症状等，这些症状可涉及全身各个系统，患者陈述感觉时显得戏剧化和情绪化，称这些症状"不能忍受""难以想象"，深感痛苦，不断求医。各种医学检查的正常结果和医生的解释均不能消除患者的疑虑，病程持续 2 年以上。

② 疑病症。疑病症的主要临床表现是过分担心或相信自己患有一种或多种严重的躯体疾病（如狂犬病、癌症、艾滋病等）。患者对自身的健康状况或身体的某一部分过分关注，关注程度与实际健康状况很不相称，经常诉述不适，唠叨不停，并四处求医，各种医学检查的阴性结果和医师的解释均不能打消其疑虑，并处于一种持续对该病的恐惧情绪中，可伴有焦虑、恐惧、抑郁和强迫等症状。

③ 躯体形式自主神经紊乱。躯体形式自主神经紊乱是一种由自主神经支配的器官、系统发生躯体形式障碍所导致的神经症样综合征。患者在自主神经兴奋的基础上发生非特异的，更具有个体特征和主观性的症状，包括部位不明确的烧灼感、疼痛感、肿胀感等。但检查结果均不能证明这些症状确系相关的器官或系统发生障碍。

④ 躯体形式疼痛障碍。躯体形式疼痛障碍是一种不能用生理过程或躯体障碍予以解释的持续、严重的疼痛。情绪冲突或心理社会问题直接导致了疼痛的发生，医学检查不能发现疼痛部位有相应的器质性变化。患者称疼痛剧烈，但缺少器质性疼痛时所伴有的生理反应。患者主诉最多的是头痛、腰背痛及不典型的面部疼痛，疼痛的时间、性质、部位常发生变化，镇痛药、镇静剂往往无效，而抗抑郁药治疗可以获得一定的疗效。

拓展阅读

南丁格尔

弗洛伦斯·南丁格尔，英国人，1820 年 5 月 12 日出生于意大利的佛罗伦萨，其家庭为当时英国的名门望族。她从小就受到了良好的教育，精通英语、法语、德语、意大利语、希腊语及拉丁语，并擅长数理统计。母亲仁慈的秉性对南丁格尔有很大的影响，幼年时期，她就表现出很强的慈爱心，乐于助人，接济贫困人家。随着年龄的增长，她对护理事业更是表现出浓厚的兴趣，并不顾家庭的阻挠和社会对护理的鄙视，毅然决定去做护士。她曾经到法国、德国、希腊等地考察这些国家的护理概况，充实自己的阅历，坚定了立志于护理事业的决心。她自学相关护理知识，积极参加一些医学社团关于社会福利、儿童教育及医院设施改善等问题的讨论。

1850 年，南丁格尔只身去德国凯撒斯韦特参加了为期 3 个月的护士训练班学习，并考察了当时英、法、德国医院的护理工作。1853 年，她又去法国学习护理组织工作。回国后担任英国伦敦妇女医院院长期间，她采取了一系列的改革措施，使该院的护理工作大为改观。

1854—1856 年，英、法等国与俄国爆发了克里米亚战争，当时英国战地医院管理不善，条件极差，缺乏医药设备和医护人员，英军前线的伤员得不到合理的照料而大批死亡，死亡率高达 42%。这个消息被媒体披露后，引起社会的极大震惊。南丁格尔得知后，立即写信给当时的英国陆军大臣，表示她愿意带领护士赴前线救护伤员。1854 年 10 月，南丁格尔被任命为"驻土耳其英国总医院妇女护士团团长"，率领38 名护士克服重重困难，抵达战地医院，并顶住前线医院人员的抵制及非难，投入忙碌的救护工作中。她用自己募捐来的 3 万英镑为医院添置药物及医疗设备，改善了战地医院的环境及条件，并改变了医院的组织结构：为伤员清洗伤口，消毒物品，消灭害虫，积极做好清洁消毒工作；设法改善伤员的膳食，加强营养；建立阅览室，以调剂士兵的生活；重整军中邮务，方便士兵与家人通信，满足伤员的身心需求。夜深人静的时候，南丁格尔常常手持油灯巡视病房，安慰受伤的士兵。她的积极服务精神赢得了医护人员的信任和伤员的尊敬，士兵们称颂她为"提灯女神""克里米亚天使"。

📚 课后思考题

一、单项选择题

1. 应激源按照性质分类，不包括（　　）。

A. 躯体性应激源　　　　　B. 文化性应激源　　　　　C. 内部性应激源

D. 社会性应激源　　　　　E. 心理性应激源

2. 应激反应中最常见的情绪反应是（　　）。

A. 焦虑　　　　　　　　　B. 恐惧　　　　　　　　　C. 绝望

D. 愤怒　　　　　　　　　E. 无助

3. 属于精神分裂症早期症状的是（　　）。

A. 躁狂发作　　　　　　　B. 情感改变　　　　　　　C. 活动增多

D. 性格改变　　　　　　　E. 思维障碍

4. 下列选项中属于抑郁症核心症状的是（　　）。

A. 焦虑　　　　　　　　　B. 记忆力减退　　　　　　C. 消极自杀

D. 意志力减退　　　　　　E. 躁狂

5. 下列关于心理应激理论基本法的叙述中不正确的是（　　）。

A. 应激是多因素的系统

B. 各因素之间是不互动的

C.各因素之间处于动态平衡

D.个性特征是核心因素

E.认知评价是关键因素

二、简答题

1.人在应激时会出现哪些情绪反应？

2.应激对健康有何影响？

3.强迫症症状的主要表现形式有哪些？

4.抑郁症患者的主要临床症状有哪些？

三、案例分析题

李某，女，40岁，毕业于某本科护理院校。李某在一家私立医院心内科工作了5年，仍然是一名普通护士。李某性格较内向，语言沟通能力较差，经常与患者家属起争执，最近总是感到疲惫不堪，心情低落，并向护士长提出要休假一段时间。请分析李某所面对的应激源的种类有哪些。

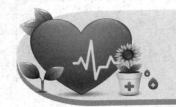

第4章 心理评估

学习目标

1. 掌握心理评估的内容和方法。
2. 熟悉心理评估量表的使用。
3. 了解心理测验的方法和临床应用。

案例导入

　　患者，女，18岁，因"情绪抑郁、无缘无故地哭泣伴头晕3个月"就诊。患者自诉心慌、紧张、焦虑、害怕、注意力不集中，伴有睡眠障碍4个月。患者自述：还有几个月就要高考了，可是我越来越害怕考试，一说考试就全身紧张。我平时学习很刻苦，成绩一直是班级前3名，父母、老师对我抱有很大期望，希望争取考上重点大学。亲戚、邻居都以我为榜样去教育自己的孩子。可是我现在特别害怕考试。最苦恼、最着急的是我现在不能够集中精力听课，脑子里一片空白。一见到同学们注意力集中而自己不能，我就心慌，认为这样成绩会下降，会考不上理想的大学了。平时考得好，也认为是别人没有考好，不是自己真正学好了。这样越想越慌，越慌越想，白天晚上都想，我控制不住自己的想法，所以晚上怎么都睡不着，白天没有精神，头晕脑胀，心跳越来越快，注意力越来越差，心烦意乱。

思考：

1. 根据所学心理评估内容，为该患者制定切实可行的访谈提纲。
2. 如需要为该患者做心理测验，你认为该选取哪种评定量表？

　　所有患者在患病过程中都会出现不同程度和不同类型的心理变化，因此，护理人员了解和把握患者的心理变化对做好心理护理工作是非常重要的。患者的心理变化及心理问题可以用心理学方法，包括观察法（observational method）、访谈法（interview method）和心理测验法（psychological test）等做客观描述。本章主要介绍护理领域有关观察、访谈的技术，心理测验的基础知识，以及护理实践中常用的心理测验。

4.1 心理评估概述

4.1.1 心理评估的概念

心理评估（psychological assessment）是指对各种心理和行为问题的评估，运用专业的心理学方法和技术对来访者的心理状况、人格特征与心理健康水平做出相应的判断，必要时做出正确的说明，在此基础上进行全面的分析和鉴定。心理评估在心理学、临床医学、教育、司法等领域有广泛的应用，用于临床时则称为临床心理评估（clinical psychological assessment）。

4.1.2 心理评估者应具备的条件

心理评估者应具备两方面的条件，即专业知识和心理素质。

1. 专业知识

心理评估可分为能力评估、人格评估、精神状态评估等。要对这些内容进行评估，心理评估者首先要具备丰富的心理学基础知识、心理评估和心理测量等方面的专业知识，熟悉心理评估的方法和技巧，受过有关测量技术的专业培训，并取得相应的执业资格。在临床心理评估中，心理评估者还应当具备精神病学的相关知识，能够正确鉴别被评估者的心理现象是否正常，对其有充分的认识。

2. 心理素质

心理评估者要具备适合心理评估工作的一些基本心理素质。

（1）敏锐的观察能力。心理评估根据被评估者的外在行为表现来推断其心理反应。因此，心理评估者应具有敏锐的观察力。在与被评估者进行交流时，心理评估者不仅要具备良好的倾听技术，还要注意观察被评估者的非语言行为，如面部表情、衣着、姿势、目光接触等。人类的表情方式有许多共性，但不同民族和不同个体之间也有所差异。有人认为，东方人的表情表达比西方人含蓄，有的人喜、怒、哀、乐不形于色。在某些病理情况下，患者会出现特殊的表情，这些在观察中都是应该被注意到的。

（2）共情。共情又称通情，是指能深入理解他人的情感，能设身处地地为他人着想。不能共情的人无法给予被评估者理解。

（3）较高的智能水平。心理评估者应该有较高的智能水平，这就要求心理评估者具有分析、判断、推理、综合、观察等能力，能形成概念，理解"弦外之音"，善于利用线索

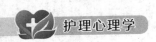

和经验。这些都是心理评估者所应具备的不可或缺的心理素质。

（4）自知之明。只有认识自己才能认识他人。心理评估者要做到无偏见，处理事物时不盲目自信，也不轻信盲从，这样才能做到恰如其分地进行评估。心理评估时，心理评估者需要根据被评估者的外部行为表现推断其内部心理活动，这一过程需要心理评估者的主观推断。因此，心理评估者客观的认知能力对心理评估结果可能产生显著的影响。为保证心理评估结果的准确性和有效性，心理评估者必须尽量减少自我的主观因素对评估结果的影响。心理评估者应当对自身有比较客观、明确的认识，了解自己的价值取向、道德标准、情绪状态、兴趣爱好等因素对客观、公正评估的重要意义。只有正确认识自己，心理评估者才能客观地认识和评价他人，对被评估者做出客观、准确的评估。

（5）社交技能。只有情绪稳定、有独立性、受人欢迎、对人有兴趣，个体才可能成为好的心理评估者。

4.2　常用的心理评估方法

4.2.1　观察法

1. 观察法的概念

观察法是指在完全自然或接近自然的条件下，对个体的可观察行为进行有目的、有计划的观察和记录的心理评估方法。其目的是描述临床行为表现、评估心理活动、监测行为变化、提供客观依据。护理人员应对患者进行客观、准确的观察，根据观察结果对患者实施有效的心理护理措施。

2. 观察法的特点

观察法具有观察结果客观真实、易于操作、应用范围广泛等特点。

3. 观察方案的设计

观察方案设计的好坏直接影响观察结果。为确保观察结果的客观性和科学性，在设计一个观察方案时，观察者应考虑以下几个方面的内容：

（1）观察情境。对患者行为进行观察既可以在完全的自然情境下进行，也可以在实验室情境下进行，还可以在特殊情境下进行，如在医院中对患者的密切观察大多属于特殊情境下的观察。在不同的观察情境下，同一被观察者可能表现出不同的行为。例如，单位领导即使病得很严重，在工作单位的自然情境下仍然可以游刃有余地处理工作事宜，而当进入医院，在家人的陪同下见到医生时，就有可能退行到做任何事都需要依赖别人。因此，在评价观察结果时，观察者应充分考虑观察情境对观察结果的影响。

（2）观察目标行为。在心理评估中，观察内容包括很多方面，如仪表、注意力、言谈举止、兴趣、各种情境下的应对行为等。而在实际观察中，观察者必须根据评估目的明确观察的目标行为，对准备进行观察的目标行为给予明确的操作性定义，以便准确地观察和记录。

（3）观察时间。观察时间包括直接观察时间、观察次数、间隔时间及观察持续时间。直接观察时间一般为每次 10 ~ 30 min，避免因观察者疲劳而对观察结果产生影响；观察次数一般根据实际情况确定，若 1 天内进行多次观察，则应分布在不同的时段，以便较全面地观察患者在不同时段、不同情境的行为表现及其规律；若观察期跨越若干天，则每天数次观察的时间应保持一致。

（4）观察资料记录。

① 叙述性记录。可采用录音、录像、笔记或联合使用的方法进行客观记录，也可按观察时间顺序做简单记录表，记录重要观察指标。

② 评定性记录。根据评定量表的要求进行观察记录，如记录"疼痛等级2，焦虑等级3"。

③ 间隔性记录。间隔性记录也称时间间隔样本，是指在观察中有规律地每隔同样长短的时间便观察和记录一次。这种记录方法能够准确反映目标行为随时间变化的特征，间隔时间根据研究需要和目标行为的性质而定。

④ 事件记录。事件记录也称事件样本，是指记录在一次观察期间，目标行为或事件的发生频率。这种记录方法常与时间间隔记录结合使用，较多在条件控制较好的观察和实验研究中应用。

⑤ 特殊事件记录。观察过程中经常会出现一些特殊事件，对那些不同程度干扰目标行为的事件，观察者应详细记录，并分析这些特殊事件对目标行为的影响。

4.2.2　访谈法

访谈（interview）是访谈者（临床工作者）与来访者（患者或其他来访者）之间所进行的有目的的会谈，是访谈者收集信息、诊断评估和治疗干预的基本沟通手段。作为临床沟通的专门技术，临床访谈与日常交谈有本质的区别。访谈的目的很明确，内容及方法都是围绕目标组织设计的。

一般而言，访谈者需要通过访谈了解来访者的一般情况、来访目的和可能存在的问题，更需要通过访谈建立初步的人际关系。最重要的是，访谈者应通过访谈同来访者建立起协调的关系，以保证心理测验及随后的心理咨询与治疗顺利开展。

1. 访谈的内容

（1）一般性访谈的内容。访谈者可根据临床实际需要设计访谈提纲。初期访谈的目标

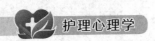

主要是获得一般性资料，即人口学信息和基本病情资料，如职业、经济状况、家庭婚姻状况、有无烟酒嗜好、既往史、近期日常活动及是否有重大事件等。然后，访谈者要进行进一步的访谈，以获取心理评估资料，如现在遇到的问题和麻烦、对自己影响最大的是哪一方面、这些困难是从何时开始的、这些问题造成了怎样的困扰等。

一般性访谈主要围绕以下内容进行：

① 来访者的基本情况，包括姓名、年龄、职业、文化和经济状况等。

② 婚姻及家庭情况，如婚姻状况、家庭成员及家庭关系等。

③ 个人习惯，如有无烟酒等特殊嗜好。

④ 健康情况，如既往和现在的健康状况，有无遗传病史、外伤等。

⑤ 近期日常活动情况，如饮食、睡眠、疲劳及精神状况等。

⑥ 生活事件。近期是否发生有意义的生活事件，如经济状况、工作状况的突然变化等。

⑦ 人际关系和社会支持，如与家人、同事、朋友之间的关系如何。

（2）心理评估访谈的内容。在一般问题和病史访谈后，访谈者常常需要进一步对来访者的心理状况进行检查，这是更加特殊和专业的心理诊断性访谈。心理诊断性访谈主要围绕病史采集和精神状况检查的内容及诊断需要的资料进行。在进行心理护理前，护士也必须做出心理诊断，虽然不像精神科医生和临床心理学家那样必须详细地对来访者的精神状态进行全面、细致的评价，但也有必要对其主要精神状况做粗略的检查。护士可根据实际情况设计提出以下问题：

① 你现在存在哪些主要问题和困难？

② 你能描述一下这些问题最重要的方面吗？

③ 你的这些困难是从什么时候开始出现的？

④ 它们经常发生吗？

⑤ 这些问题发生后还经常变化吗？

⑥ 出现这些问题后还有别的方面的相继改变吗？

在一般问题和病史访谈后，访谈者可根据需要对来访者进行心理（精神）状况检查，主要包括感知觉障碍、思维障碍、智力、定向、注意力和记忆力、情绪表现、行为方式和仪表、自制力等。

2. 访谈的策略和技巧

（1）建立良好的信任与合作关系。访谈者的目的是创造一个来访者可以接受且温暖的氛围，使来访者感到安全、被理解且不担心受到批判。能否建立良好的信任关系是访谈能否成功的关键。保持自然放松和积极关注，以友好和接纳的方式交谈，不轻易中断来访者的表述，对其言语或非言语行为做出积极反应等，都有助于访谈者与来访者建立良好的信任关系。以下 5 个方面的策略有助于访谈者与来访者良好关系的建立：

① 访谈者保持自然、放松和积极关注的姿势。

② 访谈者用友好和接纳的方式与来访者交谈，维持适当的目光接触。

③ 访谈者说话的声调平静、温和、富有感染力。

④ 访谈者要努力使访谈成为双方都积极参与的活动，不轻易打断来访者的表述。对来访者的言语和非言语行为都做出适当的反应。

⑤ 访谈者要及时发现来访者的焦虑情绪，鼓励、安慰他们，打消来访者的顾虑。

（2）注意倾听的技巧。耐心、专注、诚恳地倾听来访者的表述是访谈取得成效的关键。倾听时，访谈者应把握以下 3 个要点：

① 距离、姿态、举止和应答。适宜的角度和距离、身体稍前倾的姿势，适当的点头、微笑、注视，适度赞许和肯定性语言等，可以体现访谈者对来访者的接纳、肯定、关注和鼓励等感情。

② 优秀的倾听者不但要在访谈中注意到来访者说了"什么"，而且要通过他们的声音、表情和姿势注意到来访者"如何"说，通过来访者所讲述的内容察觉到他们尚未说出口的感受和问题。

③ 访谈中，访谈者要不断反省自己，调整思维、感觉和行为，使访谈过程轻松融洽。

知识链接

非言语行为的意义解释

非言语行为的意义解释如表 4-1 所示。

表 4-1 非言语行为的意义解释

非言语行为	可能表明的意义
1.直接的目光接触	人际交往的准备就绪或有这方面的意愿、关注
2.注视或目光固定在某人或某物上	面对挑战、全神贯注、刻板或焦虑
3.双唇紧闭	应激、决心、愤怒、有敌意
4.左右摇头	不同意、不允许、无信心
5.坐在椅子上无精打采或离开访问者	悲观、与访问者观点不一致、不愿意继续讨论
6.发抖、双手反复搓动	不安、焦虑、愤怒
7.脚敲打地面	无耐心、焦虑
8.耳语	难以泄露的秘密
9.沉默不语	不愿意、全神贯注

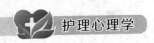

3. 访谈法的优势和局限性

访谈法是一种开放式的、灵活性较大、弹性较大的心理评估方法，访谈者可对某一问题进行深入的观察和询问，但其仍存在一定的局限性。

（1）访谈法最大的问题是容易产生"偏好效应"，访谈者事先或在访谈开始时所形成的对来访者的"印象"很容易影响整个访谈的结果，从而导致偏差的产生。

（2）访谈法，特别是非结构式访谈的信度和效度很难确定，访谈者对访谈技术掌握的熟练程度和经验的丰富与否常会对访谈结果产生明显的影响。

（3）来访者在访谈中有可能提供不准确的信息，从而导致访谈者错误地理解来访者的本意。

（4）如果访谈双方之间语言不熟悉，则容易导致理解错误，同时很难使访谈有效进行。民族习惯和文化背景差异很大时，也很容易产生访谈偏差。

（5）访谈所需时间较长，而且对环境要求也较高，因此，在进行大范围调查时，访谈法的使用会受到限制。

4.2.3　心理测验法

1. 心理测验法的概念

心理测验法是依据一定心理学原理和技术，对人的心理现象或行为进行客观分析和描述的一种科学方法。心理测验结果通常体现了心理现象在性质或程度上的差异。

在医院看病的时候，医生会对患者的一些生理指标（如血压、血红蛋白含量、尿蛋白含量等）进行测量。人的心理现象也可以测量，心理学家常用心理测验来评估人们的某种行为，作为判断个体心理差异的方法。心理测验是指根据一定的心理学理论，在标准的情境下，使用一定的操作程序对个人的心理特征进行客观分析和描述的一种方法，是一种测量技术。

（1）标准化。标准化是心理测验的最基本要求。标准化心理测验通常包含详细的实施程序，明确规定了指导语、实施步骤、实践限制、计分原则、计分标准、原始分与标准分的转换方法及其注意事项等，以此来尽可能地保证对不同被试实施的测试条件都是相同的，最大限度地减少无关因素对测验结果的影响。

（2）信度较高。信度是指一个测验工具在对同一对象的几次测量中所得结果的一致程度，它反映了工具的可靠性和稳定性。在同样条件下，同一受试者几次测量所得结果变化不大，说明该测验工具稳定、信度高。一个好的测验结果必须可靠、稳定，即测验结果的一致性或可信性程度高。例如，用尺子来测量一个物体的长短，虽然有少量误差，但几次测量的结果相差不会太大，如果用橡皮筋来测量，由于橡皮筋的松紧程度不同，可导致几次测量结果相差很大，因此后者作为测量工具是不可靠的。

信度用信度系数表示，其数值为 −1 ～ +1。信度系数的绝对值越接近 1，则表明测验结果越可靠；信度系数的绝对值越接近 0，则表明测验结果越不可靠。此外，信度的高低往往与测验的性质有关，通常能力测验的信度要求在 0.8 以上，人格测验的信度要求在 0.7 以上。

（3）效度较高。效度是指一个测量工具能够测量出其所要测查内容的真实程度，它反映了工具的有效性、正确性。一个测验无论其信度有多高，若效度很低，也是无用的。效度越高则表示该测验测量的结果所能代表要测量行为的真实度越高，能够达到所要测量的目的；反之，则相反。反映测验效度高低的具体指标主要有以下 3 种：

① 内容效度（content validity）。内容效度是指测验项目反映所测量内容的程度，即测验的行为取样是否能代表所测量的心理功能及其代表的程度，一般通过专家评审的方法进行，主要在项目设计时用到。例如，一个算术测验，所选测验题目一样要能够反映受试者的算术能力水平。

② 效标效度（criterion validity）。效标效度用于检验所编制的测验能否预测受试者在特定情境中的行为表现，其关键是合理选择效标。例如，学业成绩常作为智力测验的效标，有经验的精神科医师的诊断和评定可作为人格问卷或精神科症状评定量表的效标。

③ 结构效度（construct validity）。结构效度用于检验所编制的测验反映所依据理论的程度。例如，编制一个智力测验，必定要依据有关的智力理论，那么该测验反映所依据的智力理论的程度可用结构效度检验。因素分析是结构效度检验的最常用方法。

以上 3 种效度是评估心理测验有效性最常用的方法。此外，临床应用心理测验时还应注意测验的增强效度。增强效度是指某些测验与其他测验或检查方法联合应用时，其准确性大大提高。例如，将精神病患者的临床资料与明尼苏达多相人格问卷（Minnesota multiphasic personality inventory，MMPI）的调查结果综合分析，可提高判断的准确性，提高问卷的增强效度。

（4）有常模比较。常模是通过对正常人群进行标准化测验之后所获得的一种比较标准，是测验的参照分数，是解释测验结果的依据。常模心理测验的目的有两个：一是确定受试者某方面心理特征在其对应的正常人群中所处的相对位置或水平；二是比较受试者本人的心理特征与正常人群心理特征之间的差异。

2. 心理测验的使用原则和分类

（1）心理测验的使用原则。心理测验是一种比较严谨的科学技术手段，从理论的提出到工具的制定，都要经过大量反复的论证和修正，在最后实际应用时，也要不断修订常模和验证效度。因此，测验人员在应用心理测验时，应坚持以下原则：

① 标准化原则。测量需采用公认的标准化工具，施测方法要严格根据测验指导手册的规定执行：计分标准、解释方法、实测环境及常模均需保持一致。

②保密原则。这是心理测验的一条道德标准，测验的内容、答案及计分方法只有做此项工作的有关人员才能掌握，绝不允许随意扩散，更不允许在出版物上公开发表，否则必然会影响测验结果的真实性。保密原则的另一个方面是对受试者测验结果的保护，这涉及个人的隐私权。有关工作人员应尊重受试者的权利。

③客观性原则。心理测验的结果只是测出来的数据，所以对结果做出评价时，测验人员要遵循客观性原则，也就是要"实事求是"，对结果的解释要符合受试者的实际情况。下结论时，测验人员不要草率行事，在做结果评价时应结合受试者的生活经历、家庭、社会环境，以及通过会谈、观察法所获得的各种资料全面考虑。

（2）心理测验的分类。心理测验种类繁多，根据不同的标准可以归纳为以下几种类型：

①按测验对象，心理测验可分为个别测验和团体测验。个别测验是指在某一时间内由一位主试者测量一位受试者。其优点是对受试者观察仔细，提供相关信息准确，容易控制实测过程，临床上主要采取个别测验。团体测验是在某一时间内由一位或几位主试者同时测量多名或几十名受试者，必要时可配几名助手。其优点是主试者可在短时间内搜集到大量信息，适用于科学研究。

②按测验方式，心理测验可分为问卷法、作业法和投射法。

·问卷法。问卷法多采用结构式的提问方式，让受试者在"是"或"否"，或有限的几种选择中做出回答。这种方法的结果评分容易，易于统一处理。一些人格测验，如明尼苏达多相人格问卷、艾森克人格问卷（Eysenck personality questionnaire，EPQ）及评定量表等都采用了问卷法的形式。

·作业法。作业法的测验形式是非文字的，让受试者进行实际操作，多用于测量感知和运动等操作能力。对婴幼儿及受文化教育因素限制的受试者（如文盲、语言不通的人或有语言残障的人等）进行心理测验时，也主要采用这种形式。

·投射法。投射法所用测验材料无严谨的结构，如一些意义不明的图像、一片模糊的墨迹或一句不完整的句子。主试者要求受试者根据自己的理解随意做出回答，借以诱导出受试者的经验、情绪或内心冲突。投射法多用于测量人格，如罗夏测验（Rorschach test）、主题统觉测验（thematic apperception test，TAT）等；也可用于异常思维的发现，如自由联想测验、填词测验等。

③按测验的目的及功能，心理测验可分为能力测验、人格测验、神经心理测验、临床症状评定量表、适应行为评定量表、职业咨询测验等。

·能力测验。能力测验包括智力测验、儿童发展量表和特殊能力测验。

a. 智力测验。临床上智力测验主要应用于儿童智力发育的鉴定或作为脑器质性损害及退行性病变的参考。另外，智力测验也可作为特殊职业或职业选择时的咨询参考。常用的智力测验工具有韦克斯勒成人和儿童智力量表、比奈－西蒙（B-S）智力量表、斯坦福－

比奈智力量表（Stanford-Binet Scale）及瑞文智力测验等。

b. 儿童发展量表。儿童发展量表主要用于评估出生后至 3 岁左右婴幼儿的心理成熟水平，因为这一阶段儿童的智力分化水平较低，一般智力测验无法应用，而及早发现婴幼儿心理发育障碍对早期干预十分重要。

c. 特殊能力测验。特殊能力测验主要是升学、职业指导以及一些特殊工种人员的筛选所使用的测验，如音乐美术、机械技巧等方面的能力测验。

· 人格测验。人格测验主要评估受试者的人格特征和病理性人格特征。前者如卡特尔 16 种人格因素问卷（Cattell 16 personality factor questionnaire，16PF）、艾森克人格问卷、加利福尼亚心理调查表（California psychological inventory，CPI）等；后者的代表是明尼苏达多相人格问卷，临床上被广泛应用于病理性人格测试。

· 神经心理测验。神经心理测验主要用于评估脑神经功能（主要是高级神经功能）状态，既可用于评估正常人脑神经功能，脑与行为的关系，也可用于评定患者特别是脑损伤患者的神经功能。神经心理测验主要包括一些个别能力测验，如感知运动测验、记忆测验及联想思维测验等，还有一些成套测验，以 H-B 神经心理学测验为代表。

· 临床症状评定量表。其目的多是评定有关的身心症状，最先始于精神科症状，用于精神病患者症状定量评估，以后逐步推广到其他临床各科，用于症状程度、疗效评估等方面，亦有护理用评定量表。临床症状评定量表主要有 90 项症状评定量表、焦虑自评量表、抑郁自评量表等。

· 适应行为评定量表。这类评定量表主要指个体有效应对生活事件的能力和顺应自然及社会环境的水平，用于评估人们的社会适应技能，包括主要用于评定正常社会适应能力的量表［如文兰适应行为量表（Vineland adaptive behavior scale，VABS）、美国智力落后协会适应行为量表］和用于评定异常社会适应能力的量表［如阿肯巴克儿童行为量表（Achenbach child behavior checklist，CBCL）］。

· 职业咨询测验。职业咨询测验主要用于在择业前选择适合自己气质、兴趣和爱好的职业心理测验，常用的有职业兴趣问卷、性向测验等，也可用到人格和智力测验。

4.2.4　临床心理评估方法

案例导入

患者，男，65 岁，已婚，退休工人，2020 年 5 月来诊。患者自 2018 年下半年以来自觉头晕、四肢乏力，逐渐出现记忆力下降，常常卧床懒动，少言寡语，怕烦，饮食减少等表现，称"心脏不好，全身无力，睡眠不好，自觉难以活下去"。患者谈话时语音低沉，情绪低落，大量叙述自己身体上的不舒服，认为自己不会好了，

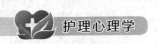

家务也不会做了，感到做人没有意思。患者日常生活需要他人督促，不愿外出，怕与人交往，喜欢独处。抑郁自评量表标准评分为73分。

思考：

在此案例的描述中，护士可以采用哪些心理评估方法？

1. 临床心理评估的常用方法

临床心理评估方法众多，有传统医学检查方法，也有心理测量学技术，还有社会学及其他学科检测手段。从护理心理学角度来讲，主要的临床心理评估方法如下：

（1）健康史的自我报告。通常采用一些有关既往健康问题的定式报告清单，请评估对象自己填写，报告内容主要涉及目前的心身问题、早年心理发展情况及社会功能情况等。这种方式对在人群中进行大面积调查较为适用。

（2）收集档案记录。收集档案记录是对某些特定人群（如某一类型疾病患者、某种职业人群、某一特殊个案）的医疗、学习、工作及生活的记录进行收集、整理和分析，以便发现与疾病或健康有关联的资料。有些记录是官方的，如工作档案和司法记录；也有些是民间团体的，如名人传记等；还有些是个人生活记录，如日记等。不管档案是何种来源，公开的或者非公开的，资料收集者都应恪守职业道德，注意保密，保护当事人的权利。

（3）观察法。观察法是指研究者根据一定的研究目的、研究提纲或观察表，用自己的感官和辅助工具去直接观察被研究对象，从而获得资料的一种方法。观察法是心理学研究中最基本的方法，也是临床心理评估的基本方法之一。运用观察法时，观察内容包括仪表，如穿戴、举止、表情等；身体形态，如胖瘦、高矮、有无畸形及其他特殊体形等；人际沟通风格，如大方或尴尬、主动或被动、容易接触或难以接触等；言语，如语音、语调，表达能力、流畅性，语言是否中肯、简洁、表述清晰等；动作方面，如有无刻板、怪异等动作；在交往中表现出的兴趣、爱好、对人对己的态度；面对困难情境的应对方式等。

（4）会谈法。会谈法也称晤谈法，是临床心理评估常用的方法之一，其基本形式就是评估者与来访者进行面对面的语言交流，以了解来访者心理特征方面的资料。会谈的形式包括自由式会谈和结构式会谈两种。

① 自由式会谈。自由式会谈是开放式的谈话，气氛轻松，来访者较少受到约束，可以自由地倾诉自己的思想和感情，从而使访谈者容易掌握来访者的真实体验和对评估有用的资料。但这种方法由于事先缺乏准备，获得的资料可能不全面或肤浅。

② 结构式会谈。结构式会谈是访谈者根据特定的目的，预先设计好一定的程序和结构，编制出会谈的提纲和问题表，然后向当事人提出问题，让其回答。这种方法有固定的程序，谈话内容有所限定，重点突出，比较好操作，能够在短时间内收集到比较系统的资

料，因而效率较高；缺点是比较呆板，来访者容易陷于被动地位，不易形成畅谈的局面。

在实际工作中，将上述两种方法结合起来应用的效果会更好。

（5）问卷法。在许多情况下，为使调查不至于遗漏重要内容，评估者往往事先设计调查表或问卷，列好等级答案，当面或通过邮寄等方式请被评估者填写，然后收集问卷，对其内容逐条进行分析。问卷调查的质量取决于评估者事先对问题的性质、内容、目的和要求的明确程度，也取决于问卷内容设计的技巧性及被评估者的合作程度。

（6）实验法。实验法是对某一生物性（或心理行为）变量进行实际的、客观的、直接的测量，获得有价值的量化记录，如应用生物反馈仪对失眠患者、儿童多动症患者进行生物反馈训练。

（7）测验法。在临床心理评估中，心理测验具有十分重要的地位。从心理测量学意义上来讲，心理测验是一类对行为样本（behavior sample）进行客观描述的标准化测量工具。由此可知，心理测验可以对心理现象的某些特定方面进行系统评定，并且采用标准化、数量化的原则，所得到的结果可以参照常模进行比较，避免了一些主观因素的影响。

心理测验的应用范围很广，种类也十分繁多。医学领域所涉及的心理测验内容主要包括器质性和功能性疾病的诊断中与心理学有关的各方面问题，如智力、人格、特殊能力、症状评定等。目前，人们对心理测验的应用与解释尚有许多分歧，对此，护士应具有辩证的认识，不可滥用和夸大测验的作用，应在一定范围内结合其他资料正确发挥心理测验的作用。关于心理测验的具体内容将在 4.3 节进行详细介绍。

2. 临床心理评估的一般程序

临床心理评估是系统收集评估对象的相关信息以描述和鉴定其心理的过程，是一种有目的、有计划的过程。用途不同，临床心理评估的具体步骤、方法及用时就不同，但一般可分为以下 4 个阶段：

（1）准备阶段。了解被评估者的问题（阅读申请单），与被评估者商定评估手段和步骤。

（2）信息输入。通过调查、观察、晤谈及问卷、评定量表等收集有关信息。

（3）信息加工。根据评估目的，对所收集到的信息进行处理、做出分析，然后进行结果解释。结果解释是评估过程中最有挑战性的一环，它牵涉到测验理论、发展心理学、人格心理学、病理心理学等多学科知识。解释过程要整合各种手段、各种来源的评估资料，判断资料的内在含义，探索资料对诊断、分类和干预的意义。

（4）信息输出。在以上各阶段工作的基础上，评估者要写出评估报告，有时还要提出建议，与有关人员交流评估结果，必要时进行追踪性评估。

3. 临床心理评估报告

评估者把通过对评估对象的观察、访谈及测试所获得的信息进行整理、解释并构建好建议方案后，要与评估对象或其相关人员沟通。评估报告是传统的、最常用的沟通媒介。临床心理评估报告是心理评估活动的最终产品，是评估者对评估对象的回答。作为一种信息传递工具，如果临床心理评估报告不对测验结果进行分析解释，或者分析解释缺乏针对性、内容不清晰，不能满足评估对象的临床需要，即使最好的测验也不能发挥其效用。因此，临床心理评估报告在心理评估过程中的重要性不言而喻。临床心理评估报告是一份独立的文件，完整的临床心理评估报告的基本内容和顺序排列如下：

（1）一般资料。一般资料包括评估对象和评估过程的最基本情况，通常以表格的形式呈现。

（2）申请评估的理由。申请人提出的申请评估理由是其提出的对评估对象进行评估的具体要求，提供申请理由是用来说明开展临床心理评估的理由。从某种程度上说，其提示了评估报告的重点。

（3）评估对象的背景资料。评估对象的背景资料主要通过访谈得到，内容十分繁杂，涉及早年生长发育和心理发展，如家庭环境、学校学习或工作情况、个人兴趣与业余爱好、人际关系、当前心理问题的发生和演变情况、医学方面的资料等。临床心理评估报告应选择哪些个人历史尚无统一规定，关键是有助于测验结果的解释、评估对象所提出问题的解决、评估对象问题的诊断和处理意见的提出。描述相关个人历史资料时，应尽可能地简明扼要，与评估无关的资料没有必要在报告中引用。

评估对象的背景资料一般有以下内容：

① 人口学统计资料。人口学统计资料一般包括年龄、性别、受教育程度、职业、婚姻状况等。

② 心理问题的情况。心理问题的情况涉及当前心理问题本身的描述，包括症状开始的时间、性质和可能的诱因，发生以后出现的频率和强度，问题的演变，过去的诊疗经过和治疗效果。问题发生的有关诱因或者说促发因素涉及家庭和个人的遭遇，即重大生活事件。

③ 个人成长史。评估对象生长发育及心理发展情况均属于这一部分的内容。临床心理评估报告较多引用心理发展证据，尤其是每个年龄阶段的关键期情况、重大病史、重大精神创伤史和教育史。

④ 家庭情况。家庭情况主要描述相关的夫妻、父母、子女、兄弟姐妹家庭的互动情况。

（4）行为观察。观察并报告评估对象在家庭、学校、职业场所、医院等自然场所和测验、访谈过程中的行为表现，有助于对评估对象的问题进行深入了解。行为观察的报告内容包括评估对象的外貌，对任务操作和检查者的态度、合作程度等。

（5）测验结果。测验结果包括报告测验的内容和测验学指标，有时还要交代评分事宜，如常模、评分体系等。例如，韦氏智力测验通常应列出言语智商、操作智商、全智商、各测验量表分及相应的百分位。又如，EPQ 结果则通常列出 4 个维度分及气质分型；临床评定量表，如症状量表则主要列出最突出的问题或症状。一般能力倾向、职业能力倾向及职业兴趣量表在人才选择或职业咨询中应用则最好直接列出较详细的测验结果。

（6）评估结果的分析与解释。评估结果的分析与解释是针对申请理由、按一定程序对评估对象的资料展开讨论。

（7）建议。建议部分是评估报告中最具实用价值的部分，它针对评估对象存在的问题提出解决措施，包括现实可行的、有针对性的干预目标和处理策略。

（8）小结。小结部分回顾和总结报告前面部分所给信息，一般只用 1 ～ 2 个自然段，体现主要的建议。由于有些人只阅读或过分依赖小结，结果报告主体被忽视，就有可能造成一些有价值的信息被忽视，因此，有的报告人不写小结。

（9）签名。报告的末尾要有报告人的姓名、专业头衔和学位。有时评估人员是一个团队，比如精神疾病的司法鉴定，报告签名部分除有团队名称以外，每一位成员都要签名，执笔人应注明并签字。签名表示签名人愿意为报告承担责任，只有签名的报告才具有法律效力。

以上是完整报告的内容和格式，这些内容可以简短叙述，写成 2 页左右的简题报告。另外，在实践中，还有两种特殊形式的报告。它们不包括所有内容，其详略也不同：一是书信式报告，常用于医学环境，报告的内容由书写者自己决定，常规写上一般资料、申请理由、诊断建议及其支持材料、签名；二是只有建议的报告，当不能确定报告阅读者时往往使用这种形式，或在临床会诊讨论时散发给会诊人员。

4.临床心理评估的实施原则及注意事项

（1）实施原则。

① 动态实时原则。患者的心理活动随着环境、疾病进展等因素不断发生变化，因此，心理评估是一个动态的过程，评估者需动态、实时评估患者的心理状态及其变化。

② 综合灵活原则。对已获得的患者资料，评估者要综合考虑，灵活分析和了解各种心理评估方法的局限性，不宜将评估结果绝对化，需与实际情况相结合，并结合其他评估方法综合判断。

（2）注意事项。

① 心理评估人员的要求。

·评估者对待患者应热情、耐心、细致，尊重患者，同时必须采取严肃、认真和审慎的工作态度。

·评估者应具备一定的专业技能，经过心理评估、心理测量学方面的专门训练。

·评估者还应具备心理学专业知识，包括普通心理学、生理心理学、病理心理学、心

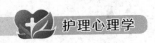

理测量学以及评估学等，熟悉一般疾病，特别是精神疾病的症状表现和诊断要点，以便于鉴别正常与异常的心理现象。

② 应用心理评估方法的注意事项。心理评估可以为心理护理干预措施的设计、治疗效果评价以及行为发展方向提供客观的指标，因此，心理评估对临床心理护理有重要意义：首先，评估者需要掌握各类心理评估方法的优缺点、适用范围以及该方法是否适合自己准备评估的对象；其次，要熟练运用各种心理评估方法及各种分析评估结果的方法，并对影响评估的因素有充分的认识；最后，要正确看待评估结果，联系实际情况客观解释评估结果。

知识链接

认知功能评估的临床应用[①]

认知功能评估采用各种评估量表对患者的知觉、注意记忆、语言、执行能力等方面进行评价，为临床认知功能损害提供定位和定性诊断。

痴呆是老年人常见的器质性精神障碍之一。根据病因主要分为神经变性痴呆、血管性痴呆及其他原因痴呆。许多评估量表可用于痴呆患者的认知功能评估。针对不同的痴呆类型，需要选择恰当的认知功能评估量表。简易精神状态检查量表常用于痴呆患者的简短认知测查，临床痴呆量表（clinical dementia rating，CDR）是对痴呆患者进行总体评价的必用标准，阿尔茨海默病评价量表（Alzheimer's disease assessment scale，ADAS）主要用于痴呆疗效评价，多维心理综合评估系统也是对痴呆患者认知功能深入评估的重要工具。认知评定只能作为疾病诊断的辅助工具，临床诊断必须结合日常活动能力量表、非认知行为问卷、脑影像学、电生理学及生化学等检查结果最后确定。

4.3　心理测验

案例导入

患者，男，30岁，未婚，本科，计算机专业教师，2015年7月来诊。患者由其父陪同前来，一进门就说："凭什么让我到这个地方来？"然后指着他的父亲说："我看他脑子有问题了。"其父说他工作干得不错，但近年来脾气有些怪，常疑

---

① 葛祺祺，冯枫，王磊.认知功能评估的常用量表及临床应用[J].中国卒中杂志.2014，9（6）：500-504.（有删改）

神疑鬼，对谁都不信任。其父还出示了他写给国家公安部的信，内容是控告他所在市的公安局在他所到之处都安装有高科技的监控设备，对其进行监控迫害。

> **思考：**
>
> 你认为该患者有心理问题吗？你打算给该患者做哪类心理测验？

心理测验有许多种定义，美国心理学家布朗（F. G. Brown）指出："测验是测量一个行为样本的系统程序。"也就是说，心理测验是指通过观察人的少数有代表性的行为，对贯穿人的全部行为活动中的心理特点做出推论和数量化分析的一种科学手段。

4.3.1 智力测验

智力测验是评估个人一般能力的方法，根据相关智力概念和理论经过标准化过程编制而成。智力测验是心理测试中最重要的一类测验，也是临床工作中最常用的心理测验。智力测验不但在研究智力水平方面，而且在研究其他病理情况时也是不可或缺的工具。

1. 智商的提出

谈到智商，必须先谈智力年龄或称心理年龄（mental age，MA，简称智龄或心龄）。智龄是法国实验心理学家比奈（Binet）首先提出来的，表示实际达到的智力水平。比奈于1908年对其编制的智力量表进行了第一次修订，修订后的智力量表首次采用了智龄的概念，通过智龄与实际年龄（chronological age，CA，简称实龄）的比较来衡量儿童智力水平的高低，说明儿童的聪慧程度。智龄大于实龄的儿童即被认为是聪明的，智龄等于实龄的则被认为智力中等，智龄小于实龄的则被认为智力低下（愚笨）。虽然智龄不能进行不同儿童间的比较，只能表示一名儿童智力的绝对水平，但是为智商概念的提出奠定了基础。

2. 比率智商和离差智商

（1）比率智商。1905年，比奈与他的助手西蒙（Simon）编制了世界上第一个科学的智力测验，称为比奈－西蒙智力量表。此量表迅速传播到许多国家，并由各国心理学家按其所在国家的实际情况加以修订，其中修订成绩最大的当属美国心理学家、斯坦福大学教授特曼（Terman）。他花费5年时间，于1916年发表了斯坦福－比奈智力量表。之后，特曼在1937年、1962年、1972年、1986年分别对这个量表做了进一步的修订。1916年版斯坦福－比奈智力量表的突出进步是引入了智商这个概念，即测验结果用智商来报告。德国汉堡大学教授斯腾（Stem）首先提出了比率智商的概念，即一个人的智龄与实龄的比

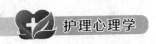

值。特曼的贡献在于把比率智商加以改进，推广至全世界。为了去掉商数的小数，特曼将商数乘以 100，用 IQ（intelligence quotient）代表智商，其公式为

$$IQ=MA \div CA \times 100$$

比率智商虽然可以对不同年龄者的智力水平进行相互比较，也可以表示一个人的聪明程度，但是它的局限性也显而易见。因为，人的实龄与年俱增，而智力发展不是直线而是曲线，即智龄达到一定年龄之后会稳定不前，甚至有逐渐下降的趋势，从而使 IQ 分数降低，不能正确地反映出人的实际智力水平。此外，人与人之间的智力存在个体差异，因此，比率智商存在缺陷，不适用于 20 岁以上的成人，这在客观上要求人们对智商的计算方法进行改革。目前，比率智商已很少使用。

（2）离差智商。1949 年，美国医学心理学家韦克斯勒（Wechsler）首次在他编制的儿童智力量表中提出了一种新的智商计算方法。其特点是放弃了智龄的概念，采用了离差智商，用离差智商代替比率智商，克服了比率智商计算受年龄限制的缺点，这是计算智力测验结果的一次革命。

离差智商是采用统计学的均数和标准差计算出来的，表示受试者的成绩偏离同年龄组平均成绩的距离（以标准差为单位），每个年龄组的 IQ 均值为 100，标准差为 15。其计算公式为

$$IQ=100+15(X-\bar{X}) \div SD$$

式中，$\bar{X}$ 为样本成绩的均数；X 为受试者的成绩；SD 为样本成绩的标准差；$(X-\bar{X}) \div SD$ 是标准分（Z）的计算公式。

其实，离差智商已不是一个商数。当受试者的 IQ 为 100 时，表示他的智力水平恰好处于平均位置，属于中等；IQ 为 120 时，则表示高于一般人的智力；而 IQ 在 70 以下时，则表示明显低于一般人的智力。

3. 智商的分布与分类标准

特曼曾应用智力量表进行大量的测试，他发现智商为 100 左右的人约占全部测试者的 46%，智商在 130 以上的人则少于 3%，智商在 70 以下的人也少于 3%。其他人的研究结果与之基本相同，也就是说，人的智商分布呈钟型常态曲线，与理论常态分布吻合。实际的样本虽然有一些变化，但大致上出入不大。目前，国际常用的智力分类方法是采用 IQ 分类方法，最具有代表性的是韦克斯勒的智力分类，如表 4-2 所示。

表 4-2　韦克斯勒的智力分类

极超常	130 以上	2.2
超常	120～129	6.7
中上	110～119	16.1

续表

智力等级	智　　商	百分比（理论）/%
中等（平常）	90 ~ 109	50.0
中下	80 ~ 89	16.1
边缘（临界）	70 ~ 79	6.7
智能缺损	69 以下	2.2

4. 常用的智力量表

（1）斯坦福－比奈智力量表。1905 年，比奈和西蒙编制的比奈－西蒙智力量表是世界上第一个智力测验。1916 年，特曼根据比奈－西蒙智力量表提出智商的概念，并在 1916 年发表了比奈测验的斯坦福版本，即斯坦福－比奈智力量表。

斯坦福－比奈智力量表很快成为临床心理学、精神病学和教育咨询的标准工具。该测验包括一系列的分测验，每一个分测验适合一个特定的心理年龄。测验项目的难度按年龄组排列，每一年龄组包括 6 个项目，每通过一项计月龄 2 个月，6 项全部通过说明受试者的智力达到这个年龄水平。在后续研究中，特曼对这些分测验进行了一系列的改动，以达到 3 个目的：扩大施测范围，以便可以测定很小的孩子和很聪明的成人的 IQ 值；更新已不适应社会发展的词语项目；更新常模或与年龄相适应的平均分。

1986 年，斯坦福－比奈智力量表的第 4 版进一步提高了测验的信度。最新的斯坦福－比奈测验共有 15 个分测验，它们组成 4 个领域，即词语推理、数量推理、抽象／视觉推理及短时记忆，对正常人群、发育迟滞和天才人群都能够提供准确的 IQ 估值。

我国心理学家陆志韦于 1937 年修订了斯坦福－比奈智力量表的 1916 年版本。1982 年，儿童心理学家吴天敏根据陆氏修订版再做修改，编制了中国比奈测验，使测验对象范围扩大到 2 ~ 18 岁的人群。中国比奈测验使用简便，易于操作学习，但不能具体地诊断儿童智力发展的各个方面。

（2）韦克斯勒智力量表。韦克斯勒于 1939 年编制了韦克斯勒－贝尔韦智力量表 I 型（简称 W–B I ），此量表于 1995 年经修订后成为目前使用的韦克斯勒成人智力量表（Wechsler adult intelligence scale，WAIS）。按照 WAIS 的格局，韦克斯勒于 1949 年和 1967 年先后编制了韦克斯勒儿童智力量表（Wechsler intelligence scale for children，WISC）和韦克斯勒幼儿智力量表（Wechsler preschool and primary scale of intelligence，WPPSI）。3 个量表相互衔接，可以对一个人从幼年到老年的智力进行测量，便于前后比较。1981 年以后，我国心理学家龚耀先、林传鼎、张厚粲等先后对上述 3 个量表进行了修订，产生了适用于我国文化背景的韦克斯勒智力量表。

韦克斯勒智力量表包括言语和操作两个分量表，而每个分量表又包含 5 ~ 6 个分测验，每个分测验集中测量一种智力功能，这与比奈量表将测查不同智力功能的项目混合排列是不同的。言语分量表包括常识、领悟（对一些问题的理解）、算术、相似性（测抽象概括能力）、词汇和数字广度等一些分测验，这些方面构成了一个人的言语能力，根据测验结果可以得出言语智商。操作分量表包括数字符号（译码）、图画补缺、木块图形、图片排列、物体拼凑、迷津等分测验，测验结果可以得出操作智商，且两个分量表合并还可以得出总智商。

韦克斯勒智力量表与斯坦福－比奈智力量表一样，也是一种个别测验，测验程序比较复杂，但因量表的分类较细，较好地反映了一个人的智力全貌和各个侧面。韦克斯勒智力量表在临床上对鉴别脑器质性障碍与功能性障碍的患者也有一定作用。此外，一些分测验（如数字广度、数字符号、木块图形等）的成绩随着人的衰老而降低，可作为脑功能退化的参数。

5. 智力测验的临床应用

智力测验是目前临床应用中使用最广泛的一类测验，概括起来有以下几个方面：

（1）用于儿童保健和优生优育。智力测验在儿童保健和儿童精神病学中是用于鉴别智力发育迟滞患者不可或缺的工具之一。有研究发现，越早对此类高危儿童进行干预，其干预的效果越佳。智商低于70只是诊断智力发育迟滞的客观标准之一，还应评定儿童社会适应能力是否有明显缺损才能做出准确的诊断。

（2）用于老年医学。随着人均寿命的延长和社会趋向老龄化，老年人的健康问题越来越受到全社会的重视。阿尔茨海默病是老年医学中的常见病，严重影响患者及其家属的生活质量。智力损害是阿尔茨海默病的一个最重要特征，同时患者可能伴有记忆和神经心理障碍以及人格方面的改变。

图文
中国人口老龄
化现状

（3）用于法医学。目前，智力测验在司法鉴定领域得到了较广的应用，主要用于对罪犯的智力进行评价，以便在量刑时作为参考；也用于对受害人的智力损伤进行客观评价。

（4）用于临床心理咨询。在临床心理咨询工作中，医护人员经常会遇到儿童学习问题、行为问题和初、高中毕业生的学业及择业问题等，智力测验结果常常能为心理咨询师进行鉴别诊断和制定咨询策略提供有效的参考依据。

4.3.2 人格测验

人格测验是心理测验中数量最多的一类测验，也是使用最广泛的测验。评估人格的测验一般分为客观测验和投射测验两种形式。

1. 客观测验

客观测验是一种自陈式问卷，受试者被要求回答关于思想、情感和行为的一系列问题，如回答"对""错"或这个陈述与受试者情况的一致程度。最经常使用的人格客观测验是艾森克人格问卷、卡特尔 16 种人格因素问卷和明尼苏达多相人格问卷。

（1）艾森克人格问卷。艾森克人格问卷是由英国伦敦大学艾森克夫妇根据人格结构 3 个维度的理论共同编制的。含 4 个分量表的艾森克人格问卷于 1975 年形成，在国际上被广为采用，它有成人问卷和青少年问卷两种。成人问卷适用于 16 岁以上者。1983 年，我国心理学家龚耀先主持修订了儿童和成人的两套常模，成人问卷（适用于 16 岁以上的人）和儿童问卷（适用于 7 ～ 15 岁的儿童）均含 88 个项目。与此同时，心理学家陈仲庚也建立了艾森克人格问卷的成人北京常模，其经修订后有 85 个项目。

艾森克人格问卷由 3 个人格维度和 1 个效度量表组成。

① E 量表（内外向维度）。艾森克认为，E 维度与中枢神经系统兴奋、抑制的强度密切相关。该维度的两端是典型的内向和外向，二者之间是连续不断的移行状态。具有典型外向特质（E 分很高）的人往往神经系统易兴奋，且兴奋性高，常表现为爱社交、朋友多、喜冒险、易冲动，具有积极进取精神，甚至具有攻击性，回答问题迅速，乐观随和等；而典型的内向个性（E 分很低）的人则多表现为安静、深沉、常内省、保守、不喜社交，常常喜欢一人独处，好阅读和思考，做事计划性强，甚至瞻前顾后、犹豫不决，工作和生活有规律、严谨等。

② N 量表（神经质或情绪稳定性维度）。N 维度与自主神经系统的稳定性有关。典型情绪不稳（N 分很高）者表现为焦虑、高度紧张、情绪不稳易变，大喜或大悲快速转换，对各种刺激的反应往往过度；典型情绪稳定（N 分很低）者表现为情绪反应缓慢，强度很弱，有时给人一种情感反应缺乏的感觉。但极端的情绪不稳和超稳状态都很少见，大多数人均处在中间移行状态。

③ P 量表（精神质维度）。精神质维度是一种单向维度，P 分过高提示精神质，常表现为孤独、不关心人、有敌意、缺乏同情心、攻击行为、行为常怪异、捉弄人等。

④ L 量表（掩饰）。这是一个效度量表，高分说明受试者过分地掩饰，这样将影响该份问卷的真实性。同时，L 量表可测定受试者的掩饰或自我掩蔽，或者测定其朴实、幼稚水平。

艾森克人格问卷项目少，实施方便，既可个别施测，也可团体施测，在我国是临床应用最为广泛的人格测验。但由于共条目较少，其反映的信息量也相对较少，故反映的人格特征类型有限。

（2）卡特尔 16 种人格因素问卷。卡特尔 16 种人格因素问卷由美国伊利诺伊州立大学人格及能力测验研究所卡特尔教授根据人格特质学说，采用因素分析法编制而成。卡特尔认为，16 个根源特质是构成人格的内在基础因素，只要测量出 16 种基础因素在个体身上的表现程度，即可知道他的人格特征。

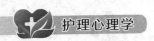

卡特尔 16 种人格因素问卷普通版本有 A、B、C、D 四型:A、B 是平行版本,为全本,各有 187 项;C、D 是平行版本,为简缩本,各有 105 项。普通版问卷适用于 16 岁以上并有小学以上文化程度者。此外,有的版本的问卷还有 E 和 F,E 和 F 也是平行版本,各有 128 项,适用于阅读水平低的人。卡特尔 16 种人格因素问卷主要用于确定和测量正常人的基本人格特征,并进一步评估某些次级人格因素,我国已有相关修订本及全国常模。

卡特尔 16 种人格因素问卷的结果采用标准分(Z 分,1～10 分),通常认为得分低于 4 分(1～3 分)为低分,得分高于 7 分(8～10 分)为高分,高低分结果均有相应的人格特征说明(表 4-3)。

表 4-3　人格特征分类表

因　素	名　称	低分特征	高分特征
A	乐群性	缄默,孤独,冷淡	外向,热情,乐群
B	聪慧性	思想迟钝,学识浅,抽象思考力弱	聪明,富有才识,善于抽象思考
C	稳定性	情绪易激动,易烦恼	情绪稳定而成熟,能面对现实
E	恃强性	谦逊,顺从,通融,恭顺	好强,固执,独立,积极
F	兴奋性	严谨,审慎,冷静,寡言	轻松兴奋,随遇而安
G	有恒性	苟且敷衍,缺乏奉公守法的精神	有恒负责,做事尽职
H	敢为性	畏怯退缩,缺乏自信心	冒险敢为,少有顾忌
I	敏感性	理智,着重现实,自食其力	敏感,感情用事
L	怀疑性	信赖随和,易与人相处	怀疑,刚愎,固执己见
M	幻想性	现实,合乎陈规,力求妥善合理	好幻想,狂放任性
N	世故性	坦白,直率,天真	精明强干,世故
O	忧虑性	安详,沉着,通常有自信心	忧虑抑郁,烦恼自扰
Q1	实验性	保守,尊重传统观念与行为标准	自由,批评激进,不拘泥于成规
Q2	独立性	依赖,随群附和	自立自强,当机立断
Q3	自律性	矛盾冲突,不顾大体	知己知彼,自律严谨
Q4	紧张性	心平气和,闲散宁静	紧张困扰,激动挣扎

(3)明尼苏达多相人格问卷。明尼苏达多相人格问卷产生于 1943 年,最初的主要目的是根据精神病学的经验效标来对个体进行诊断,后来发展为人格测验。明尼苏达多相人格问卷适用于 16 岁以上且至少有 6 年以上受教育年限者,既可用于个别施测,也可用于团体施测。我国心理学家宋维真等于 1980 年年初完成了对明尼苏达多相人格问卷的修订工作,并制定了全国常模。

明尼苏达多相人格问卷共有 566 个自我陈述语形式的题目，题目内容包括身体各方面的情况、精神状态，对家庭、婚姻、宗教、政治、法律、社会等方面的态度和看法。受试者根据自己的实际情况对每个题目做出"是"与"否"的回答，若确实不能判定则不作答。然后，主试者根据受试者的答案计算分数并进行分析，每一个受试者均可通过各量表的得分获得一个人格剖面图。在临床工作中，明尼苏达多相人格问卷常用 4 个效度量表和 10 个临床量表。各量表结果采用 T 分形式，可在问卷剖析图上标出。若某量表的 T 分高于 70，则认为该量表存在所反映的精神病理症状，但在具体分析时应综合各量表 T 分的高低来解释。

明尼苏达多相人格问卷的应用十分广泛，主要用于病理心理的研究。20 世纪 80 年代中期，明尼苏达多相人格问卷进行了一次主要修订，形成明尼苏达多相人格问卷第二版（MMPI-2）。MMPI-2 提供了成人和青少年常模，可用于 13 岁以上的青少年和成人，它在言语和内容上都有了更新，还增加了 15 个内容量表，其优点在于施测经济且轻松，也可用于病理心理诊断。

（4）NEO 人格调查表（NEO-PI）。NEO 人格调查表又称大五人格问卷（big five personality inventory）。近年来，研究者们从现代特质理论角度提出了人格的大五因素模式（big five factors model），美国心理学家戈德伯格（Goldberg）称之为人格心理学中的一场革命。研究者通过词汇学的方法发现大约有 5 种特质可以涵盖人格描述的所有方面。

① 开放性（openness）。富于想象对务实，追求变化对遵守惯例，自主对顺从，具有想象、审美、情感丰富、求异、创造、智慧等特征。

② 尽责性（conscientiousness）。有序对无序，谨慎细心对粗心大意，自律对意志薄弱，包括胜任、公正、条理、尽职、成就、自律、谨慎、克制等特点。

③ 外倾性（extraversion）。好交际对不好交际，爱娱乐对严肃，感情丰富对含蓄，表现出热情、社交、果断、活跃、冒险、乐观等特点。

④ 随和性（agreeableness）。热心对无情，信赖对怀疑，乐于助人对不合作，包括信任、利他、直率、谦虚、移情等品质。

⑤ 神经质或情绪稳定性（neuroticism）。烦恼对平静，不安全感对安全感，自怜对自我满意，包括焦虑、敌对、压抑、自我意识、冲动、脆弱等特质。

大五人格（OCEAN）也被称为人格的海洋，可以通过 NEO 人格调查表进行评定。

2. 投射测验

投射测验是指观察个体对一些模糊的或无结构材料所做出的反应，通过受试者的想象而将其心理活动从内心深处暴露或透射出来的一种测验，从而使检查者得以了解受试者的人格特征和心理冲突。最常用的两个投射测验是罗夏测验和主题统觉测验。

（1）罗夏测验。罗夏测验是由瑞士精神病学家赫尔曼·罗夏（Hermann Rorschach）在

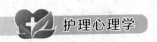

1921 年创立的，用于临床诊断，对精神分裂症与其他精神病做出鉴别，也用于研究感知觉和想象力。1940 年，罗夏测验作为人格测验在临床上得到广泛应用。1990 年，龚耀先完成了国内该测验的修订工作，现在已有我国正常人的常模。

　　罗夏测验的材料为 10 张纯灰至黑且浓淡不匀的彩色墨迹图（图 4-1）。主试者每次呈现一张给受试者，告诉受试者在这些墨迹中看到什么便说出来。在看完 10 张图后，主试者要与受试者确认，他说出的每一个东西是指图的全部还是某一局部，并说明因何看它像某个东西。在此测验中，前一个回答阶段称为联想期，后一个阶段称为询问期。这两个阶段由主试者与受试者共同参与，主试者将受试者所指部位和回答的原因均记录下来，然后进行结果分析和评分。罗夏测验的结果处理不是记分而是编码，不过此编码的意义与记分一样，这套记分或编码方法称为记分系统。美国心理学家埃克斯纳（Exner）于 1974 年建立了罗夏测验结果综合分析系统，目前其常用于正常和病理人格的理论和临床研究。

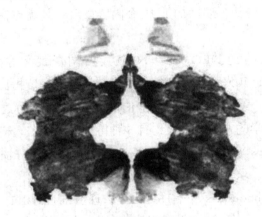

图 4-1　罗夏测验墨迹例图

　　罗夏测验在临床上是一个很有价值的测验，但其计分和解释方法复杂，经验成分多，主试者需要经过长期训练和经验积累才能逐渐正确掌握。

　　（2）主题统觉测验。主题统觉测验是由美国心理学家亨利·默瑞（Henry A. Murray）于 1935 年创立的。主试者向受试者呈现情景图片，要求受试者根据该图片讲述一个故事，包括情景中的人在干什么、想什么，故事是怎么开始的，而每个故事又是怎么结尾的。全套测验有 30 张黑白图片和 1 张空白卡片，图片内容多为一个或多个人物处在模糊的背景中，但意义隐晦（图 4-2）。施测时，主试者根据受试者的性别以及是儿童还是成人（以 14 岁为界），取统一规定的 19 张图片和 1 张空白卡片进行测试。主试者评价故事的结构和内容，评价受试者描述的个体行为，试图发现受试者关心的问题、动机和人格特点。主题统觉测验还经常被用来揭示个体在支配需要上的差异，如权力、领导和成就动机。经实践证实，主题统觉测验是测量个体成就动机的有效工具。

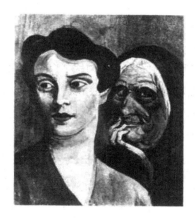

图 4-2 主题统觉测验例图

4.3.3 常用的评定量表

评定量表是从心理计量学中演化出来，用于对观察结果和印象进行量化的测量工具。它的应用范围已经从心理学扩展到精神病学乃至临床医学和社会学等领域。评定量表可分为自评量表和他评量表：前者的评定者和被评定者为同一主体，评定者根据量表内容对自己进行评估；后者的评定者和被评定者为不同主体，由了解被评定者情况的人根据他们的观察按量表内容对被评定者进行评估。从本质上来说，除了形式方面的差异外，评定量表与心理测验，特别是人格问卷没有区别。但一般而言，评定量表的结构常较简单、易于操作，其评估结果的准确性像心理测验一样取决于量表项目的适合性、常模的代表性、信度效度的高低以及使用者的专业知识和经验。

目前，国内外在临床诊疗护理过程中应用的评定量表有很多，其中常用的有以下几种。

1. 健康状况相关评定量表

（1）90 项症状自评量表（symptom checklist 90，SCL-90）。SCL-90 由美国心理学家德罗加蒂斯（L. R. Derogatis）于 1975 年编制，因其标准版本有 90 题而得名。该量表测查 10 个项目的内容：躯体化、强迫症状、人际关系敏感、抑郁、焦虑、敌意、恐怖、偏执和精神质、睡眠及饮食。此外，其还有一个附加因子，用于反映有无各种心理症状及其严重程度。每个项目后按"没有、很轻、中等、偏重、严重"等级以 1～5（0～4）五级选择评分，由受试者根据自己最近的情况和体会对各项目选择恰当的评分。最后评定以总平均水平、各范畴的水平以及表现突出的范畴为依据，借以了解患者问题的范围、表现以及严重程度等。SCL-90 可前后几次测查以观察病情发展或评估治疗效果。

（2）健康调查量表 36（36-item short form health survey，SF-36）。健康调查量表 36 是在 1988 年由美国医疗结局研究组编制、1990 年修订的用于测定生活质量的调查量表。1991 年，浙江大学医学院社会医学教研室翻译出了中文版的 SF-36。

SF-36 是一个多条目的简短形式的调查表，一般只需 5 ~ 10 min 即可填答完毕。其测量模型包括 36 个条目、8 个领域和 2 个综合测量。在 36 个条目中，第 2 个条目是自我对健康状况改变的评价，其余 35 个条目分别归属 8 个不同领域：躯体功能（PF，10 条）、躯体功能引起的角色受限（RP，4 条）、机体疼痛（BP，2 条）、总体健康评价（GH，5 条）、活力（VT，4 条）、社会功能（SF，2 条）、情感原因引起的角色受限（RE，3 条）、心理健康（MH，5 条）。这 8 个领域又形成了 2 个不同的测量，即生理内容综合测量（PCS）和心理内容综合测量（MCS），其中 PF、RP、BP 这 3 个领域对 PCS 贡献最大，SF、RE、MH 这 3 个领域则对 MCS 贡献最大。SF-36 的 8 个领域和 2 个综合测量的信度已经用内部一致性和复测信度进行了评价，在出版的文献中，信度的统计值已经超过了推荐标准 0.7。SF-36 简洁多维，灵敏度、分辨率高，信度、效度好，适用性强，在国外已被广泛应用于慢性病防治领域的研究。

2. 情绪相关评定量表

（1）抑郁自评量表（self-rating depression scale，SDS）。SDS 由美国精神医学家宗氏（W. W. K. Zung）于 1965 年编制。该量表包含 20 个项目，分 4 级评分，特点是使用简便，能相当直观地反映患者抑郁的主观感受及严重程度，使用者也不需要经过特殊训练，目前多用于门诊患者的粗筛、情绪状态评定以及调查、科研等。

① 评分。每项问题后有 1 ~ 4 四级评分选择：很少有该项症状；有时有该项症状；大部分时间有该项症状；绝大部分时间有该项症状。但项目 2、5、6、11、12、14、16、17、18、20 为反向评分条目，按 4 ~ 1 计分。由受试者按照量表说明进行自我评定，依次回答每个条目。

② 总分。将所有项目得分相加即为总分。总分超过 41 分可考虑筛查阳性，即可能有抑郁存在，需做进一步检查。

③ 抑郁严重指数。该指数的计算方法为总分除以 80，所得数值范围为 0.25 ~ 10，指数越大，受试者的抑郁程度越重。

（2）贝克抑郁量表（Beck depression inventory，BDI）。BDI 是调查个体抑郁症状的自评量表，由美国临床心理学家贝克（Beck）于 1967 年编制完成。我国在 20 世纪 80 年代引进 BDI。

贝克把抑郁分为 3 个维度：消极态度或自杀，即悲观和无助等消极情感；躯体症状，即表现为易疲劳、睡眠不好等；操作困难，即感到工作比以前困难。BDI 由 21 项抑郁症患者常见症状和态度构成，如抑郁、失败感和自杀想法等，由受试者根据有无症状及症状的严重程度选择回答（0 ~ 3 评分），各项目评分相加即为总分。根据总分高低评定有无抑郁和抑郁的严重程度。

BDI 具有简洁、有效等特点，在国内外得到了广泛应用，被翻译成了 30 多种语言文字，具有良好的信度和效度，既可用于筛查抑郁症，也可用于患者抑郁严重程度的评价。BDI 是目前应用较为广泛的测量抑郁水平的工具，其操作比较简单，用时仅需 5 min，可用于临床诊断，而且符合《精神疾病诊断与统计手册》（DSM-Ⅳ）对抑郁症的诊断标准。贝克抑郁量表第 2 版（BDI-Ⅱ）的信度较前一版本更高，达到了 0.92。

（3）焦虑自评量表（self-rating anxiety scale，SAS）。SAS 由宗氏于 1971 年编制，由 20 个与焦虑症状有关的条目组成，用于反映有无焦虑症状及其严重程度，适用于有焦虑症状的成人，也可用于流行病学调查。

SAS 为自评量表，由受试者自己填写，评定时间范围为最近 1 周。SAS 的每项问题后有 1～4 四级评分，主要评定项目为所定义的症状出现的频率：很少有该项症状；有时有该项症状；大部分时间有该项症状；绝大部分时间有该项症状。项目 5、9、13、17、19 为反向评分条目，按 4～1 计分。SAS 的主要统计指标为总分。将各项得分相加即为总粗分，总粗分的正常上限为 40 分，还可以转换为标准分。标准分的正常上限为 50 分，超过上限说明存在焦虑状态。

（4）贝克焦虑量表（Beck anxiety inventory，BAI）。BAI 由美国临床心理学家贝克等于 1985 年编制，是一个含有 21 个项目的自评量表。该量表分 4 级评分，主要评定受试者被多种焦虑症状烦扰的程度，适用于具有焦虑症状的成人，能比较准确地反映主观感受到的焦虑程度。

① 项目和评分标准。BAI 把受试者被多种焦虑症状烦扰的程度作为评定指标，评分标准为"0"表示无；"1"表示轻度，无多大烦扰；"2"表示中度，感到不适但尚能忍受；"3"表示重度，只能勉强忍受。

② 评定方法及注意事项。BAI 由评定对象自行填写。在填表之前，指导者应向填写者交代清楚填写方法及每道题的含义，要求填写者独立完成自我评定。需要注意的事项有：评定时间范围应是"现在"或"最近 1 周"内的自我体验；应仔细评定结果，不要漏项或重复评定；可随临床诊治或研究需要反复评定，一般间隔时间至少为 1 周。

BAI 是一种分析受试者主观焦虑症状的临床工具，其总的特点是项目内容简明，容易理解，操作分析方便。BAI 是焦虑感受的自评量表，其总分能充分反映焦虑状态的严重程度，能帮助了解近期心境体验及治疗期间焦虑症状的变化动态。因此，BAI 可作为我国临床心理工作中了解焦虑症状的常用检测工具。

（5）正性负性情绪量表 - 扩展版（positive and negative affect schedule-expanded，PANAS-X）。2 名北京大学心理学专业人士和 3 名英文专业人士对 PANAS-X 的 11 个分量表的 55 题进行了严格的翻译。PANAS-X 中文版由 55 个描述具体情绪的词语构成，分为 11 个维度：害怕、敌意、有罪感、悲伤、高兴、自信、注意、羞怯、疲乏、平静、惊讶。量表采用 1（几乎没有）～5（极其多）点评定。每个维度包含的项目数量为 3～8 个，如敌意包

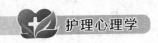

含生气的、有敌意的、易怒的、藐视的、厌恶的、憎恶的 6 个条目，让受试者根据其近 1 周内的实际情况作答。PANAS-X 中文版总量表的克朗巴哈系数（Cronbach's α）为 0.976；各维度的 Ot 系数除平静维度为 0.639 外，其余都达到 0.760 以上（自信 0.766，疲乏 0.835，悲伤 0.842，惊讶 0.844，羞怯 0.854，有罪感 0.871，敌意 0.881，高兴 0.905）。PANAS-X 中文版具有良好的信度和效度，能够被用来测量 9 种不同的具体情绪，并应用于相关研究中。

PANAS-X 不仅可以作为测量情绪状态的问卷，探测到经历某些事件时的情绪变化，还可以作为一种特质的问卷，测量受试者的一种情绪特质。PANAS-X 的前 4 个情绪维度（害怕、敌意、有罪感、悲伤）归属于消极情绪部分，中间 3 个情绪维度（高兴、自信、注意）为积极情绪部分，后 4 个情绪维度（羞怯、疲乏、平静、惊讶）归属于其他情绪部分。PANAS-X 被广泛应用于健康心理学、组织心理学和临床心理学领域。

3. 积极力量的相关评定量表

国内外学术界对积极心理学研究起步较晚。但随着积极心理学的研究越来越深入，积极力量测评工具的开发也越来越多，针对积极力量的相关评定量表国内目前有如下应用和开发。

（1）心理幸福感问卷。心理幸福感（psychological well-being，PWB）是指个体对于完美的努力追求以及表现出的个人潜能，它侧重于反映伴随自我不断完善或成长而生的积极体验。评估心理幸福感的经典工具是由美国心理学家瑞夫（Ryff）等于 1989 年编制的心理幸福感问卷。该问卷有 84 个条目，包含自我接受（self-acceptance）、个人成长（personal growth）、生活目标（purpose in life）、良好关系（positive relation with others）、环境控制（environment master）、独立自主（autonomy）6 个维度，采用 Likert 6 级评分法，从 1 "完全不同意"到 5 "完全同意"，要求被试者依据自己的体验在对应项目上做出选择。心理幸福感问卷的中文版有较好的信度（克朗巴哈系数为 0.88），但结构效度不够理想。我国香港学者利用该量表对 1 441 名成人进行测量，通过对各维度条目的整合，开发了 24 个条目的量表，经检验有较高的内部一致性，认为可以用于测量国人的心理幸福感。心理幸福感的提出和发展为积极心理学的研究提供了新的视角和方向。

（2）心理弹性量表。心理弹性（psychological resilience）是指个体面临困难或处于逆境时可成功应对并适应良好的能力。心理弹性问卷又称心理韧性研究表。拥有心理弹性特质的个体更容易产生积极体验，能更好地采用积极策略应对消极情绪和事件。

评估心理弹性的常用工具是康纳 - 戴维森弹性量表（Connor-Davidson resilience scale，CD-RISC）。该量表由美国心理学家康纳（Connor）和戴维森（Davidson）于 2003 年编制而成，共有 25 个条目，包含能力、忍受消极情感、接受变化、控制、精神影响 5 个维度。采用 Likert 5 级评分法，从 1 "很不符合"到 5 "很符合"，得分越高表明受试者的心理弹性越好。CD-RISC 的内部一致性信度为 0.89，重测信度为 0.87。中文版 CD-RISC

是由我国学者于肖楠等于 2007 年翻译、修订而成的，并结合中国文化背景对量表结构进行了调整，总量表的内部一致性为 0.91，包含坚韧、自强和乐观 3 个维度，各分量表的内部一致性分别为 0.88、0.80、0.60。

CD-RISC 一经提出，就受到心理学界的普遍关注。美国心理学家瓦什纳维（Vaishnavi）等修订形成了 CD-RISC 2，并证明新量表是 CD-RISC 的有效代表，可被推广应用。

（3）乐观型解释风格的测量。解释风格由美国心理学家塞利格曼（Seligman）的"习得性无助"概念发展而来，是指个体对生活中的积极和消极事件进行归因时所表现出来的一种习惯方式，可分为乐观解释风格和悲观解释风格。

职业归因风格问卷（occupational attribution style questionnaire，OASQ）由伦敦大学学院心理学教授亚德里安·弗海姆（Adrian Furnham）等于 1992 年编制而成，用于测量从业者对工作中积极事件和消极事件归因的 5 个方面：内在性、外在性、稳定性、特殊性及可控性。该问卷共 90 个条目，由 10 个情境组成，包括 5 个正性事件和 5 个负性事件两个分量表。每一个情境事件有程度不同的 7 个答案供选择。信效度分析显示，OASQ 的平均克朗巴哈系数为 0.68 ~ 0.72，重测信度 > 0.80，在预测职业态度、职业承诺和职业动机等方面有较好的效度。

（4）积极心理资本问卷。积极心理资本（positive psychological capital）是指个体在成长和发展过程中表现出来的积极心理状态与心理能量。有研究表明，积极心理资本和人力资本、社会资本一脉相承，也是影响个体和组织的绩效、适应及成功的重要因素。

目前，学术界比较公认的心理资本测量工具是由美国管理学家路桑斯（Luthans）等于 2005 年开发出来的心理资本问卷（psychological capital questionnaire，PCQ）。该问卷共有 24 个条目，包含自我效能（self-efficacy）、韧性（resilience）、乐观（optimism）、希望（hope）4 个维度，采用 Likert 6 级评分法，要求受试者结合当前自身的境况和想法做出选择。PCQ 4 个子问卷的克朗巴哈系数分别为 0.88、0.89、0.89、0.89。PCQ 的中文译本已由我国学者李超平完成，但 PCQ 多适用于管理者，且目前尚缺乏充分的效度验证。

心理积极力量评定量表的作用是使积极的个体心理品质或群体现象数量化。目前，国内对积极心理学的研究正处于起步阶段，积极力量测评工具尚缺乏实证科学的累积，因此更需要研究者们的进一步开发和应用。

4. 其他评定量表

（1）生活事件量表（life event scale，LES）。国内外有多种生活事件量表。这里介绍由我国学者杨德森、张亚林编制的生活事件量表。该量表由 48 条我国较常见的生活事件组成，包括 3 个方面的问题，即家庭生活方面（28 条）、工作学习方面（13 条）、社交及其他方面（7 条），另外有 2 条空白项目，供受试者填写已经经历而表中并未列出的某些事件。

图文
杨德森简介

　　LES 是自评量表，由受试者自己填写。填写者仔细阅读和领会指导语，然后逐条过目。填写者根据调查者的要求，将某一时间范围内（通常为 1 年内）的事件进行记录。对表上已列出但并未经历的事件应一一注明"未经历"，不留空白，以防遗漏。然后，填写者根据自身的实际感受而不是按常理或伦理观念去判断那些经历过的事件对其本人来说是好事或是坏事，影响程度如何，影响持续的时间有多久。事件的影响程度可分为 5 级，从"毫无影响"到"影响极重"分别计 0 分、1 分、2 分、3 分、4 分；影响持续时间分 3 个月内、半年内、1 年内、1 年以上 4 个等级，分别计 1 分、2 分、3 分、4 分。

　　生活事件的刺激量越大，反映个体承受的精神压力越大。负性事件刺激量的分值越高，对心身健康的影响越大；正性事件的意义尚待进一步研究。

　　（2）特质应对方式问卷（trait coping style questionnaire，TCSQ）。应对是心理应激过程的重要中介因素，与应激事件性质以及应激结果均有关系。近 10 年来，应对方式受到了广泛的重视，出现许多应对方式量表，特质应对方式问卷是其中之一。

　　特质应对方式问卷是自评量表，由 20 条反映应对特点的项目组成，包括两个方面：积极应对与消极应对（各含 10 个条目），用于反映受试者面对困难挫折时的积极与消极的态度和行为特征。受试者根据自己大多数情况下的表现逐项填写，各项目答案从"肯定是"到"肯定不是"，采用 5、4、3、2、1 五级评分。

　　在实际应用中，消极应对特征的病因学意义大于积极应对特征的病因学意义。

　　（3）社会支持评定量表。近 20 年来，许多研究发现，人们所获得的社会支持与人们的心身健康之间存在相互关系。良好的社会支持能为个体在应激状态下提供保护作用，另外对于维持一般良好的情绪体验也具有重要意义。20 世纪 80 年代中期，我国学者肖水源编制了社会支持评定量表。该量表结构分 3 个维度：客观支持，指个体所得到的、客观实际的、可见的社会支持；主观支持，指个体主观体验到的社会支持，对所获支持的满意程度；对支持的利用度，指个体对社会支持的主动利用程度。

　　社会支持评定量表共有 10 个题目，大多数为 1～4 级评分，要求受试者根据实际情况进行自我评价。

　　（4）护士用住院患者观察量表（nurses' observation scale for inpatient evaluation，NOSIE）。NOSIE 由美国心理学家霍尼希费尔德（Honigfeld）等于 1965 年编制，是各科护士在精神科量表中使用最普遍的一种，它侧重于对患者行为障碍的纵向观察评定，可弥补仅根据交谈实施评定的不足。NOSIE 有 30 项和 80 项两个版本，这里介绍 30 项版本。NOSIE 适用于住院的成年精神病患者，特别是慢性精神病患者，包括阿尔茨海默病患者。评定者应经过量表评定训练，最好是由患者所在病房的护士担任。NOSIE 中，每一项为一个描述性短语，如肮脏、对周围活动感兴趣、自觉一无是处等。NOSIE 为频度量表，按具体形象或症状的出现频度分为五级：0—无，1—有时是或有时有，2—较常有，3—经常有，

4—几乎总是如此。

评定者根据对患者的连续观察和交谈情况，判断患者是否存在量表所列情况及存在频度，按分级标准评分。量表原作者规定评定的时间范围为最近3天，但可根据研究和临床的需要自行规定。每一位患者应由两名评定者（护士）观察评分，记分时将两名评定者分数相加，如只有一名评定者，则将评分乘以2。

根据不同时间 NOSIE 评定结果绘制轮廓图，能够反映治疗中病情的演变及治疗效果。

知识链接

疼痛评估工具选择的研究进展[1]

疼痛是一种不愉快的感觉、一种常见的不舒适形式，以及伴有实际或潜在组织损伤的情绪体验，是一种主观感受。鉴于未缓解的疼痛会给患者造成多方面的损害，国际上已将疼痛定义为继体温、脉搏、呼吸、血压四大生命体征之后的第五生命体征。随着优质护理服务的开展，对疼痛予以良好的评估与治疗，不仅可提高患者的生命质量，还体现了人道主义的关怀，对不同的患者选择合理、适用的疼痛评估工具进行评估，可提高疼痛评估的准确性，有利于疼痛的治疗和护理。

护士需要掌握各种疼痛评估工具的选择和使用，并在临床实践中去应用和验证。目前，疼痛的评估方式可分为3种，包括患者自我报告法、行为观察法和生理指标评估法。而在临床工作中，对具有自我报告疼痛能力的患者，患者自我报告法是疼痛准确评估的"金标准"；对不能自我报告疼痛的患者，因为他们不能使用传统的自我报告评估工具，所以疼痛评估是困难的，此类人群主要包括新生儿和婴幼儿、认知障碍者、危重症患者、麻醉或昏迷者以及临终患者，对于这类患者，疼痛评估方法重要性的等级是被推荐使用的（表4-4）。

表4-4 疼痛评估方法重要性的等级

分 级	评估指标
Ⅰ	努力获得患者的疼痛主诉，它是疼痛评估的最可信指标
Ⅱ	考虑患者是否处于疼痛或经历疼痛的治疗，如有可能，假定疼痛是存在的
Ⅲ	观察患者疼痛的行为，如面部表情、哭喊、躁动及活动的改变
Ⅳ	评估患者的生理指标。但需要注意的是，生理指标是评估疼痛最不敏感的方法，并且生理指标可能是患者发生其他状况的信号（如低血容量、失血）而非疼痛
Ⅴ	做一个镇痛实验（给予小剂量的镇痛药物来观察患者是否有疼痛行为的改变）来验证疼痛是否存在，为患者的疼痛治疗方案提供参考依据

---

[1] 周英华，张伟，眭建.疼痛评估工具选择的研究进展[J].护士进修杂志，2013，28（11）：974-977.

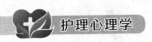

拓展阅读

规划的寓言：把一张纸折叠51次

想象一下，你手里有一张足够大的白纸。现在，你的任务是，把它折叠51次。那么，折叠后它有多高？一台冰箱、一层楼或者一栋摩天大厦那么高？不，这个厚度甚至超过了地球与太阳之间的距离。

心理点评：

这是《职业规划：帮你设计人生》中提到的一个寓言。通过对十几个人对此进行询问，其中只有两个人认为这可能是一个想象不到的高度，而其他人能想到的最高的高度也就是一栋摩天大厦那么高。

折叠51次的高度如此恐怖，但如果仅仅是将51张白纸叠放在一起呢？这个对比让不少人感到震撼。因为没有方向、缺乏规划的人生就像是将51张白纸简单叠在一起。今天做做这个，明天做做那个，每次努力之间并没有一个联系。这样一来，哪怕将每一份工作都做得非常出色，但它们对你的整个人生来说也不过是简单的叠加而已。

当然，人生比这个寓言更复杂一些。有些人一生认定一个简单的方向而坚定地做下去，他们的人生最后达到了别人不可企及的高度。譬如，一个人的人生方向是发挥英语专业专长，他努力十数年，仅单词的记忆量就达到了十几万之多，在这一点上达到了一般人无法企及的高度。

也有些人，他们的人生方向也很明确，如开公司做老板，这样他们就需要很多技能：专业技能、管理技能、沟通技能、决策技能等。他们可能会在一开始尝试做做这个，又尝试做做那个，没有一样是特别精通的，但最后，开公司做老板的这个方向将以前的这些看似零散的努力统合到一起，这也是一种复杂的人生折叠，而不是简单的叠加。

切记：

看得见的力量比看不见的力量更有用。很多人从看不见的地方寻找答案，如潜能开发、研究成功学，以为我们的人生要靠一些奇迹才能得救。但是，通过规划利用好现有的能力远比挖掘所谓的潜能更重要。

课后思考题

一、单项选择题

1.心理学研究表明，要取得最大的业绩，最佳的紧张度是（　　　）。

A.高紧张状态　　　　　B.低紧张状态　　　　　C.适度紧张状态

D.无紧张状态　　　　　E.超紧张状态

2.可引起机体相应的功能障碍和器质性病变是由于心理社会因素的作用（　　）。

A.不强　　　　　　　　B.过强　　　　　　　　C.一般

D.太弱　　　　　　　　E.无关

3.同样的应激源会使不同的个体产生（　　）。

A.相同的反应　　　　　B.不同的反应　　　　　C.类同的反应

D.积极的反应　　　　　E.消极的反应

4.出现不同应激反应的原因是因为个体对应激源的（　　）。

A.体质不同　　　　　　B.认知评价不同　　　　C.敏感度不同

D.反应强度不同　　　　E.文化程度不同

5.人们在遇到压力、痛苦、困境、困扰时，引起自杀的主要原因是（　　）。

A.不想应对遇到的应激源　　　　　B.已排除遇到的应激源

C.难以应对遇到的应激源　　　　　D.无意识遇到的应激源

E.想超越遇到的应激源

二、简答题

1.结合护理工作实际，谈谈如何应用开放式提问和封闭式提问。

2.在解释心理测验结果时应注意哪些事项？

3.简述行为观察法的特点。

4.实施行为观察法时需要注意哪些问题？

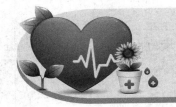

第5章 心理咨询与心理危机干预

学习目标

1. 掌握心理危机干预的方法和临床应用。

2. 熟悉心理咨询的程序。

3. 了解认知疗法和行为疗法。

案例导入

患者，男，50岁，某大学教授，博士生导师，国家重点学科带头人，国家重大科研攻关项目首席科学家，平素身体健康，婚姻美满，家庭和睦。他在一次例行健康体检中被确诊为肝癌晚期，一向事业顺风、家庭和美的他无法接受残酷的现实，陷入了极度绝望之中。

思考：

1. 此案例中，该患者主要的负性情绪是什么？

2. 为了帮助该患者更好地接受现实，最适宜采取的心理危机干预方式是什么？

3. 面对该患者时，护士可选择的心理咨询技术有哪些？

对临床患者出现的各种心理问题，如抑郁、焦虑情绪、神经症等，除了从医生的角度开展系统治疗外，在临床护理中进行形式多样的心理干预是十分必要的。心理干预的途径多种多样，包括体验式、参与式、影响式以及非言语的方法等，这些元素体现在日常常规护理工作中将会对患者产生更为深远的影响。

5.1　心理咨询

5.1.1　心理咨询概述

图文
心理咨询师
资格证

1. 心理咨询的概念

心理咨询是指心理咨询师运用心理学的理论与技术，通过良好的咨访关系，帮助来访者解决心理问题，增进身心健康，提高适应能力，促进人格发展和潜能开发的过程。需要解决问题并前来寻求帮助者称为来访者或咨客，提供帮助的咨询专家称为咨询者。

从其概念可以看出，心理咨询具有以下几个特点：

（1）心理咨询是咨访双方一系列的心理活动过程。咨询者在咨询过程中帮助来访者更好地认识自我、更有效地生活，这一过程包含咨询者的一系列心理活动；而来访者在咨询过程中也需要接受新信息，学习调节情绪和解决问题的新技能等，从而在心理和行为上做出积极的改变，这同样涉及一系列的心理活动。

（2）心理咨询是由专业人员从事的一项特殊服务。咨询者必须受过系统和严格的专业训练，具有从事这项服务所必需的知识和技能，能够对来访者的问题进行分析和评估，并运用各种心理咨询技术帮助来访者。

（3）心理咨询过程是建立在良好的咨访关系基础上的。咨询者和来访者之间的良好关系是心理咨询奏效的重要前提条件。咨询者应通过与来访者的交谈及自身的言行使来访者感到放心，使其感觉自己受到关心与尊重，从而赢得来访者的信任。

（4）心理咨询的服务对象，即来访者主要是在适应和发展方面发生困难的正常人，而不是有精神病、明显人格障碍或脑器质性病变的患者。

知识链接

心理咨询定义的表述

在美国《哲学百科全书》中，关于心理咨询定义的表述如下：

（1）主要着重于正常人。

（2）对人的一生提供有效的帮助。

（3）强调个人的力量与价值。

（4）强调认知因素，尤其是理性在选择和决定中的作用。

（5）研究个人在制定目标、制订计划及扮演社会角色方面的个性差异。

（6）充分考虑情境和环境因素，强调人对环境资源的利用，以及在必要时改变环境。

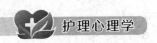

（5）心理咨询的目标是助人自助。这是心理咨询的独特之处，心理咨询不是咨询者为来访者出主意、想办法，而是帮助和指导来访者，使他们自己有能力去解决自己的问题。

综上所述，心理咨询的概念可简要概括为咨询者协助来访者解决各类心理问题的过程。

2. 心理咨询的对象

心理咨询的主要对象是健康人群或存在心理问题的人群，他们与心理治疗的主要对象有所不同。

心理咨询工作可分为3类：第1类是发展性心理咨询，主要针对精神正常，但遇到了与心理有关的发展性现实问题并请求帮助的人群；第2类是心理健康咨询，主要针对心理不够健康，因生活、学习、工作、家庭、疾病等方面产生心理问题并请求帮助的人群；第3类是康复性咨询，主要针对特殊人群，即临床治愈的精神病患者，帮助患者恢复社会功能，防止疾病复发。

3. 心理咨询的任务

心理咨询的主要任务是帮助来访者处理现有的问题和内心冲突，改变其不良情绪和行为；帮助来访者增进社会适应能力；与来访者探讨自我的方向和自我未来发展的方向。

心理咨询的具体任务主要包括以下内容：

（1）建立良好的咨询关系。心理咨询首先是心理咨询师和来访者建立一种真诚、共情和彼此信任的新型人际关系的过程，合格的心理咨询师应具有健全的心理特征，以来访者为中心。在心理咨询的过程中，心理咨询师应利用咨询中学到的技术，用积极的态度回应来访者的情绪和反应，并有效处理人际关系中的互动。

（2）认识和处理内部冲突。心理咨询可以帮助来访者认识到大部分心理问题主要源于其自身尚未解决的内部冲突，而不是源于外界，解决问题的关键主要是自己。心理咨询师应帮助来访者培养在这个过程中"积极适应"的能力。

（3）纠正不合理信念。来访者产生心理困扰的原因是其会有不同类型的不合理信念，往往以种种非理性观念进行自我欺骗。通过心理咨询，心理咨询师可以让来访者逐渐认识到自己的不合理信念所产生的心理问题并进行思考，进而形成合理的信念。

（4）深化自我认识。心理咨询师帮助和引导来访者进行自我探索，使来访者真正认识自我，认识自己的需要、价值观、态度、动机、长处和短处，并随时根据自己的情况去规划人生。

（5）帮助来访者做出有效的行动。心理咨询的关键是来访者是否能付诸有效的行动。来访者只有采取合理而有效的行动，感受到新行动所带来的新的、积极的体验和感受，进行真正的自助，才能进一步减少其心理困扰。

5.1.2　心理咨询的形式和程序

1. 心理咨询的形式

心理咨询按照不同的标准可划分为不同的形式：按照规模划分，心理咨询可分为个体咨询、家庭咨询和团体咨询；按照途径划分，心理咨询可分为门诊咨询、信件咨询、电话咨询、网络咨询和现场咨询等；按照时程划分，心理咨询可分为短程咨询（1 个月之内）、中程咨询（1～3 个月）和长程咨询（3 个月以上）。这里主要介绍前两种形式的内容。

（1）按照心理咨询的规模划分。

① 个体咨询。个体咨询是心理咨询最常见的形式，其目的是帮助来访者自助，即通过咨询使来访者被压抑的情绪得以释放疏泄，并增加其对自我或情境的了解，增强其自信心与主动性，使来访者学会自己做出判断和决定，从而使人格得到成长。一般意义的心理咨询是指个体心理咨询，其中一对一的面谈是其最主要的形式。

② 家庭咨询。家庭咨询是指以家庭整体为对象，针对家庭的心理问题而施行的心理咨询工作。家庭咨询对家庭关系、家庭冲突和家庭功能的正常发挥更为关注，重视并促进家庭成员间的沟通。目前，家庭咨询以一种全新的理念影响着心理咨询过程。

③ 团体咨询。团体咨询也称团体心理咨询，是在团体情境下进行的一种心理帮助与指导的咨询形式。团体咨询通过团体内人际交互的形式促使个体在交往中通过观察、学习、体验，认识自我、探讨自我、接纳自我，调整改善与他人的关系，学习新的态度与行为方式，以发展良好适应的助人过程。在帮助那些有着类似问题和困扰的人时，团体咨询是一种经济而有效的方法。

（2）按照心理咨询的途径划分。

① 门诊咨询。门诊咨询是通过咨询者和来访者等的会谈活动，弄清来访者的问题症结或心理疾病的本质，从而做出准确的判断，帮助来访者解决问题、达成目的或施以相应的心理治疗的过程。这种咨询的优点是一对一地面谈，可以更有效地与来访者沟通，比其他方式更为直接。但门诊咨询针对较为复杂的问题需要进行多次咨询，对路途遥远的来访者来说不太方便。

② 信件咨询。信件咨询限于地域距离远的咨访双方使用。来信者将自己的心理问题以信函形式发给心理咨询师。心理咨询师仅能按照信函所述内容解答有关问题。这种咨询方法因信息了解有限、交流有限、引导方式有限而效果一般。

③ 电话咨询。电话咨询是指由专业人员或受过训练的准专业人员向来话者提供心理咨询服务，与其探讨个人遇到的心理烦恼和困惑。电话咨询采取一对一的保密形式，没有"听众"，来访者也不透露真实身份和姓名。由于通话时间的限度，心理咨询师只能给来话者一定的启示，很难较为全面地解决来访者的全部心理问题。

④ 网络咨询。广义的网络咨询是包括求助者通过专业网站提供的信息学习掌握有关心理健康的知识和技能，主持网络咨询的咨询者通过网站的各种互动功能向求助者介绍心理学知识，提供心理咨询服务和心理援助的一种活动。这种咨询形式使求助者既可以提出所要咨询的问题，又可以减少某种窘迫感，增强网络咨询的使用范围。但是，由于网络咨询具有局限性，咨询者要小心谨慎，另外要进行求助者的身份确认，避免出现因信息沟通不充分而引发误会等问题。

⑤ 现场咨询。现场咨询是指心理咨询师深入基层，如学校、社区、企业、部队和医院病房等现场，为广大来访者提供多方面心理服务的一种咨询形式。

2. 心理咨询的程序

心理咨询是一个自然发展过程，但也有一定的阶段性，是依据心理学的规律和技术规范所进行的有序操作过程。心理咨询的一般程序包括以下几个阶段：

（1）建立关系阶段。咨询关系是指心理咨询师和来访者之间的相互关系。建立融洽、和谐的咨询关系是取得良好咨询效果的基础，是咨询过程中极为重要的一个环节。咨询关系的建立受到心理咨询师和来访者的双重影响。就来访者而言，其咨询动机、期望水平、自我觉察能力等，都会影响咨询关系；就心理咨询师而言，其咨询态度对咨询关系的建立和发展具有重要的影响。因此，心理咨询师尊重、热情、真诚、共情的态度不是单纯的工具或手段，而是心理咨询师职业理念和人性的表达，也是心理咨询的核心内容。初次见面时，心理咨询师可做简单的自我介绍，还要介绍心理咨询的性质和原则，特别要讲明尊重隐私的保密性原则，以消除来访者的紧张情绪。

心理咨询师要注意来访者的生理和心理状态。在咨询过程中，心理咨询师要用心倾听，因为用心倾听是建立良好关系的决定性因素，倾听本身就是一种治疗。在倾听过程中，心理咨询师应表现出共情、真诚、关心等态度，让来访者有一种被尊重、被接纳、被理解、被信任的感觉，缩短咨访双方之间的距离。这样来访者才可能倾诉真情实感，吐露埋藏在心底的心理问题。

（2）制定方案阶段。制定个体心理咨询方案主要包括确定咨询目标和制定咨询方案。

① 确定咨询目标。

·收集资料。心理咨询师要全面掌握来访者的有关资料，了解来访者的相关问题。心理咨询师应通过询问和观察，尽量全面收集来访者的有关资料。资料内容主要包括来访者的基本情况，即姓名、性别、年龄、受教育程度、身体健康状况、家庭及其生活的社会文化背景和个性特征等。了解来访者的基本情况有助于心理咨询师分析其心理问题产生的社会背景。若来访者实在不愿透露，也不必追问，这样可以消除来访者的顾虑。

了解来访者存在的心理问题是本阶段的主要任务。心理咨询师要通过来访者的自述和必要的询问了解来访者的主观感受、行为表现、症状等，弄清来访者当前究竟被什么问题所困扰（what），问题的严重程度如何，问题的持续时间有多久（when），问题是在哪里发生的（where），问题产生的原因是什么（why），问题与哪些人或事情相关（who、which）以及事情是如何演变的（how）。这些问题简称6W+1H。

·分析资料。分析诊断和了解问题往往是结合在一起进行的。在分析整理来访者资料的基础上，心理咨询师要判断其心理问题的类型和严重程度：首先要弄清来访者的问题属于何种类型，是学习问题、家庭问题，还是人际交往问题或恋爱问题；从程度上看，是正常人的情绪不安、心理失衡，还是人格障碍，或者是神经症、精神病等。这些都是在分析诊断中必须弄清楚的问题。

诊断心理问题的主要依据是对来访者进行细致的观察，因此，心理咨询师要在谈话过程中对关键问题进行探究和询问，掌握事实的真实情况，必要时可以对来访者进行心理测验。在此基础上，心理咨询师要根据专业知识对收集的来访者资料进行审慎性的分析、整理、综合、比较和抽象概括，对来访者心理问题的性质、产生心理问题的原因、心理问题的严重程度做出正确的分析和有效的诊断。

② 制定咨询方案。制定咨询方案有助于满足来访者的知情权，使咨访双方明确行动方向和目标，便于操作、检查及总结经验和教训。一般来说，咨询方案包括以下内容：

·咨询目标。心理咨询师要向来访者说明有效咨询目标的重要性，咨访双方共同制定咨询目标。有效的咨询目标具有具体可行、积极、双方可以接受、属于心理学性质和可以评估等特点。咨询目标的确定要以来访者为主，心理咨询师起辅助作用。

·心理咨询师、来访者双方确定各自特定的责任、权利和义务。

·咨询的次数和时间安排。一般每周1～2次，每次50 min左右。

·咨询采用的具体技术和方法。

·咨询效果及评价手段。

·咨询的费用。严格按照国家规定的收费标准执行。

·其他问题及有关说明。

（3）实施方案阶段。心理咨询师在与来访者对咨询方案取得一致意见的情况下，可以进行咨询性谈话。心理咨询师可使用行为疗法以及认知矫正、心理分析等方法，根据来访者的心理问题，通过咨访双方充分的分析与讨论，帮助来访者分析自己心理问题的性质，寻找问题产生的根源，使其树立战胜困难的信心，愿意共同商讨解决问题的对策。实施方案要尊重来访者的意愿，避免让来访者变成被动接受、依赖的角色。

（4）结束阶段。心理咨询在来访者和咨询者均满意或来访者不愿意继续进行咨询时，便可进入结束阶段。

① 确认咨询关系结束的时间。一般在目标达成后，双方即确定好咨询结束的时间。

② 总结及帮助。综合所有资料，结合咨询目标及方案，进行全面的回顾及总结。心

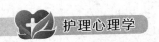

理咨询师要肯定来访者的进步，强化来访者积极的态度和行为，也可以引导来访者自己进行总结；帮助来访者运用在咨询过程中学到的方法处理生活中遇到的问题，即自主、积极地分析并解决问题。

③ 让来访者接受离别。有些来访者经过较长时间的咨询，可能对心理咨询师形成依赖性，不愿结束咨询。对依赖性强的来访者，心理咨询师可采取逐渐结束的方法，逐渐缩短咨询时间，延长咨询时间间隔，给足来访者时间接受这一事实；也可明确终止日期，但需要提前告知来访者，使其在思想上有所准备。心理咨询师可在咨询结束时给予来访者祝福，并欢迎来访者有问题随时再来进行咨询。

5.2　心　理　治　疗

5.2.1　心理治疗概述

1. 心理治疗的概念和基本要素

（1）心理治疗的概念。心理治疗又称精神治疗，是由受过严格专业训练的心理治疗师，以良好的医患关系为基础，运用心理学的理论与技术，影响患者的认知、情绪和行为等心理活动，从而消除其心身症状，促进其人格向健康、和谐的方向发展，重新保持个体与环境之间平衡的过程。

（2）心理治疗的基本要素。心理治疗必须包含以下基本要素：

① 治疗者必须具备一定的心理学知识和技能。

② 心理治疗要按照一定的程序来进行。

③ 心理治疗过程中要使用各种心理学的理论和技术。

④ 心理治疗的对象是具有一定精神、躯体或行为问题的人。

⑤ 心理治疗的目的是通过改善患者的心理状态和行为方式，消除或缓解其可能存在的各种心身症状，恢复其健全的心理、生理和社会功能。

2. 心理咨询与心理治疗的关系

心理咨询与心理治疗是两个常见的概念，经常出现在各种文献和教科书中，两者既相似又有区别。明确这两个概念之间的关系对临床心理学工作者具有重要意义。

（1）心理咨询与心理治疗的相似点。

① 工作性质。心理咨询与心理治疗的整个过程都注重建立和维持帮助者与求助者之间良好的人际关系，认为这是帮助求助者改变和成长的必要条件。

② 工作目的。心理咨询与心理治疗都期望通过帮助者与求助者之间的互动达到使求

助者改变和成长的目的。

③ 工作对象。心理咨询师与心理治疗师都可能会遇到因情绪障碍、人际关系不良、心理冲突等问题而来的求助者。

④ 指导理论和方法技术。两者所遵循的指导理论和采用的方法与技术常常是一致的。例如，心理咨询师对来访者采用的行为治疗的理论与方法或合理情绪疗法的理论与技术和心理治疗师采用的理论与技术别无二致，有异曲同工的效果。

（2）心理咨询与心理治疗的区别（表5-1）。

表 5-1　心理咨询与心理治疗的区别

不 同 点	心理咨询	心理治疗
工作对象	正常人、心理问题较轻或已康复的患者	症状较重或有心理障碍的患者
处理问题	正常人所遇到的各种问题	神经症、性变态、心理障碍、行为障碍、心理生理障碍、心身疾病及康复中的精神病患者
所需时间	短，1次至数次，少数可达十几次	长，数次、数十次甚至数年
涉及意识深度	浅，大多在意识层面进行，咨询过程注重教育性	深，无意识层面，治疗过程中带有一定的对峙性
重点	帮助来访者发展（协助）	重建患者的人格（矫正）
目标	直接、具体、明确	模糊，关注整个人的成长和进步

5.2.2　心理治疗的常用方法

在心理治疗的过程中，治疗者要根据每一名患者的具体情况，选用不同的心理治疗方法及有效的矫正手段。以下是几种常用的心理治疗方法。

1. 精神分析疗法

精神分析疗法是弗洛伊德所创建的一种特殊心理治疗技术，既适用于某些精神疾病，也可帮助人们解决某些心理行为问题。它建立在潜意识理论基础之上。精神分析疗法中最基本的方法是自由联想，还有梦的解析、解释、移情、阻抗和贯通等。

2. 行为疗法

行为主义学派是在行为主义心理学的理论基础上发展起来的一个心理治疗派别，是当代心理疗法中影响较大的派别之一。行为疗法又称行为治疗，是基于现代行为科学的一种非常通用的新型心理治疗方法，是根据学习心理学的理论和心理学实验方法确立的原则对个体进行反复训练，达到矫正适应不良行为的一类心理治疗。这种方法适用于神经症、心身疾病、人格障碍的适应不良行为（如人际交往不良等）、儿童心理障碍、精神发育迟滞的患者。

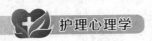
3. 认知疗法

认知疗法于 20 世纪 60—70 年代在美国产生，是根据人的认知过程，影响其情绪和行为的理论假设，通过认知和行为技术来改变求治者的不良认知，从而使其矫正并适应不良行为的心理治疗方法。认知疗法能够让患者发现生活中的很多事可以给他带来控制感和愉快的体验，也可以通过转移技术使患者的注意力转移，以缓解其心理紧张状态。

4. 催眠疗法

催眠疗法是指用催眠的方法使求治者的意识范围变得极度狭窄，借助暗示性语言消除病理心理和躯体障碍的一种心理治疗方法。

5.3　心理危机干预

心理危机（psychological crisis）表现为由于突然遭受严重灾难、重大生活事件或精神压力，生活状况发生明显的变化，尤其是出现了用现有的生活条件和经验难以克服的困难，致使当事人陷于痛苦、不安的状态，常伴有绝望、麻木不仁、焦虑以及自主神经紊乱症状和行为障碍。心理危机干预是针对处于心理危机状态的个人，及时给予适当的心理援助，使之尽快摆脱困难的措施。

5.3.1　心理危机概述

案例导入

2005 年 6 月 10 日下午 2：30，黑龙江省宁安市沙兰河上游山区突降暴雨，瞬间形成的洪峰引发泥石流，淹没了沙兰镇中小学。当时有 351 名学生正在上课，学校立即组织学生躲险但仍未能避免灾难发生，105 名学生遇难。

> **思考：**
> 对遇难学生家属的心理创伤，应如何进行心理危机干预？

1. 心理危机的概念

心理危机是指个体在遇到了突发事件或面临重大的挫折和困难，既不能回避又无法用自己的资源和应激方式来解决时所出现的心理反应。

2. 引发心理危机的原因

（1）重大自然性灾难或社会性灾难。

（2）突发危重疾病或长期慢性病的困扰。

（3）丧失因素。

（4）人际关系紧张。

（5）环境适应问题。

（6）矛盾冲突。

3. 心理危机的应对反应

当发生心理危机事件时，个体的应对方式可能有以下 3 种：

（1）有效应对，获得成长。当发生心理危机事件时，有些人能够迅速做出恰当的反应，为保证自己的生活而有效应对出现的危机，获得经验，使自我得到成长。

（2）度过危机，压抑感受。有些人也能度过心理危机，但处理的方法是试图通过不闻不问的方式掩盖心理危机事件的存在，把心理危机事件有意无意地压抑到潜意识中。

（3）无能为力，被危机击垮。在面对心理危机事件时，有些人无能为力，被危机击垮，需要有效的心理援助，否则会留下心理阴影。

4. 面对心理危机时个人的身心反应

个体面对心理危机时会产生一系列的身心反应，一般会持续 6 ～ 8 周。心理危机反应主要表现在生理、情绪、认知和行为等方面。

（1）生理方面。肠胃不适、腹泻、食欲下降、头痛、疲乏、失眠、做噩梦、容易受到惊吓、感觉呼吸困难或窒息、有哽塞感、肌肉紧张等。

（2）情绪方面。害怕、焦虑、恐惧、怀疑、不信任、沮丧、忧郁、悲伤、易怒、绝望、无助、麻木、否认、孤独、紧张、不安、愤怒、烦躁、自责、过分敏感或警觉、无法放松、持续担忧、担心家人的安全、害怕死亡等。

（3）认知方面。注意力不集中、缺乏自信、无法做决定、健忘、效率降低、不能把思想从危机事件上转移开等。

（4）行为方面。社交退缩、逃避与疏离、不敢出门、容易自责或怪罪他人、不易信任他人等。

5. 心理危机的发展过程

（1）冲击期。在危机事件发生后不久或当时，个体感到震惊、恐慌、不知所措。

（2）防御期。个体表现为想恢复心理上的平衡，控制焦虑和情绪紊乱，恢复受到损害的认识功能，但不知如何做，会出现否认、合理化等心理防御机制。

（3）解决期。个体会积极采取各种方法接受现实，寻求各种资源设法解决问题，焦虑减轻，自信增加，社会功能恢复。

（4）成长期。个体经历了危机而变得更成熟，获得应对危机的技巧，但也有人因消极应对而出现种种心理不健康的表现。

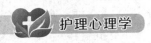

5.3.2 心理危机干预概述

1. 心理危机干预的概念

心理危机干预简称危机干预，是指应用心理咨询与心理治疗方法，对因突发性生活事件刺激导致心理危机的求助者进行心理帮助，使其重新建立或恢复危机爆发前的心理平衡状态，使之发生指向预期目标变化的过程。

从心理治疗的角度来看，心理危机干预主要包括心理障碍的病理诊断、早期治疗和标准治疗，目标是减轻心理障碍引起的痛苦；从预防心理问题的角度来看，主要针对心理问题发生的高危人群进行心理健康教育，目标是减少发生心理障碍的危险性；从心理支持和心理健康促进方面来看，主要包括心理的自我管理、预防心理障碍的复发及其康复，同时发展普通人群完成特定任务的建设性能力，提高适应能力和耐挫能力，提高幸福感和社会归属感。

目前，心理危机干预已经从早期单纯的个体训练领域进一步扩展到针对团体或特殊群体的多层次干预，以及运用心理训练的手段对已经有心理障碍的人进行临床干预；心理危机干预不仅仅是对心理问题或疾病的干预，也包括旨在提升心理健康水平和幸福感的心理健康促进。对于临床心理护理，心理危机干预的广义含义包括心理预防干预、心理治疗、心理支持与心理健康促进3个方面；就狭义含义而言，心理护理等同于心理危机干预。

2. 心理危机干预的种类

心理危机干预范围广、方法多，这里主要从临床心理护理学的角度来介绍其种类和常用方法。

（1）按心理危机干预的规模划分。按规模划分，心理危机干预主要分为团体心理干预和个体心理干预两类。

① 团体心理干预。团体心理干预是指护士和多名患者一起，借助团体的力量分析、纠正患者的心理问题，提供行为训练的机会，使每一位患者学会自助，以此解决他们共有的心理障碍。团体心理干预方法如下：

·团体辅导技术。护士可通过团体成员语言及行为上的相互支持帮助患者适当释放情绪，恢复心理平静；帮助患者与主要的支持者或其他的支持来源（包括家庭成员、朋友、社区帮助资源等）建立联系，获得帮助。

·角色扮演或心理剧技术。护士可结合主题心理剧，使患者通过在剧中扮演相应的角色，获得相关体会，促进患者对角色背后的心理状态进行分析、反思，从而对现实生活中的问题起到启发作用。护士应帮助患者宣泄不良情绪，恢复心理健康。

② 个体心理干预。个体心理干预是指由护士和患者一对一进行心理辅导。护士应了解

患者存在的心理问题及其形成的可能原因，为其建立个人心理档案。对其可能存在的心理问题进行分析，并制订有针对性的心理危机干预计划。例如，通过理解、安慰、鼓励、保证、解释、商讨、建议、指导、疏泄、暗示等手段，了解并解决患者的心理问题。护士可对患者采取适当的催眠疗法、放松训练、想象训练及其他行为治疗方法，使其心理宁静，减轻其痛苦。

（2）按心理危机干预的对象划分。心理危机干预的对象主要是心理正常个体和心理异常个体。因此，心理危机干预分为预防性心理干预、健康促进、危机干预和障碍性心理干预。

① 预防性心理干预。预防性心理干预是指针对心理健康个体，根据个体身心发展的一般规律和特点，帮助不同年龄阶段的个体尽可能地圆满完成各自的心理发展课题，妥善地解决心理矛盾，更好地认识自己和社会，开发潜能，促进个性的发展和人格的完善。这就要求护士根据疾病对患者心理的影响，患者在疾病发生、发展和转归过程中的心理特点，努力帮助患者战胜疾病治疗过程中的心理矛盾，学会应对心理危机的策略和有效的行为，最大限度地发挥他们原已存在的能力或形成更强的适应能力。

② 健康促进。健康促进是指针对正常心理层面的不健康心理状态，如认知扭曲、负性情绪、行为偏差等，进行有针对性的干预，消除心理问题、促进健康，使之恢复到正常健康状态的过程。

③ 危机干预。对处于急性心理危机状态的患者，进行有效的危机干预可以化解危机状态，消除危险。最常采用的方法是转移注意力，把焦点聚集于患者最留恋的事物上，对大部分人来说，这往往指向特定的感情，如亲情、友情、爱情等。

④ 障碍性心理干预。障碍性心理干预是指为各种有障碍性心理问题的患者提供心理援助、支持、干预、治疗，以减轻或消除患者的心理障碍。具体来说，障碍性心理干预是指护士对患者的障碍性心理问题，包括各种神经症（如抑郁症、焦虑症、强迫症、恐惧症、神经衰弱、疑病症等）、早期精神病、严重的情绪危机及其他精神疾病，通过心理测验、心理访谈等，查明心理障碍的性质和可能的原因，给予劝告、建议、教育、支持和各种形式帮助的过程，包括运用简短的心理治疗和医药治疗（综合干预），帮助患者恢复身心健康。

5.3.3　心理危机评估

1. 心理危机评估的概念

心理危机评估是心理危机干预的一项重要工作，对自杀未遂者的临床心理学评估需要一定的专业干预技术。心理危机和自杀未遂者的临床心理学评估应由专业人员或经过培训的心理危机干预工作者完成。

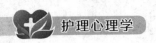

2. 心理危机评估的内容

心理危机干预工作应将检查评估贯穿整个干预过程。心理危机评估的主要内容包括评估危机的严重程度，评估求助者目前的情绪状态，评估替代解决方法、应对机制、支持系统和其他资源，以及自杀危险性。

5.3.4 心理危机干预的步骤

对个体遇到的各种各样的、错综复杂的危机，心理危机干预仍可以遵循一定的步骤，使用直接而有效的干预方法来处理。美国学者吉利兰（Gilliland）和詹姆斯（James）提出的危机干预六步骤模型已被广泛用于帮助许多不同类型危机的求助者。危机干预六步骤模型如下。

1. 确定问题

要实现与处于危机的个体接触，建立信任关系，危机干预人员就必须非常迅速地确定引发危机的核心问题是什么。危机干预人员的分析必须完全从患者的角度出发，从患者的角度来确定和理解其所认识的危机问题。同一事件对不同的人的刺激所引起的反应会受到个性、文化、价值观等因素的影响。如果危机干预人员所认识的危机境遇并非患者所认同的，即使危机干预人员的认识并没有错误，其干预也是很难达到预期效果的。因此，危机干预人员要使用积极的倾听技术，给予患者同情、理解、真诚、接纳及尊重，既要注意患者的言语信息，也要注意其非言语信息。

2. 保证患者的安全

在整个心理危机干预过程中，患者的安全问题自始至终都应该得到重视，保证患者的安全是心理危机干预的首要目标。所以，危机干预人员首先应帮助患者尽快脱离灾难现场或创伤情境，使其尽快脱离危险。危机干预人员要评估患者心理危机的严重程度，确定需要紧急处理的问题，保证患者对自身和对他人的生理与心理危险性降至最低。

3. 提供支持

心理危机干预强调与患者的沟通和交流，给予患者尽可能全面、充分的理解和支持，并积极、无条件地接纳患者。不管患者的经历是天灾人祸还是由自己的过失所致，也不管患者当前的感受可以理解还是不合常情，一律不予评价。危机干预人员应该提供机会，通过沟通与交流让患者表达和宣泄自己的情感，给予患者同情、支持和鼓励，使其感到危机干预人员是完全可以信任的，也是能够给予其关心和帮助的人。

4. 检验可替代的应对方式

处于心理危机中的患者的思维往往处于被抑制的状态，因此患者很难判断什么是最佳选择。危机干预人员要让患者认识到有许多变通的应对方式可供选择，可建议患者从不同的途径思考变通方式。思考变通方式的途径如下：

（1）对外开发环境资源，引导患者从身边的亲朋好友那里寻求支持和帮助。例如，有哪些人现在或过去能关心患者，能在行为或心理上予以支持和陪伴，如母亲的关心、陪伴，朋友的支持和帮助等。

（2）对内开启心理支援，鼓励患者尝试新的、积极的、建设性的思维方式，以改变自己对问题的看法，并减轻应激与焦虑水平。

心理危机干预人员要帮助患者探索自己可以利用的替代解决方法，促使患者积极地搜索可以获得的环境支持、可以利用的应对方式，发掘积极的思维方式。如果患者能够客观地评价各种可变通的应对方式，危机干预人员就能够给感到绝望和走投无路的患者以极大的支持。

5. 制订计划

危机干预人员可与患者共同制订行动计划来矫正其情绪的失衡状态。危机干预人员应帮助求助者做出现实的短期计划，确定求助者理解的、自有的、可操作性的行动步骤，将变通的应对方式以具有可行性的时间表和行动步骤的形式列出来。制订行动计划时，危机干预人员要充分考虑患者的自控能力和自主性，让患者充分参与行动计划的制订，使他们感到自己的权利和自尊没有被剥夺。

6. 获得承诺

回顾和改善有关计划和行动方案，危机干预人员要用理解、同情和支持的方式进行询问。危机干预人员要明确在实施计划时达成同意合作的协议，帮助患者向自己承诺采取确定的、积极的行动步骤。这些计划和行动步骤必须是患者自己的，从现实的角度是可以完成的或可以接受的，以便患者会坚持按照预定计划和方案行事。

5.3.5　心理危机干预的分类

1. 按心理危机干预的方式分类

按干预方式划分，心理危机干预主要分为体验式干预、参与性干预、影响性干预和非语言性干预。

（1）体验式干预。体验式干预是指通过让患者亲身参与一些心理体验活动，如音乐体验、沙盘游戏体验等，激发其内心感受，使患者的内在体验能够在低防御状态下自然释放，从而达到宣泄负性体验的目的，促进其康复。

（2）参与性干预。参与性干预是指护士在对患者进行心理干预的过程中了解患者心理问题的一系列方法，包括倾听、开放式询问与封闭式询问、鼓励和重复技术、内容反应、情感反应、具体化、参与性概述等。

（3）影响性干预。影响性干预是指在心理干预过程中，护士通过专业理论知识和方法、人生经验对患者的心理产生影响的一系列方法，通常包括面质、解释、指导、情感表

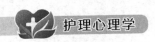

达、内容表达、自我暴露、影响性概述等。

（4）非语言性干预。心理危机干预是通过言语内容和非言语行为交互作用达成的，许多时候，非言语行为所表达的信息比言语表达的信息更多、更准确、更真实。非语言性干预是护士采用非语言性的方法，包括目光注视、躯体语言、声音特征、保持一定的距离和角度、沉默等对患者的心理进行影响的一系列方法。

2. 按心理学流派分类

对心理危机干预影响较大的，主要的心理学流派有精神分析学派、行为主义学派、人本主义学派和认知心理学派，基于这些学派理论基础上的主要心理危机干预方法有精神分析疗法、行为疗法、人本主义疗法和认知疗法（表 5-2）。

表 5-2　常见心理学流派及其治疗方法的比较

比较项目	心理学流派			
	精神分析学派	行为主义学派	人本主义学派	认知心理学派
代表人物	弗洛伊德	华生、巴甫洛夫、斯金纳、班杜拉	罗杰斯、马斯洛	贝克、埃利斯
治疗方法	精神分析疗法	行为疗法	人本主义疗法	认知疗法
治疗机制	改变人格	矫正不良行为	促进成长动机	改变不良认知
主要技术	催眠、自由联想、释梦	经典条件反射、操作条件反射、社会学习	真诚、关注	贝克认知疗法、合理情绪疗法
医师角色	建议者、参与者	指导者、示范者	解释者、反馈者	教育者、塑造者
治疗效果	慢，长期	快，短期	慢，长期	较快，中期

（1）精神分析疗法。精神分析疗法基于弗洛伊德于 1895 年提出的精神分析学说，主要通过精神分析师与患者为治疗而构建的工作联盟，在耐心而长期的治疗关系中，利用催眠、释梦、自由联想等内省方法，帮助患者将压抑在潜意识中的各种心理冲突，主要是幼年时期的精神创伤和焦虑情绪体验挖掘出来，使其进入意识中，重新认识自己，并改变原有行为模式，以达到治疗目的。

（2）行为疗法。行为疗法是华生于 1913 年提出的，主要是以学习理论和条件反射理论为依据的心理干预。华生认为，人的问题行为、症状是由错误认知与学习（病理性条件反射）导致的，主张将心理干预的着眼点放在患者当前的行为问题上，注重当前某一特殊行为问题的学习和解决（强化或消退），以促使问题行为的改变、消失或新的行为的获得。由于行为、个人因素（认知、情绪和人格）和外部环境的相互交错，在临床心理护理中，护士应借鉴和引入有关认知改变的技术，更多地采用行为与认知联合的方法，也称行为－认知治疗或者认知－行为治疗。

（3）人本主义疗法。人本主义疗法由罗杰斯于 1940 年创立，它强调调动来访者的主观能动性，尊重、无条件关注来访者，发挥其潜能，不主张给予心理疾病的诊断。护士则更多地采取倾听、接纳与理解的态度，即以患者为中心，指导患者认识和了解自我、发挥自身潜能。

（4）认知疗法。认知疗法是在美国心理学家埃利斯（A. Ellis）于 20 世纪 50 年代末、60 年代初提出的合理情绪疗法（rational-emotive therapy，RET）、贝克的情绪障碍认知理论等的基础上建立的。认知疗法的基本观点是每个人的情感和行为在很大程度上是由自身认知外部世界、处世的方法或方式决定的，心理问题由不合理、歪曲的认知引起，即一个人对外界的认知决定了他的内心体验和反应。这就要求护士着眼于探究、考察和调整患者的内在不合理认知，从而影响行为、情绪等内在因素的变化，使患者主动适应，积极发展。

5.3.6　心理危机干预的常用技术

案例导入

患者，女，32 岁，已婚未育，因子宫肌瘤反复发作行子宫全切术，丧失生育能力。术后患者情绪低落，唉声叹气，觉得自己不能生孩子就不是完整的女人，不知道该如何面对丈夫及公婆，而且认为子宫全切之后自己还会早衰，因此对未来的生活感到恐惧。

思考：

1. 在上述案例中，该患者存在哪些不合理认知？

2. 护士应该如何帮助该患者树立合理认知？

1. 认知疗法

认知疗法是临床常用心理危机干预技术，是通过认知和情绪技术手段来改变患者对事件不合理的认知、解释和评价，进而消除不良情绪和行为的心理治疗方法。具有代表性的认知疗法有埃利斯的合理情绪疗法和贝克认知疗法。

（1）埃利斯的合理情绪疗法。合理情绪疗法也称理性情绪疗法，是通过理性分析和逻辑思辨的途径，改变造成患者情绪困扰的非理性观念，以帮助他们解决情绪和行为问题的一种心理治疗方法。

① 合理情绪疗法的理论。合理情绪疗法理论认为，引起人们情绪困扰的并不是外界发生的事件，而是人们对事件的态度、看法、评价等认知内容，因此要改变情绪困扰不是致力于改变外界事件，而是应该改变认知，通过改变认知来改变情绪。该理论认

为，外界事件为 A，人们的认知为 B，情绪和行为反应为 C，因此合理情绪疗法理论又称 ABC 理论。埃利斯认为，人们在童年时期习得的不现实和非逻辑的准则、价值观，生活中的创伤事件形成的不合理经验，在现实事件的诱发下，会带来情绪困扰。因此，合理情绪疗法以不合理信念为线索，帮助患者寻找并识别关键问题，对其质疑，与其辩论，使患者最终放弃不合理信念，建立合理的、现实的信念体系和人生哲学，从而达到改善情绪和行为的目的。

② 合理情绪疗法的操作。

·心理诊断（psychodiagnosis）。护士要与患者建立良好的护患工作关系，帮助患者建立自信心；找出患者情绪困扰和行为不适的具体表现（C），以及与这些反应相对应的激发事件（A），并对两者之间的不合理信念（B）进行初步分析，找出他们最迫切希望解决的问题；护士应与患者一起协商，共同制定治疗目标，一般包括情绪和行为两方面的内容；护士要向患者介绍合理情绪疗法理论，使其接受这种理论和认识到 A、B、C 之间的关系，并能结合自己当前的问题进行初步分析。

·领悟（insight）。护士可通过解释和证明使患者在更深的层次上领悟到他的情绪和行为问题是自己的不合理观念造成的，因此，应该对自己的问题负责。护士要引导患者把合理与不合理的信念、表层与深层错误观念、边缘与中心错误观念、主要与次要错误观念区分开来，从而对自己的问题与不合理观念的关系达到进一步的领会。一般来说，护士要帮助患者实现 3 种领悟：是信念引起了情绪和行为后果，而不是诱发事件本身；不合理的信念引起情绪和行为问题，自己应对自己的情绪和行为问题负有责任，应进行细致的自我审查和反省；只有改变不合理的信念，才能减轻或消除他们目前存在的症状。

·修通（working through）。这一阶段是合理情绪疗法中最主要的阶段。护士的主要任务是采用各种方法与技术，使患者修正和放弃原有的非理性观念并代之以合理的信念，从而使症状得以减轻或消除。合理情绪疗法强调人自身的认知、情绪和行为 3 个维度功能的统一性。

图文
修通

·再教育（reeducation）。护士的主要任务是巩固治疗所取得的效果，帮助患者进一步摆脱不合理观念及思维方式，使新观念和逻辑思维方式得以强化，并重新建立新的反应模式，以减少以后生活中出现的情绪困扰和不良行为。

③ 合理情绪疗法在护理中的应用。合理情绪疗法在临床护理工作中是应用较多的心理干预方法，它对许多患者的心理问题的治疗都有良好的效果。这里就以对初诊 2 型糖尿病患者实施合理情绪疗法为例加以介绍。在该案例中，护士通过改变患者的不合理信念，使其树立正确、积极的治病防病观念，从而缓解了患者的焦虑情绪。

·心理诊断和领悟。护士首先应通过与患者交谈，找出其情绪困扰和行为不适的不合理信念，如"我得了糖尿病真倒霉""实在是不公平，凭什么我就会得糖尿病！这下全完了，什么好东西都不可以吃了"得了糖尿病，要花很多的钱，我就成了累赘，成了废人""反正糖尿病是永远不能治愈的，大不了就是一死，我就随心所欲听之任之了"。

同时，护士应帮助患者领悟是信念引起了情绪及行为的后果，自己要对此负有责任，也只有改变了不合理信念，才能减轻或消除焦虑，做到科学的防病治病，促进疾病的康复和预防并发症。

·修通。护士主要应用一些心理学的方法与技术来修正、改变患者的不合理信念。例如，应用"产婆术"，围绕患者信念的非理性特征，护士直接提出问题："你觉得什么样的人应该得糖尿病？""你觉得全完了，是个什么样的状态？那意味着什么？你认为得病是全完了的话，我可以举出比这还要糟糕十倍的疾病种类，你若遇到了，你又会怎样？废人和累赘的含义到底是什么？"通过辩论，护士可以使患者认识到他的信念是不合理的，进一步指导患者采用合理自我分析技术，让患者列出患病后产生的不合理信念，并针对不合理信念进行分析，找出可以代替不合理信念的合理信念。

·再教育。此阶段护士的主要任务是巩固前几个阶段的效果，帮助患者进一步摆脱原有的不合理信念及思维方式，使新的观念不断强化，从而帮助患者积极、正确地面对疾病，更好地适应患病后的生活。在这一阶段，护士主要应教会患者进行自信治疗和放松治疗，以提高患者应对焦虑情绪反应的能力。

在患者初次被诊断为糖尿病时，其对糖尿病的相关知识了解甚少，再加上心理上处于不愿接受或不信任阶段，获取健康知识的途径非常有限，极易产生不合理信念和焦虑情绪。因此，护士对初诊 2 型糖尿病患者及时、早期进行健康教育和心理干预是十分必要的。合理情绪疗法通过患者与自己不合理的信念辩论，以及护士对其不正确的疾病知识和观念的纠正，告诉患者糖尿病是可防、可治的疾病，让患者从根本上树立正确面对疾病的态度，最终接纳疾病状态下的自己，缓解焦虑情绪。

（2）贝克认知疗法。贝克认知疗法是指帮助患者去修正和对抗歪曲的信念、假设和自动化思维，进而采取合理的想法和行动来平衡情绪的一种心理治疗方法。

① 贝克认知疗法的理论观点。贝克认知疗法认为，人们的行为、感情是由对事物的认知所影响和决定的，而人们的认知建立在自己以往经验的态度和假设基础之上。心理障碍的产生并不是激发事件或不良刺激的直接后果，而是在歪曲或错误的思维影响下造成的，不同的心理障碍有不同内容的认知歪曲。例如，有抑郁情绪的患者大多对疾病、现实和将来都持消极态度、抱有偏见，认为自己的疾病不能治愈，现实事事都不如意，未来毫无希望；有焦虑情绪的患者则对疾病的威胁持有偏见，过分夸大疾病的后果，面对治疗只强调不利因素，而忽视有利因素。因此，认知治疗重点在于矫正患者的思维歪曲。

② 贝克认知疗法的操作。

·建立咨询关系。良好的关系对认知治疗非常重要，它是治疗赖以持续下去的基础。

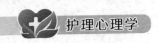

在这个过程中，护士主要扮演诊断者和教育者的双重角色，故需要对患者的心理问题及其背后的认知过程有较全面的认识，对其存在的问题要进行诊断；还要引导患者对问题及其认知过程有一定的思考和认识，并安排特定的学习过程来帮助患者改变其不适应的认知方式。

·确定咨询目标。认知疗法的根本目标是发现并纠正患者的错误观点及其已形成的错误认知过程，使之调整到正确的认知方式上来。对制定的各种具体目标，护士和患者之间应努力保持一致。

·确定问题。为了能够尽快发现患者情绪、行为问题背后不正确的认知观念，护士的首要任务是把患者引导到某个特定的问题范围内，要求患者集中注意那些具体的问题和可以观察到的事实，并引导患者对它们进行体验和反省，这需要通过提问和自我审查技术的结合来实现。提问就是由护士提出某些特定的问题，把患者的注意力导向与他的情绪和行为密切相关的方面。自我审查就是鼓励患者说出自己对自身疾病所持有的看法，并对这些看法进行细致的体验和反省。

·检验表层错误观念。表层错误观念或边缘性错误观念又称负性自动想法，是指患者对自己不适应行为的一种直接、具体的解释。例如，一个洁癖患者认为不经常洗手就会影响自己的健康，一个社交恐惧症患者认为自己缺乏与人沟通的能力。总之，他们会寻找到具体的原因来解释其行为。

·纠正深层错误观念。深层错误观念又称功能失调性假设，往往表现为一些抽象的与自我概念有关的命题，如"我一无是处""我是一个失败的人"等，它们并不对应具体的事件与行为，也难以在具体情境中加以检验。对此，护士可采用语义分析技术来应对。语义分析技术主要针对求助者错误的自我概念，它常表现为一种特殊的"主－谓－表"句式结构。例如，针对"我永远不可能成功"纠正错误核心观念：首先，把主语位置上的"我"换成与"我"有关的更为具体的事件和行为，如"我上次做的事情不太成功"；其次，表语位置上的词必须能够根据一定的标准进行评价，通过这种语义分析和转换，护士就可以引导患者把代表其深层错误观念的无意义的句子转变成具体的、有特定意义的句子，使患者学会把"我"分解为一些特定的事件和行为，并在一定的社会参照下来评价它们。护士要使患者认识到他只是在某些特定行为上确实有一些问题，但除此之外的其他方面则可能是与正常人一样的。

·进一步改变认知。认知过程决定了行为的产生，同时行为的改变也可以引起认知的改变。因此，在认知治疗中，护士需要通过行为矫正技术来改变患者不合理的认知观念。这种技术不是仅仅针对行为本身，而是时刻把它同患者的认知过程联系起来，并努力在两者之间建立起一种良性循环的过程。行为技术对患者认知结构的改变可以具体表现在以下两个方面：首先，护士可以通过设计特殊的行为模式或情境，帮助患者产生一些通常被他所忽视的情绪体验，这种体验对患者认知观念的改变具有重要作用；另一方面，在行为矫正的特定情境中，患者不仅体验到什么是积极的情绪，什么是成功的行为，还学会了如何获得这些体验的方法。这样，在日常生活情境中，他也就能用这些方法去获得积极的体验和成功的行为。

·巩固新观念。当患者学会用新的思维方式来代替、评估旧的思维观念，用新的行为代替旧的不适应行为方式时，护士的基本任务也就完成了。最后一步的工作只需要调动患者的内在潜能来进行自我调节，这就是认知复习。护士可通过布置家庭作业或以让患者阅读有关认知疗法材料的方式给患者提出某些相应的任务，这实际上是前面几个干预过程在实际生活情境中的进一步延伸，使患者在现实生活情境中有更多的机会来巩固那些刚刚建立起来的认知过程和正确的认知观念，进一步使用新的思维方式和正常的情绪行为反应。只有当患者在实际生活中能够做到完全依靠自己来调节认知、情绪和行为时，干预才算达到目的。

③ 贝克认知疗法在护理中的应用。贝克认知疗法也可以很好地在护理中得到应用，如对车祸后截肢的患者，可以通过与患者交谈找到表层错误观念、深层错误观念，进而使患者改变认知，最后获得新的认知。具体如下：

·识别表层错误观念。对车祸后截肢处于情绪低落的患者，护士首先要与患者进行交流，识别患者的表层错误观念，如"我太倒霉了""我这辈子全毁了"等。护士要质疑患者观念的合理性：截肢了这辈子就全毁了吗？

·挖掘深层错误观念。护士要继续挖掘患者的深层错误观念，如"我少了一条腿，什么事都做不成了""我是个残疾人了，我这辈子将一事无成"等。护士要质疑患者观念的合理性：少了一条腿就一辈子一事无成了吗？

·改变认知。护士要结合其他身残志坚的人，如张海迪、霍金等的故事进行榜样激励，促使患者的认知改变，如"虽然残疾了，但我依然可以做一个对社会有用的人""虽然少了一条腿，但是依然可以过一个有意义的人生"等。

·认知重建。护士应鼓励患者每天练习，学会用新的观念代替旧的观念，直到一想到这个问题，就可以自动地想到新的观念为止。

2. 行为疗法

案例导入

患者，女，16岁，高中生，因神经性厌食入院。患者面容憔悴，瘦成皮包骨头，没有食欲，几乎吃什么吐什么。为了让她尽快康复，责任护士小张想了一个办法，在了解到患者特别喜欢看电影后，护士小张对患者说："如果你能坚持每顿至少吃半碗饭，坚持 1 天，那么护士姐姐就让你看一部电影。"之后，只要患者坚持好好吃饭 1 天，就能看一部电影，如果没有坚持下来，就没有电影看。慢慢地，

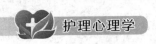

在责任护士小张的引导下，患者的饭量逐渐增加，并渐渐有了食欲，能正常进食了，体重也有所增加，最终恢复健康。

思考：

1. 在上述案例中，责任护士小张对该患者应用了什么技术？

2. 在该技术的应用中，最重要的关键点是什么？

行为疗法是以学习理论和条件反射理论为依据的心理治疗技术，它认为人的问题行为、症状是由错误学习导致的，主张将心理治疗或心理咨询的着眼点放在患者当前的行为问题上，注重当前某一特殊行为问题的学习和解决，以促使问题行为的变化、消失或新的行为的获得。行为主义的创始人是华生，但对相关心理治疗产生较大影响的是巴甫洛夫的经典条件反射理论、斯金纳的操作条件反射理论和班杜拉的社会学习理论。

（1）系统脱敏疗法。系统脱敏疗法是由心理学家沃尔普（Wolpe）在1958年创立的，他是在华生的"去条件化技术"的理论基础上提出的，其目的是让患者逐步接近能引起焦虑、恐惧的客体或特定的情境，同时进行想象、放松，使焦虑反应逐渐减弱直至消失。临床上许多患者由于对疾病过分担忧、对大手术感到恐惧而经常出现焦虑这一心理现象，这就需要护士对系统脱敏疗法加以掌握。

① 系统脱敏疗法的定义。系统脱敏疗法又称交互抑制法，主要是诱导患者有计划、有步骤地暴露在导致焦虑的情境中，并通过身体的放松状态来对抗这种焦虑情绪，从而达到消除焦虑的目的的方法。所谓交互抑制作用，是指在全身肌肉放松状态下的个体，各种生理生化反应指标，如呼吸、心率、血压、肌电、皮电等，都会表现出同焦虑状态下完全相反的变化。此外，能够与焦虑状态有交互抑制作用的反应不仅是肌肉放松，进食活动也能抑制焦虑反应。根据这一原理，在处理紧张、焦虑以及恐惧患者时，应从能引起个体较低程度的焦虑或恐惧反应的刺激物开始进行治疗。一旦某个刺激不再引起患者的焦虑和恐惧反应，施治者便可向处于放松状态的患者呈现另一个比前一刺激略强一等级的刺激。如果一个刺激所引起的焦虑或恐惧状态在患者所能忍受的范围之内，经过多次反复的呈现，他便不再会对该刺激感到焦虑和恐惧，治疗目标也就达成了。这就是系统脱敏疗法的治疗原理。

② 系统脱敏疗法的操作。

·学会肌肉放松。护士应教会患者渐进式紧张－放松法，并带动其进行治疗。一般需要进行6～10次练习，每次半小时，每天1～2次，以达到全身肌肉能够迅速进入松弛状态为合格。

·建立恐惧或焦虑的等级。首先，护士应与患者一起探讨使其感到恐惧或焦虑的事件，并让患者讲出对每一事件恐惧或焦虑的主观程度，该程度可用主观感觉尺度来度量，一般为 0 ~ 10 层级；然后，将患者报告的恐惧或焦虑事件按等级程度由小到大的顺序排列。表 5-3 为一位手术焦虑者的不适等级表。

表 5-3　一位手术焦虑者的不适等级表

排　　序	事　　件	得　　分
1	得知自己需要做一个大手术	10
2	确定自己下周做手术	20
3	手术前几天与医生讨论手术	30
4	手术前一天做术前相关准备	40
5	手术当天早晨醒来	50
6	做好一切准备等手术室人员来接	60
7	躺在平车上在去手术室的路上	70
8	在手术室等候手术	80
9	看到医生在做手术准备	90
10	医生给自己麻醉，马上手术	100

③ 系统脱敏疗法的实施。护士应要求患者在放松的情况下，按某一恐惧或焦虑的等级层次进行脱敏治疗。这一过程分为两个步骤进行：首先是放松，其次是想象脱敏治疗。由护士做口头描述，并要求患者在能清楚地想象此事时伸出一根手指来表示；然后，让患者保持这一想象中的场景 30 s 左右。想象脱敏治疗一般在安静的环境中进行，想象要求生动逼真，像演员一样进入角色，不允许有回避停止行为产生，一般忍耐 1 h 左右视为有效。实在无法忍耐而出现严重恐惧时，采用放松疗法对抗，直到达到面对最高级的恐惧事件情境也不出现惊恐反应或反应轻微而能忍耐为止。如果现实需要或条件允许，可以对患者进行现场脱敏治疗，即把患者带到他所恐惧的对象面前或暴露于他所恐惧的环境中，如果患者又产生恐惧体验和反应，则应指导患者放松，在其紧张反应消失后，再进行更进一步的暴露。

④ 系统脱敏疗法在护理中的应用。

·手术焦虑患者。需要手术治疗的患者在住院期间均存在不同程度的紧张、焦虑、恐惧心理。其主要原因之一是对住院的情境感到陌生，并且对手术存在恐惧心理。系统脱敏疗法在运用情境导入的教育模式基础上，在住院期间配合放松疗法，使患者的情境性焦虑情绪在与引起这种情绪的条件刺激分步接触中逐渐消退（脱敏），最终使此焦虑情绪

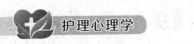

得以矫正。

·特殊检查恐惧患者。如需要做功能核磁共振的患者，检查期间要独立在狭窄的扫描间内躺着，耳边还有巨响，如果是对幽闭空间有恐惧的患者，检查时可能发生严重的躯体反应，以致使检查被迫中止。所以，对这类患者，护士在检查前需要对其进行系统脱敏，以顺利完成检查。

·社交恐惧症患者。对社交恐惧症患者，系统脱敏疗法是效果比较好的心理干预方法之一。护士首先与患者一起列出恐惧等级，然后通过想象脱敏治疗和现场脱敏治疗反复练习，最终使患者在面对陌生人时不会产生强烈的恐惧反应。

（2）厌恶疗法。厌恶疗法是应用最早的行为治疗技术之一，是美国心理学家考泰拉（Cautela）和科尔尼（Kearney）在1990年依据操作条件反射中的惩罚原理创立的。厌恶疗法常用于治疗酒精滥用、肥胖症、强迫观念等。

① 厌恶疗法的定义。厌恶疗法是一种通过轻微的惩罚来消除适应不良行为的治疗方法。当某种适应不良行为即将出现或正在出现时，当即给予一定的消极刺激，如轻微电击、针刺或催吐剂，使患者产生厌恶的主观体验，经过反复实验，适应不良行为和厌恶体验就建立了一定的条件联系，此后当患者欲实施一定行为时，便立刻产生厌恶体验，为了避免这种厌恶体验，患者只有终止或放弃原有的适应不良行为。

② 厌恶疗法的操作。

·确认靶症状。厌恶疗法具有极强的针对性，必须明确要改正的目标行为，每次只能选择一个最主要的行为作为治疗的靶行为。

·选择合适的厌恶刺激。厌恶刺激的选择十分关键，它必须是强烈和无害的（要保证安全），如电刺激、药物刺激等。惩罚的消极刺激有三类：一是给予患者痛苦或厌恶刺激，如物理、化学、言语刺激等；二是使患者失去自己喜爱的事物，即让患者为其不良行为付出代价，如罚钱、失去玩足球的机会等；三是想象厌恶，如对有偷窥癖的人来说，想象自己的偷窥行为被别人撞见并公之于众之后，大家对自己的鄙视和唾弃可以达到一定的治疗效果。

·厌恶疗法应该在严格的控制下使用。目前，厌恶疗法尚有两个争议的问题：一是技术方面的问题，从学习理论可知，惩罚有一定的危险性，有临床案例报告，有露阴癖的患者经电击治疗后发生阳痿，有些患者可能因惩罚而焦虑情绪加重；二是伦理问题，惩罚作为一种治疗手段，可能与医学伦理学规范相冲突。

③ 厌恶疗法在护理中的应用。

·药物滥用患者。护士应详细了解患者的病史及病因，将患者安置于单人间，设专人护理，准备好抢救物品，在药物治疗过程中配合暗示疗法，及时鼓励患者并且告知患者其不良习惯对身体的危害。有些患者在治疗期间可能会出现戒断综合征，表现为体颤抖、出汗、恶心、呕吐、焦虑等，护士要及时处理，消除患者及其家属的紧张、恐惧心理，同时密切观察患者意识、血压、心率及戒断症状的变化，并做好相应的护理，及时控制戒断症状，使患者安全度过戒断期。

·吸烟患者。厌恶疗法实施过程中，在产生厌恶感的同时，患者可能会有焦虑、恐惧等不良心境，大部分患者对强行戒断有敌对情绪。因此，护士应积极了解患者的心理状态，与之建立良好的护患关系，使患者保持良好的就医心态，充分发挥患者的主观能动性，使患者积极配合治疗。

·强迫症患者。对强迫症患者，护士应嘱其一旦产生强迫想法或者行为，就需要报告。此时，护士应监督和帮助患者立刻停止强迫思维和行为。同时，护士应尊重、关心患者，对其痛苦表示同情和理解，尽量满足患者的合理要求，经常与其交谈，激发患者的治疗愿望，并给其介绍治疗成功的病例，增强其治疗信心。护士应对患者的进步给予表扬，鼓励患者参加其感兴趣的娱乐活动，转移患者的注意力，减轻或消除患者的焦虑、恐惧心理。患者出院时，护士要做好患者及其家属的健康教育工作；患者出院后，以书信或电话随访的方式帮助患者解决心理问题，巩固疗效，降低复发率。

厌恶疗法在临床护理上的应用要特别注意其适应证及禁忌证，并且要求患者要有信心、主动配合治疗。当经过治疗取得一定的进步时，护士要及时鼓励患者。在治疗过程中，必要时取得患者家属的配合，治疗效果会更好。

（3）正强化技术。通俗地讲，正强化技术是对患者做出正面的肯定和赞赏。其有利于调动患者配合治疗的积极性，增强他们治愈疾病的信心。因此，护士必须懂得如何协调护患之间的关系，恰当运用正强化技术开展临床护理，以利于提高护理质量和工作效率。

① 正强化技术的相关概念。所谓强化，是指任何有助于机体反应概率增加的事件。强化手段一般有正强化、负强化和惩罚。凡施加某种影响并有助于反应概率增加的事件称为正强化，凡移去某种不利的影响并有助于反应概率增加的事件称为负强化。其中，正强化是一种以操作条件反射为理论依据，通过正强化塑造和巩固某行为的方法。强化理论认为，人们会重复那些受到正强化的行为，而修正那些负强化或使其受到惩罚的行为。但是，如果积极的行为得不到正强化，那么这些行为会出现自然消退的现象。此外，正强化的效果往往要胜于负强化，而且正强化的作用是负强化无法替代的，或者说，批评无法取代表扬所产生的效果。事实上，表扬可能是一种最容易使用、成本最低，同时能够以最快的速度加以强化的积极形式，可以有效地进行个体行为的塑造和矫正。另外，不强化或既没有批评也没有表扬的做法同样是不利的，因为它会导致患者的正性行为逐渐减弱甚至消失。

② 正强化技术的操作。

·选择和确定目标行为。首先，护士应确定患者的哪些行为有利于疾病的治疗，哪些行为不利于疾病的康复，前者是需要正强化的行为，后者是需要改变的目标行为；其次，

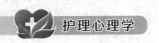

要确定目标行为出现的条件、频率等；最后，量化目标行为，作为强化治疗的效果评价指标。

·选择强化物。按内容，强化物可分为消费性强化物、活动性强化物、操作性强化物、拥有性强化物、社会性强化物等。护士也可以使用代币法，用小红旗、代用品等强化物。强化物的选用要注意个体差异，以达到最佳目标。

·强化治疗。一旦患者出现适应行为或要塑造和巩固的行为，护士必须立即给予强化物，直至这一行为得到巩固。

③ 强化技术在护理中的应用。正强化是一种在临床各科使用较多的方法，大概有以下几个方面的应用：

·用于特殊护理操作。以插胃管（三腔二囊管）为例，由于插管过程中患者处于清醒状态，且管道本身具有气味和一定的直径，会引起患者的不适，尤其是管道通过咽喉部碰到会厌时，会引起呕吐反射，相当一部分患者在第一次插管时会失败，多次失败可使患者对该操作产生怀疑和排斥，这种情况下就需要予以正强化，尤其是抓住第一次插管的机会，不断鼓励患者，让患者从一开始就特别配合护士的操作，保证一气呵成、一次成功。

·用于康复治疗患者。例如，脑卒中患者的行走康复治疗，首先护士应与患者共同确定目标行为，即行走，并确定子目标等级，如站立、扶物跨步、独自跨一步、独自跨三步等；然后选用强化物，成人更多使用社会性强化物，包括赞美、激励、与患者同乐、对未来生活的遐想等；再就是在低等级子目标行为出现时给予强化，在低等级行为得到巩固后向高一级的行为迈进，直至能独自行走。

·用于儿童不良习惯的矫正。在面对儿童患者时，护士要慎用惩罚，而正强化是比较合理的一种手段。行为治疗学家已经设计了各种各样由儿童、父母、护士共同协商的鼓励计划，当儿童使用了护士教给他们的技术时，其能获得相应的分数，达到一定分数就可获得儿童所希望得到的强化物。

（4）榜样示范法（modeling therapy）。榜样示范法是根据班杜拉的行为模仿学习理论而创立的，通过给患者提供一个榜样，进行适宜的示范行为，让患者通过观察他人行为和行为后果，然后进行模仿学习。这种方法可以应用在临床护理中，帮助患者学习、观察、模仿他人的行为来克服恐惧和焦虑。

① 榜样示范法的定义。榜样示范法是指提供特定行为的模型、范本，即榜样进行行为示范，观察者（患者）则通过对榜样的观察进行学习，获得榜样的示范行为并进行模仿性操作。在临床护理中，护士常常使用现场示范法对患者进行健康指导，这种方法改变了以往护士单纯的口头宣教与患者被动接受的模式，使患者能亲身体会护士细心照料与护理的过程，增加了患者对护士的信赖。由于现场示范法的示范对象是患者，因此健康宣教的内容必须更具体、形象、直观、有针对性且通俗易懂，使患者参与其中，提高患者的学习

兴趣，使健康教育的目标更容易达到。

②榜样示范法的操作。

·选择合适的示范模型。榜样示范法所用的示范榜样称为示范模型。示范模型是否能起到示范作用除了与使用的模型类型有关外，还取决于模型与患者在年龄、性别、文化、身份等方面的相似性及疾病各方面的匹配性等，相似性越高，患者模仿学习的效果越好；匹配性越好，学习效果也越好。示范模型一般可分为活体模型和象征模型。活体模型是指现实生活中活生生存在的具体人物，如生活中的肿瘤康复患者，病房中的一位情绪积极、配合治疗的患者等。这种模型的示范称为生活示范。所谓象征模型，是指电影或录像中的某一人物，这种模型的示范称为替代示范（vicarious modeling），如利用录像示范来减轻患者对胃镜检查的焦虑及恐惧情绪。

·共同参与示范。共同参与示范即在条件允许的情况下，从情景示范转入真正的参与性活动，这种方式可以使患者获得自己能够战胜困难情境的心理优越感。

·多途径辅助。护士应在示范过程中综合运用鼓励、奖励、动画视频以及教育手段等。

③榜样示范法在护理中的应用。榜样示范法是一种在临床医疗护理中使用较多的心理干预方法，只要选取的干预模型匹配性高、使用便利，就能获得理想的效果。示范法可用于不良行为的矫正、社会技能的治疗以及消除临床患者所表现出来的诸如手术前焦虑、临床各项检查焦虑等。对焦虑源越敏感的患者，榜样示范法的效果越好。

·手术患者。护士可以用榜样示范法缓解病房中手术患者的焦虑情绪，如可以有目的地选择情绪积极乐观的同类患者作为模型，不时有意识地对这类患者的行为表现给予赞赏；或让这类患者对其他患者做现身说法，从而使其他患者的情绪状态逐渐转向积极。

·癌症患者。对癌症患者，为了调动患者的积极情绪，使患者看到与自己患同样疾病的患者的康复往往能提高其纠正不良行为的信心，激发患者的康复信念和求治欲望。我国很多省、市的民间组织，如抗癌俱乐部每年都评选"抗癌明星"，并让"抗癌明星"在年度表彰大会上介绍抗癌体会，这可以对其他癌症患者起到很好的示范作用。

·待产妇。对待产妇，护士可以用替代示范或生活示范，如看电影、看录像、观察其他患者的良好行为等帮助其克服对分娩的恐惧，并形成一系列的遵医行为，如配合检查等。

（5）生物反馈疗法。早在20世纪20年代，美国学者雅克布森（Jacobson）就创立了用肌电仪监测患者的肌电活动，让患者通过观察肌电活动的水平变化来了解自己肌肉收缩和舒张的程度，并使患者学会使全身肌肉达到高度的松弛状态以治疗疾病。这种把肌电测量与放松治疗相结合的方法可以说是生物反馈疗法的雏形。生物反馈疗法创立于20世纪60年代，它是放松疗法与生物反馈技术的结合，实际上是一种通过自我暗示与自我催眠的手段，达到自我调节不随意的内脏活动及其功能的疗法。

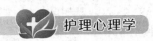

① 生物反馈的定义。生物反馈（biofeedback）是借助电子仪器将体内一般不能被人感知的生理活动变化信息，如肌电、皮肤电、皮肤温度、血管容积、心率、血压等加以记录，放大并转换为能被人们所理解的听觉或视觉信号，使人们通过对这些信号的认识和体验，学会在一定程度上有意识地控制自身生理活动的过程。生物反馈疗法是个体运用生物反馈技术，控制和调节不正常的生理反应，以达到调整机体功能和防病治病目的的心理疗法。生物反馈疗法是一种通过内脏学习来改变自己不当生理反应的认知行为疗法。

② 生物反馈疗法在护理中的应用。生物反馈疗法借助于生物反馈仪所提供的人体生理或病理信息的自身反馈，使患者进行有意识的"意念"控制和心理治疗，从而达到随意调节自身躯体功能、消除病理过程、恢复身心健康的目的。生物反馈的种类主要有脑电反馈、肌电反馈、皮肤电反馈、皮温反馈、呼吸反馈、心率反馈和血压反馈等。脑电反馈可帮助失眠患者产生睡眠脑电波，如 α 波和 θ 波。肌电反馈既可以提高肌紧张度，使瘫痪的肌肉恢复功能，也可降低肌肉紧张度，使人解除紧张和疲劳。皮肤电反馈和皮温反馈多用于治疗焦虑、偏头痛和雷诺病等。呼吸反馈是通过对呼吸频率和节奏的调控以达到放松目的的方法。心率反馈可用于在应激条件下使患者保持或者恢复心率正常。血压反馈辅以肌电或皮温的反馈可以使高血压患者觉察和控制自己的血压。

（6）放松疗法。利用放松强身健体、治疗疾病已有很长的历史，如我国的气功、印度的瑜伽、日本的坐禅等。实践证明，放松疗法不仅对一般精神紧张、焦虑等症状有显著的疗效，对与心理应激密切相关的各种疾病同样有效。放松疗法通常不是单一使用，而是在一系列的治疗措施中起特殊作用。

① 放松疗法的定义。放松疗法是通过机体主动放松使人体验到身心的舒适，以调节因紧张反应所造成的心理生理功能紊乱的一种行为治疗方法。放松疗法提供的舒适体验不是以兴奋性增高而是以降低机体的能量基础代谢获得的。有研究表明，交感神经活动过度是导致某些疾病，如高血压、冠心病、溃疡病等发展和恶化的重要因素，而放松疗法可降低交感神经活动的兴奋性，对抗紧张反应。人在深度放松时，大脑皮质的唤醒水平下降，交感神经系统及其有关功能下降，此时机体的能量和氧消耗量减小，血氧饱和度增加，血红蛋白含量增加及携带氧的能力提高，唾液分泌增多，唾液溶菌酶增加，肢端血管容积增大，皮肤电反射减弱，血糖含量降低，血、尿儿茶酚胺含量下降，血中去甲肾上腺素及胆固醇水平明显降低。

② 放松疗法的分类。放松疗法不仅能对机体的生理生化功能产生良好的影响，还会产生一定的心理效应。在感觉和动作效应方面，除有头脑清醒、心情愉快和全身舒适的感觉外，有的人还感觉肢体有刺痛、麻木感、瘙痒感，甚至伴随肢体的不随意运动出现眩晕、幻觉等异常感觉。这是一种由内稳态重新组合所引起的交感神经调控转向副交感神经调控的表现，也是中枢神经系统异常积蓄能量的一种释放。在高级心理活动效应方面，放松疗

法可以提高学习能力，改善记忆功能，提高智力效率和稳定情绪。

·渐进性肌肉放松疗法。渐进性肌肉放松治疗由雅克布森创建，是一种常用的行为疗法，主要通过肌肉紧张和放松的转变来降低肌肉的张力。患者在学会感受肌肉紧张和放松区别的前提下，随着肌张力的下降，患者将体验到深度的放松。现在广泛使用的放松治疗涉及 16 个肌群，一般需要 12 h 的治疗学习（包括家庭作业），每次治疗需要 20 ～ 30 min。

·呼吸放松法。实施方法为：口腔闭合，用鼻腔慢慢吸气，屏气 5 ～ 10 s，然后打开口腔，用口腔慢慢呼气，呼气的同时想象自己所有的不快、烦恼、委屈、压力都随着呼出的气体被排出体外，反复进行。呼吸放松法简单易行，被称为放松第一法。

·想象放松法。选择一个安静的房间，患者坐在舒适的座椅上或躺在舒适的沙发床上，取舒服姿势，闭上眼睛，听着轻音乐，想象自己身处梦寐以求的美景中，如沙滩、森林、草原等，耳边微风习习，阳光和煦，风和日丽，空气中有花的香味，蝴蝶翩翩飞舞，美不胜收……自己身处美景中非常放松、非常舒服，心情愉快、轻松漫步……每天可以多次练习，每次 20 min 左右。想象放松法对一些长期处于紧张状态的患者能起到很好的放松作用。

③ 放松疗法在护理中的应用。放松疗法在临床护理工作中得到了广泛应用，如高血压、糖尿病、癌症、支气管哮喘、心肌梗死、分娩、手术等领域。由于放松疗法能够使患者在控制一些非自主神经系统反应，如心率、呼吸、血压、肾上腺素的分泌等方面获得自主感，因而有助于改善患者的焦虑、抑郁等负性情绪，在临床应用中则有助于缩短产程、减轻手术和化疗患者的心理和生理反应，减少高血压患者的降压药用量，降低糖尿病患者的血糖和减少血糖波动。此外，放松疗法对失眠症和慢性疼痛患者也具有较满意的治疗效果。

知识链接

基于网络的计算机化的认知行为训练[①]

由于精神心理疾病所带来的歧视和耻辱，以及面对面咨询和治疗资源的有限性与昂贵的费用，近年来越来越多的基于网络的计算机化的认知行为训练被投入临床应用。这些网络化的治疗基于各种不同的心理治疗取向，包括接纳与承诺疗法、人际疗法、冥想和心理动力疗法等，其中以认知行为训练的应用最为广泛。这些网络化的认知行为训练往往由 4 ～ 6 次不同主题的自助训练组成（认知重构、行为激励、放松和问题解决等方面），给予详细的指导及效果评估，并鼓励用户将从训练程序中学会的技能应用于真实的生活情境，最终达到自助干预的目的。

---

① 任志洪，李献云，赵陵波，等.抑郁症网络化自助干预的效果及作用机制：以汉化 MoodGYM 为例 [N].心理学报，2016，48（7）：818-832.

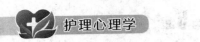

3. 团体心理干预

团体心理干预始于美国内科医生普拉特（Pratt）在 1905 年对结核病患者实施的团体教育。普拉特采用介绍医疗常识、激发患者的信心、开展团体讨论等方法进行团体心理干预。团体心理干预是指为了解决某些共同的心理问题，将多名患者集中起来加以干预的一种心理干预方法。相对于个别心理干预而言，团体心理干预既省时又省力，可以使团体中的患者间相互影响，起到积极的干预作用，这一点是其他干预手段无法比拟的。

（1）团体心理干预的原理与方法。

① 团体心理干预的原理。团体心理干预的依据是团体心理动力学理论。当某个人的活动是遵照"其他人都这样活动，我也这样活动"时，这种行为被称为"遵从行为"。遵从是一种社会态度，是一种团体的力量所形成的团队精神，团体心理干预就是利用这种团体心理动力和团队精神来改变个别不利的心理定式和行为倾向的。所有的团体心理干预都强调团体内的人际交互作用，通过团体动力进行个体间的互动，发挥治疗作用。

团体心理干预的治疗机制主要体现在以下几个方面：

·获得团体的情感支持。团体的情感支持包括被他人接受和容纳，从而产生归属感；有机会向他人倾诉和发泄，从中获得关心和安慰；通过对团体成员共性的发现而获得解脱；最终产生摆脱困境或解决问题的信心，对未来产生新的希望。

·在团体中相互学习。在团体心理干预中，团体成员不仅可以交换认知经验，还可以直接观察和模仿别人的行为举止。团体心理干预的可贵之处在于成员间可以直接表达自己的思想给其他人听，或体验别人的经验与技巧并与自己进行比对，这对生活经验不足的人极为重要。

·感受团体的正性体验。没有体验过完整家庭温暖或亲密的亲友关系，对人际交往持负性态度的人很需要尝试正性的群体体验。团体心理干预能帮助个人体会为他人着想、肯帮助别人，以利人利己，获得和谐的共同生活方式。

·学习团体的性质与系统。通过团体心理干预，团体成员能够体会团体的"系统"性质，即团体是由各个患者组成的整体，患者之间相互影响。而一个良性的整体需要患者协作以获得平衡。

·重复、矫正与"原本家庭经验"。团体心理干预还有一些特殊的治疗机制，就是重复、矫正与"原本家庭经验"。所谓"原本家庭经验"，是指个人小时候的家庭关系的体验。因为家庭是个人最早体验的群体，因此成为"原本"的群体经验。

·支持体验与"情感矫正经验"。团体心理治疗中的另一个特殊机制是让所有成员有"情感矫正经验"的体会。情感矫正经验认为单靠认知上的领悟不能改善问题，还必须加以情感上的矫正。对此，最好让患者重复面对遭遇的心理创伤或面对处理的问题，在指导者和团体的保护下重复处理，以便抛弃和纠正遗漏的不良情感。

② 团体心理干预的方法。团体心理干预的方法大致可以分为两大类：一类是着重于个体作用的团体心理治疗，另一类是着重于团体作用的团体心理治疗。

·小组技术。治疗小组最主要的作用是帮助患者明白他们自己做决定的过程。有学者描述过这样一个练习：让患者置身于一条远离陆地的游艇上，游艇正在下沉。给每个小组成员一张表，表上有 15 个条目，要求患者达成共识，把表中能够使他们幸存的具有重要意义的条目列出来。然后，要求小组对他们的体验、领导方式的探索、冲突的解决和做决定的过程等内容进行讨论。

·相遇技术。相遇技术可用于增加患者的自我意识。例如，用"盲行"来扩展知觉的范围和对人际关系的信任程度。参加练习的有一个患者和他的同伴，同伴的眼睛被蒙住，要求患者用手和胳膊搀扶他，引导他以一种知觉探索的方式行走，引导的目的主要是保护同伴，让他避开台阶、树或墙之类的危险，并促使他以非言语的方式去探索各种各样的气味和物品的质地。双方调换角色体验，然后讨论他们的感受。

·心理剧技术。心理剧利用各种各样的角色扮演技术帮助患者把他们的问题通过戏剧化的方式表现出来，这种方式有利于增加患者对自身冲突的理解。作为一种干预技术，角色扮演常能帮助患者更好地去透视自己和其他人。例如，用实地演练的方式呈现那些对患者来说存在困难的社交场景。角色扮演甚至可以由指定的工作人员在某个小组场景中加以使用。

·格式塔疗法。格式塔疗法可用于强化和澄清小组成员的意识体验。这类练习的做法之一是引出语言与人格二者之间的联系。例如，告知参与者，个人化的语言是使用"第一人称的陈述"。护士可以帮助患者意识到他们是怎样用第一人称的语言来贬损自己的各种体验的。例如，使用语言来否认他们在能力、强健和责任方面所具备的实力；使用"但是"这个词，通常把说话者先前的陈述打上折扣。为了增加患者对语言的这种力量的意识，护士可要求患者用"不能"代替"不会"（这里的"不会"大致意思是将不会发生某事或不愿发生某事），用"我需要"代替"我想要"，用"我选择"代替"我必须"，让患者体验在改变语言模式时各种感受的差异。

（2）团体心理干预在护理中的应用。团体心理干预在临床护理中应用广泛，在提高患者对疾病的认识、建立康复信心、治愈后躯体和社会功能恢复等方面效果明显。目前，针对住院和门诊精神病患者、儿童及其家长、青少年、老年人、酗酒者、躯体疾病患者等具有某类共同问题的特殊群体，可以开展不同种类的团体心理干预。另外，部分躯体疾病患者也可以接受团体心理干预，如支气管哮喘儿童及其家长，溃疡病、糖尿病、心血管病患者及其配偶、癌症患者、脑卒中后抑郁患者、身体残缺患者、妇产科患者或孕产妇等。

① 团体心理干预在乳腺癌女性患者治疗中的应用。团体心理干预分组进行，每组由

1～2名护士和5～8名患者组成，每周干预1次，每次90 min，共进行5周。下面根据心理教育、认知行为疗法、放松疗法、团体心理学等理论和方法，以乳腺癌患者为例，针对其制定综合的团体心理干预方案。

·认识乳腺癌。由肿瘤专家讲解关于乳腺癌及其治疗的知识，如与乳腺癌发生有关的因素、治疗及康复期间饮食指导、辅助治疗可能引起的不良反应等。

·康复者座谈。邀请一名具有代表性的乳腺癌康复患者与正在接受治疗的小组成员开展座谈会，该康复者通过自己的坚持和努力已成功走过18年癌症康复之路，这种现身说法所带来的心理支持作用会使其他患者获得精神上的力量，并学习积极的应对策略。

·冥想放松疗法。冥想音乐音频由护士提前制作，音频内容为一段配有音乐的冥想放松指导语，长约25 min。在小组中，护士先对冥想放松的机制和益处进行介绍，用录音机播放磁带，让组员亲身体会并学习冥想放松疗法，一共会播放2遍。结束后，护士给每位患者发放一份音频拷贝，督促患者回家后多听、多练。

·乳腺癌康复指导。康复理疗师为患者讲解有关乳腺癌术后康复的知识，如康复期的锻炼计划、上肢水肿的预防等，让患者全面、准确地了解乳腺癌康复过程中可能遇到的问题和相应的解决方案，学会如何带着疾病生活。

·面对自我。患者在护士的引导下进行自由讨论，分享各自的癌症故事，讨论中护士起到促进和指导的作用，尽量使每位患者都有机会表达自己的想法和情绪，小组成员之间相互提供支持。

② 团体心理干预在抑郁症患者治疗中的应用。团体心理干预分2个阶段进行。

·第1阶段（3周）——团体健康教育。其主要内容为：介绍精神疾病的基本知识，重点了解抑郁症的病因及临床表现；抗抑郁药的正确应用，学会识别药物不良反应及了解坚持服药的重要性；疾病复发的前驱症状及预防措施；婚恋、生育、积极生存与康复等。团体健康教育的目的是提高患者对疾病的认知能力，与患者建立良好的护患关系。

·第2阶段（5周）——在情感介入的同时进行重点干预。对生活能力差、社交及兴趣等缺乏者，干预者可多采用阳性强化法、工娱疗法，对患者进行生活自理、良好行为、社会交往能力、兴趣等方面的培训，鼓励患者之间相互认识、交谈及积极参与康复治疗等，对做得好的患者给予物质奖励；对自卑、缺乏自信心，有紧张、焦虑等情绪障碍的患者，干预者应给予心理支持、认知行为疗法，以森田疗法的基本原则，即"顺其自然，为所当为"为指导思想，用启示、诱导、说服、解释、安慰等方法帮助患者面对现实，正确看待"挫折"，善于利用各种"资源"，学会使用合理的思维方式去认识和评价客观事物，正确理解和对待各种社会心理矛盾，正确对待疾病和自己。对初发病患者，干预者应重点干预其对疾病的认知及如何积极配合治疗等；对复发患者，干预者应重点干预如何巩固病情、防止复发（包括定期复查、按时服药、遇到不开心的事情或有复发预兆时应持的态度和处理技巧）。每次团体授课后，干预者可以让患者分组讨论并联系自己的实际情况写出心得体会，多点评鼓励，使患者在讨论中受到启发和进行自我教育。

🔬拓展阅读

抗争！肿瘤科护士陪着患者熬过最难熬的日子

对于那些忙碌于幕后的"白衣天使"，你真正了解吗？

量体温、打针、换药，你或许认为这就是他们的工作。他们每天奔波于医院，见惯了疾病痛苦，你或许认为他们不会再为生死所动。

在"护士节"来临之际，大庆日报记者采访了油田总医院肿瘤科护士王雪婧，看看她面对特殊的工作环境和患者，都经历过什么？

王雪婧是油田总医院肿瘤科二病区护士，2007 年毕业于哈尔滨医科大学护理学专业，每天面对与死亡抗争的癌症患者，这个娇柔的女性更加明白一名护理工作者身上的责任。

几年前，一名 28 岁的女子因患乳腺癌被家人送进病区接受治疗，面对化疗后脱发的恐惧，女子拒绝打针。"头发掉了还会长出来，现在的假发都特漂亮，你可以准备几套，每天换一个发型。"王雪婧懂得每名患者的心理，而她要把这种隐忧化为治疗的信心和力量。女子最终和王雪婧成了朋友，后期掉光头发时戴着假发仍能把自己打扮得精致、漂亮，也常把得意的烘焙作品带到病区，分享给医护人员。然而，在坚持治疗 4 年后，女子还是走了。在她病危前的最后一个生日，女子请求医护人员入镜，拍了一部短片记录最后的日子。王雪婧哭了："不管医疗技术多么先进，医学不能治愈一切疾病，更多时候，我们是在帮助，是在安慰。"面对同学及同事的晋升或改行，王雪婧从未动摇过最初的选择。"我能做的不多，但他们需要我。"曾经那一幕，肿瘤科的许多同事，包括当时在场的患者与家属都不会忘记。

科里紧急收治一名肺癌胃转移患者，由于转移肿瘤压迫，患者多日无法进食。医生会诊后，决定立即为其留置胃管。有过丰富护理经验的王雪婧，当时已经换好衣服准备下班，接到值班医生求助后立刻回到科里。然而，就在插管过程中，患者喷溅物直接吐到了王雪婧脸上。在场的家属一脸歉疚，手足无措，王雪婧简单擦拭后继续操作，并一直笑着说"没关系"。家属感动得流下了眼泪。

面对科里特殊的患者人群，除了量体温、测血压、监测体温、打针、发药、看护长期卧床患者避免发生褥疮等工作外，王雪婧还学会了陪伴和鼓励，不知道帮助多少癌症患者度过了最难熬的日子。

课后思考题

一、单项选择题

1.下列关于心身疾病的说法，不正确的是（　　　）。

A.生物因素或躯体因素是其发生和发展的基础

B.与个性特征密切相关

C.以躯体的功能性或器质性病变为主

D.患者常有家族史

E.一般没有明确的病理生理过程

2.下列不属于心身疾病的是（　　　）。

A.冠心病　　　　　　　　B.糖尿病　　　　　　　　C.精神病

D.原发性高血压　　　　　E.肿瘤

3.下列选项中与心身疾病的诊断无关的是（　　　）。

A.器质性病变的临床特点

B.有明确的心理社会因素参与发病

C.排除神经症和精神病

D.单纯生物医学

E.由某种躯体疾病引发心理障碍

4.下列属于心身疾病的是（　　　）。

A.精神分裂症　　　　　　B.大叶性肺炎　　　　　　C.抑郁症

D.消化性溃疡　　　　　　E.精神发育迟滞

5.下列针对冠心病患者的健康教育，内容不恰当的是（　　　）。

A.确切发病机制

B.危险因素及治疗方法

C.用药规范与自我救护

D.合理膳食、适量运动、戒烟限酒、心理平衡

E.定期复查的重要性及复查的指标

二、简答题

1.简述合理情绪疗法和贝克认知疗法的异同。

2.简述行为疗法的原理。

3.简述心理危机干预的常用技术与方法。

4.简述团体干预在心理护理工作中的应用。

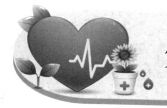

第6章 患者角色、患者心理与心理护理

学习目标

1. 掌握心理护理的概念和心理护理程序。
2. 掌握患者角色的概念和角色适应。
3. 熟悉患者心理需求与心理反应。
4. 了解心理护理的基本要素。

案例导入

患者,女,29岁,已婚未育,企业会计,因子宫肌瘤入院治疗,计划2天后手术。患者入院后经常紧锁眉头,坐卧不安,食欲不振,夜间失眠,反复向医护人员询问关于手术的情况,尤其对手术会不会影响生育的问题特别关注。护士通过与其交谈,了解到患者已结婚4年,非常喜欢小孩,但是至今未能怀孕,既期望切除子宫肌瘤后能顺利怀上一个健康的宝宝,又担心手术会对子宫造成伤害导致不孕,内心非常矛盾。患者自述非常紧张、害怕,一想到手术的事就出冷汗,脉搏、呼吸增快。

思考:

1. 如果你是该患者的责任护士,你认为她目前的主要心理问题是什么?为什么?
2. 你应如何解决该患者的心理问题?

6.1 患者角色

一旦患者角色(patient role)被确立,个体的心理和行为也会随之产生变化。在临床护理工作中,护士了解和掌握患者的心理需要和心理反应可以更有效地对患者进行心理护

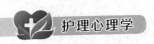

理，促进患者的身心健康。

6.1.1 患者角色的概念和特征

1.患者角色的概念

从狭义上讲，患者是指因患有疾病而求医就诊的人。但是，这种解释并不准确，其将患者的概念局限在生物层面上，并没有考虑到社会和心理等方面的因素。例如，日常生活中有很多人患有近视、龋齿和鼻炎等疾病，但他们可以正常生活和工作，可能并没有求医行为，且不认为自己是患者，大家也没有把他们归入患者范畴。另外，医护人员将去医院进行体检的人、产科正常分娩的产妇都称为患者，但他们并非是因患有疾病而去医院就诊的。

单纯地从生物医学角度界定患者角色的定义是很困难的，还需要人们从医学、社会学等角度进行综合考量。因此，从广义上讲，患者是指社会群体中与医疗卫生系统发生关系的有疾病行为和求医行为的社会人群。

2.患者角色的特征

角色（role）原本是戏剧术语，后来被引用到社会心理学领域，进而产生了社会角色的概念。人们在生活中扮演着各种各样的社会角色，每种角色的社会要求不同，因而有各自的特征，享有相应的权利，并承担相应的义务。患者扮演患者角色，而且在进入患者角色的同时会被期望有与其患者角色相符合的心理和行为需要，履行相应的义务。

患者角色又称患者身份（patient identity），是一种特殊的社会角色。当人患病时，都可能有患者角色的表现，都拥有与该角色相适应的权利，并承担相应的义务。

患者角色具有以下特征：

（1）社会角色退位。一旦进入患者角色，个体就可以从原有的社会角色中脱离出来，免除或部分免除原有的社会责任，如患者可以减轻或不承担原有的工作或家务。

（2）自控能力减弱。患病是超出个体控制能力的一种状态，再加上疾病本身对身体活动的影响，患者的情绪控制能力、意志力、自我调控能力等会出现不同程度的降低。

（3）康复动机强烈。患者会有恢复健康的强烈动机并表现出相应的行动。然而，过于强烈的康复动机并不利于康复。

（4）求助意愿强烈。患者在很大程度上需要他人的帮助才能恢复健康，包括家庭的照护、医护人员的专业帮助及社会的多方面支持。

作为一种社会角色，患者角色享有的特殊权利包括享受医疗护理服务的权利、对疾病诊治的知情同意权、隐私保密的权利、监督自己权益实现的权利等。同时，患者角色需要承担及时就医、遵守医嘱、积极配合医护工作、遵守医疗单位的规章制度、遵循医护人员安排等义务。

6.1.2　患者角色适应

患者角色不是与生俱来的，很多患者在角色转变、角色适应的过程中会出现不适应的问题。个体能否从社会常态顺利过渡到患者角色，对疾病的康复有着很大的影响。因此，护士必须正确评估患者角色转变中存在的问题，找出其原因，并有针对性地进行心理护理，帮助患者尽快适应患者角色。

常见的患者角色适应不良可表现在 5 个方面。

1. 角色行为缺如

角色行为缺如是指患者不能进入患者角色。医师明确诊断后，患者不承认自己患病，或者否认疾病的严重程度，怀疑医师诊断有误，这种"否认"是一种常见的心理防御机制。这时患者往往会感到悲观、绝望，否认疾病的存在，采取等待、观望的态度或拒绝接受治疗。例如，有些癌症患者在确诊后拒绝承认患病，不愿意配合医护人员进行治疗。

2. 角色行为冲突

角色行为冲突是指患者角色与正常状态下的社会角色发生冲突而引起的行为矛盾。患者心理主要表现为焦虑不安、烦恼甚至恐惧、痛苦。原有社会角色的重要性和紧迫性及患者的个性特征影响心理冲突的激烈程度。例如，一位需要住院进行手术治疗的女性患者，虽然意识到疾病的严重程度，但是不能接受患者角色，因为家中有孩子需要照料，一旦住院，她将不能履行母亲角色的义务，因此会有烦躁、焦虑、悲伤、抑郁等情绪反应。

3. 角色行为减退

角色行为减退是指患者适应患者角色后，由于某些原因，不得不重新承担本应免除的社会角色，承担原有社会角色下的义务和责任。例如，某些仍需要继续治疗的患者因为经济拮据等原因不得不中断或放弃治疗，重新开始工作。

4. 角色行为强化

角色行为强化是指患者因为患病导致自我能力降低，对家庭和社会的依赖性增强。角色行为强化常见于患者的患者角色向社会角色转化时，虽然病情已趋于好转，但患者仍安于患者角色，自信心下降，对自我能力产生怀疑。例如，久病住院的患者在康复或即将出院时不愿意离开医院，表现为依赖、退缩，对恢复正常的生活没有信心，仍需要他人的帮助。

5. 角色行为异常

角色行为异常是指患者知道自己患病，因长期忍受病痛的折磨而产生悲观、失望、愤怒等心理冲突，导致出现行为异常。例如，罹患不治之症的患者对医护人员产生质问、辱骂、殴打等攻击性语言和行为。

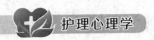

6.2 患者心理

6.2.1 患者心理的相关概念

1.患者与患者心理的概念

（1）患者的概念。

① 传统概念。只有生物医学病变并有求医行为或正在接受医疗的人称为患者。

② 现代概念。有各种躯体疾病、心身疾病、心理障碍或精神性疾病的人，不论求医与否，均称为患者。

（2）患者心理的概念。患者心理主要指非精神疾病患者在生病或产生病感后伴随着诊断、治疗和护理过程所发生的一系列心理反应或角色变化。

2.疾病与病感的概念

（1）疾病的概念。疾病是一种影响人体器官和组织的生物学过程，它以结构、功能和生化方面的变化为特征，以体征和症状的形式表现出来，可以用科学的手段验证，但不一定有主观痛苦感。

（2）病感的概念。病感是一种有病的主观体验，以症状的形式表现出来，但不能直接加以验证。病感通常是人们求医的原因，但有病感并不等于有疾病。

6.2.2 患者的心理需要与心理变化

1.患者的心理需要

在健康状态下，个体能依靠自己满足各种需要。在患病期间，个体的需要会随着疾病的发展、转归而发生变化。因此，护士必须熟悉患者的心理需要及其变化规律，了解哪些特殊需要会对疾病产生影响，并提供有针对性的护理，满足患者的心理需要，促进其康复。

（1）患者心理需要的基本内容。

① 生理需要。患者在患病后在饮食、排泄、呼吸等方面的生理需要都会受到影响，这些需要是人类最基本、最低层次的需要，是其他需要产生的基础，如果这些需要不能得到满足，患者的生命将受到威胁。因此，护士应尽可能地满足患者基本的生理需要，提高患者的舒适度。

② 安全需要。通常，个体所受威胁越大、自我保护能力越差，安全需要就越强烈。患者在患病时由于受到生理病痛的折磨，感觉到生命安全受到威胁，尤其是在住院期间，对医院环境和医护人员的不熟悉，对疾病诊断和治疗的不了解，对治疗和护理效果的担心，以及对各种检查和治疗的恐惧与焦虑，都会加重患者的不安全感。因此，护士必须

了解患者的安全需要及使患者产生不安全感的原因，采取各种措施帮助患者提高安全感，使患者对医护人员产生信任感。例如，在患者入院后尽快帮助患者及其家属熟悉医院环境和参与治疗、护理的医护人员；提供恰当的疾病及诊疗信息，耐心地解答患者提出的各种问题，解除疑虑；在执行各项操作时动作轻柔、规范，技术过硬，并在操作过程中及时与患者沟通；严格执行无菌操作，预防院内感染，为患者提供安全的住院环境，防止发生意外；等等。

③ 爱与归属的需要。患者患病后，会离开熟悉的工作、生活环境，进入陌生的医院环境，极易产生孤独感。在医院环境中，患者有迫切与周围人建立感情和关系的需要，希望得到新群体的接纳和认可，渴望被医护人员重视、关心和照护，期待有"患难与共"的人际氛围帮助他们战胜疾病、排遣孤独。因此，除了日常护理工作外，护士还要主动关心患者，多与患者沟通，让患者体会到护士的关爱；帮助患者加强与其他病友的沟通，在病房内营造温馨和谐、互相关心的氛围，使患者之间可以互相鼓励、沟通信息，消除患者的孤独感，增强患者配合治疗与康复的信心，满足患者爱与归属的需要。

④ 尊重的需要。个体患病后，其生活自理能力可能会受到影响，一些疾病还有可能需要患者经常暴露隐私部位来配合医护人员的治疗和护理，这些极易导致患者的自我评价降低，自尊严重受损，使患者觉得自己是家人和社会的拖累、负担。在参与治疗和护理工作过程中，护士要注意保护患者的隐私，尊重其人格，操作前做好沟通解释工作，尊重患者的知情同意权，对患者做到态度亲切、称呼有礼，切忌用替代性称呼来称呼患者。良好的护患关系建立在相互尊重的基础上，护士只有多与患者沟通交流，多关心爱护、尊重患者，才能赢得患者的尊重，建立起和谐的护患关系。

⑤ 信息的需要。由于在住院期间暂停社会工作，患者对社会生活层面的信息需要被压抑，因而迫切想要了解疾病的相关信息，如想知道自己患的是什么病，病情的严重程度，预期治疗结果如何，医护人员的专业水平和工作能力如何，疾病的诊断和治疗方案是什么样的。需要手术的患者会非常关心"谁主刀"，医生的医术是否高明，打算怎么做手术，用什么样的麻醉方式等。此外，在住院期间，患者还想了解家人的生活、工作情况和工作单位的信息等。

护士应了解患者随着疾病的发展和转归出现的各种需要，并且给予适当的满足和帮助，使患者从心理、身体、文化、社会等多个方面都能够获得最大的满足。

（2）患者心理需要的基本特点。与正常人群相比，在医院环境中，患者的心理需要有其特殊性和规律。

① 需要内容的错综复杂性。根据马斯洛的需要层次理论，人的需要由低层次到高层次可分为 5 种，分别是生理需要、安全的需要、爱与归属的需要、自尊的需要和自我实现的需要。由此可见，人体的需要是多维度、多层次、多内容的。在疾病状态下，患者除了

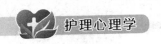

饱受病痛的折磨外，还要面对陌生的医院环境、医护人员，要配合医护人员进行各项治疗和护理。在这个过程中，患者对安全、归属、被尊重的需要等会交替出现，呈现出心理需要的错综复杂性。

② 主导需要的不稳定性。在患病期间，患者的主导需要会随着病情的变化和治疗、护理的进展而发生变化。当病情严重时，生理需要和安全需要就变得尤其突出，成为首要的需要；当病情趋于稳定时，爱与归属的需要和被尊重的需要就会迅速上升；当病情处于转归期时，信息需要就又处于主导地位。

③ 心理需要的特异性。尽管患者的心理需要有一定的共性，但每个患者也有其独特的主观认知和经历背景，因此在日常的护理工作中，护士要考虑到患者的个体差异性，有针对地开展心理护理，为患者提供优质的护理服务。

2. 患者常见的心理变化

个体在患病后，受到生理功能变化的影响，不仅心理需要发生变化，认知、情感、意志行为等心理活动也会发生一系列的变化。心理变化发展到一定程度会形成心理问题，甚至引起心理特征的改变。对此，护士必须掌握患者心理变化的特点，尽早干预并给予适当的心理护理，促进患者的康复。

（1）认知的变化。

① 感知觉异常。个体在正常状态下主要将注意力集中在工作和学习上，心理活动多指向外界事物。患病后，个体告别正常的社会角色而转入患者角色，将注意力全部集中在自身和疾病上，其感知觉的指向性、选择性、理解性和范围都会发生变化，可能产生以下几种异常：

·感受性提高。一方面，患者对周边环境的感受性提高，如对声音、光线、温度等刺激特别敏感；另一方面，由于患者对自身躯体的过分关注，导致其对呼吸、心搏甚至体位变化的敏感度都增强，出现一些奇特的不适，如患者夜间难以入眠，觉得病房里声音太吵、被子太沉、枕头不舒服等。

·感受性降低。有些患者在患病后会出现感受性降低，如觉得医院的饭菜不好吃，食之无味等。

·时空知觉异常。一些患者在住院期间会出现感知错乱，分不清上午和下午，感觉时间过得非常慢，尤其是病情反复迁延，患者会有度日如年的感觉；还有一些患者的空间知觉错乱，感觉床铺摇晃，天旋地转。

·幻觉。有的患者甚至会出现错觉或幻觉，如多数截肢患者在截除手术后不久会觉得有虚幻的肢体存在，近30%的患者能感觉到幻肢疼痛。

② 记忆异常。由于疾病本身和应激的作用，许多患者会出现不同程度的记忆力减退，可见于有脑器质性病变等的患者。患者主要表现为不能准确回忆病史，不能正确记住医嘱，

甚至不能记住做过的事、说过的话。

③ 思维异常。受到疾病及相关因素的影响，患者的思维能力也受到不同程度的损伤，主要表现为分析判断能力减退，猜疑心理明显。有些患者决策时非常草率、武断，不能有效采纳医护人员的意见；有些患者犹豫不决，无法做出正确的决定，完全由家属代劳。因此，护士对待患者一定要耐心细致，尽可能地给患者解释，并有计划、有目的地训练患者，帮助其恢复正常思维的能力。

（2）情绪的变化。大量研究报道表明，患者的情绪往往被负面反应所主导，面对未知和潜在的危险，绝大部分饱受病痛折磨的患者会表现出焦虑、抑郁、恐惧、愤怒等不良情绪。护士必须了解患者负面情绪的特点及出现的原因，并给予适当的心理护理措施，解除患者心理上的痛苦和不适。

① 焦虑。焦虑是临床患者最常见的情绪反应，是个体面对即将发生的重要事件或预期要发生的不良后果时产生的紧张不安的情绪体验，表现为对未来的莫名担忧。

· 原因。引起患者焦虑的原因有很多，如对疾病的病因、性质和不良后果的不了解；疾病的诊断不明确、疗效不显著、症状迁延反复；对亲人的牵挂、对经济的担忧；等等。在患者候诊、等待确诊、手术、侵入性治疗和检查前，尤其是目睹危重患者的抢救过程或死亡的情景时，其焦虑表现最为明显。

· 行为表现。患者的焦虑可表现为交感神经系统功能亢进，症状主要为烦躁不安、感觉过敏、震颤、心悸、出汗、血压升高、呼吸困难、厌食、恶心、腹部不适等。

· 分类。患者的焦虑一般可分为以下 3 类：

a. 期待性焦虑。期待性焦虑是指面临即将发生但又未能确定的重大事件时的焦虑。期待性焦虑常见于尚未明确诊断或初次住院的患者，以及不了解自身疾病性质和预后的患者。

b. 分离性焦虑。分离性焦虑是指与熟悉的环境和人分离所产生的焦虑。患者患病后与原来的环境和自己的亲人分开，便会产生分离感。分离性焦虑常见于与照顾者有较强依恋关系的儿童或老年人。

c. 阉割焦虑。阉割焦虑是指自我完整性受到破坏或威胁所产生的心理反应。阉割焦虑常见于行手术切除某脏器或肢体的患者。

焦虑普遍存在于患者当中，适当的焦虑有助于患者适应角色，关注自身健康，是一种保护性反应。护士应该学会区分焦虑的程度，对中重度焦虑给予及时的干预，并以足够的耐心加以引导，帮助患者疏泄紧张和焦虑，消除焦虑给疾病康复带来的不良影响。

② 恐惧。恐惧是个体因某种明确的、具有危险的刺激源而产生的负性情绪。恐惧与焦虑不同，焦虑的对象是不确定的或有潜在威胁的事物，而恐惧有非常明确的对象，是现实中已经存在的人、物或事。

·原因。引起患者恐惧的原因有很多，常见的有医院特殊的氛围、有危险性的特殊检查和治疗、疾病导致的躯体部分残缺或功能丧失、手术等。有研究表明，最容易引起成人恐惧的刺激有 7 种：蛇、高空、暴风雨、医生、疾病、受伤和死亡。其中，后 4 种都与医疗有关。

·行为表现。人在恐惧时可出现心搏和呼吸加快、尿频、尿急、血压升高、颤抖、出汗、说话时声音发颤或音调改变等，并可能伴发逃避行为。针对患者的恐惧情绪，护士应认真分析导致患者恐惧的原因，给予患者适当的解释和安慰，提高患者的安全感，帮助患者克服恐惧情绪。

③ 抑郁。抑郁是以情绪低落、兴趣缺乏等情感活动减退为主要特征的消极情绪状态，常与现实或预期的丧失有关。

·原因。身患重病、严重的器官功能丧失、长期饱受病痛折磨或久病不愈、患病后形象严重受损等，都易使患者产生抑郁情绪。另外，抑郁情绪的产生还与患者的人格特征、性别、家庭因素等社会因素有关。一般来说，抑郁常见于女性患者、有抑郁家族史的患者、酗酒或面临应激的患者等。

·行为表现。患者主要表现轻重不等的消极压抑、悲观失望、心境低沉、自我评价低。抑郁情绪会导致不良的身心症状，使病情加重，降低机体的免疫力。重度抑郁者还会出现对事物兴趣减退，反应迟钝，食欲、性欲下降，睡眠减少，严重者甚至有自伤或自杀行为。抑郁状态还会妨碍患者之间及患者与医护人员之间的交流，导致患者的社会支持减少。在临床护理工作中，护士应及时发现患者的抑郁情绪，进行心理干预或指导，鼓励患者家属为患者提供积极的社会支持。对严重的抑郁患者，护士应请专科医生进行治疗干预和药物治疗，防止患者出现自杀行为等。

④ 愤怒。愤怒是指个体在追求目标愿望的过程中出现障碍、实现目标受阻时产生的一种负性情绪反应。

·原因。导致患者产生愤怒情绪的原因有很多，如患者得知自己患病又治疗无望，患者久经病痛折磨且疗效不理想，医护人员的服务态度恶劣，医护人员的技术水平与患者的期望水平差距过大，医院管理混乱导致患者的投诉得不到有效解决等，这些常常使患者对医护人员产生愤恨情绪甚至是敌意。

·行为表现。患者常表现为烦躁紧张、易激惹、行为失控、吵闹哭泣、心率加快、血压升高等。愤怒时，患者常有攻击行为，表现为谩骂、殴打医护人员和家属，或对自身进行惩罚、伤害等。

从心理适应的角度来看，愤怒可以缓解患者内心的紧张和痛苦，但有时会造成医患、护患关系紧张，甚至会影响医疗与护理措施的顺利实施。因此，除了加强管理、提高技术水平之外，护士还应多与患者沟通，提升服务水平和质量，对患者出现的负性情绪进行适时的疏导，缓解患者内心的紧张和痛苦。

（3）意志行为的变化。诊疗过程也会引起患者的不适与痛苦。对患者而言，治疗过程也是一个为达到康复目的而进行的意志活动。在这一过程中，患者会产生意志行为的改变。

一些患者会出现意志的变化，如在治疗的过程中丧失信心，遇到困难就动摇、妥协，对自己的行为无自制力和调节力，脆弱、易激惹，或盲从、缺乏主见；还有些患者在患病后得到了家人和医护人员无微不至的照料，加上疾病的影响，导致自理能力下降，对自己的日常生活和治疗都不能胜任，产生依赖心理，事事依赖他人；严重者甚至出现了退化行为，表现出与年龄和社会角色不相符的行为举止，如通过故意呻吟、哭泣甚至喊叫来引起他人的关爱。护士不应迁就姑息患者的依赖和退化行为，而应帮助患者重新燃起战胜病魔的勇气和信心，积极调动患者参与治疗和护理的主动性，促进患者早日康复。

（4）人格特征的变化。一般来说，人格具有一定的稳定性，不太可能随着时间和环境的改变而变化。但是，在某些特殊情况下，如慢性迁延性疾病、恶性肿瘤、截肢、毁容等对患者正常的社会生活影响非常大，可导致患者的自尊心、自我价值感降低，从而引起人格的改变。长期癫痫发作者往往表现出自私、易激惹、攻击性强且极端凶狠的人格特点。

6.3　心理护理

6.3.1　心理护理的概念

心理护理是指在护理实践中，护士以心理学理论和技术为指导，以良好的人际关系为基础，积极地影响和改变护理对象的不良心理状态和行为，以达到其自身条件下最适宜的身心状态的手段和方法。

心理护理是护理的手段和方法之一，是护理工作的一个重要组成部分，在临床护理工作中具有非常重要的意义。其主要表现在以下几个方面：

（1）有助于建立和发展良好的护患关系。

（2）有助于对患者的客观检查和诊断。

（3）有助于增强患者身体的抗病能力。

（4）有助于发挥药物和手术治疗的疗效。

（5）有助于各项操作的顺利开展。

（6）有助于预防心身疾病的发生或恶化。

6.3.2　心理护理的基本要素

心理护理的基本要素是指对心理护理的科学性、有效性具有决定性影响的关键因素，

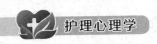

主要包括 4 个成分：护士、患者、心理学理论和技术、患者的心理问题。这 4 个基本要素相互依存，构成环状的运转系统，其中任何一个环节的空缺都会导致整个系统的运转失灵。同时，护患关系、医师、患者周围的其他相关人员也可影响临床心理护理的实施效果。

1. 护士

心理护理与其他护理方法相比，需要护士付出较多，却不一定能"立竿见影"。如果护士缺乏主动性和耐心，则必然影响护理效果。因此，护士要有崇高的思想品质、无私的奉献精神，要有对工作强烈的责任感，有真挚的同情心，保持健康的职业心态，尽量满足患者的特殊心理需要和生理需求，把心理护理措施渗透到护理工作的每个环节中，使患者的身心处于最佳状态。

2. 患者

良好的护患关系是成功实施心理护理的基础。在护理工作中，处理好护患关系除了要做好生理疾病的护理外，还要重视心理护理和人文关怀。护士与患者一旦建立信任关系，配合程度和施策效果就会很好；反之，则会事倍功半。

3. 心理学理论和技术

实践证明，护士只有系统地掌握心理护理的理论和技术，才能扩大知识面，从心理学和生物学角度全面地认识健康与疾病、认识患者，在工作中自觉地遵循心理行为科学规律，更好地为患者服务。护士应较深入地分析、评估患者的心理问题，并利用所学的心理学知识正确实施心理护理措施，帮助患者保持良好的心理状态。

4. 患者的心理问题

评估患者的心理问题时，护士主要需把握 3 个环节，即确定患者主要心理反应的性质、强度和主要原因。护士若能准确地描述患者的心理问题，则便于实时调控患者的不良情绪状态。护士在进行心理评估时应注意以下 4 点：重视心理评估的意义，以便及时、准确、全面地进行评估；注重心身同时评估，提高评估效率；注意主客观资料的比较；避免评估者的态度、观察、偏好等的影响，做出有意义的评估。

6.3.3 心理护理的原则

1. 交往原则

心理护理的实施要以良好的护患关系为前提，包括护士与患者、患者与患者、护士与患者家属等之间的关系。交往有利于护士与患者之间的情感交流、关系协调，能在很大程度上满足患者的心理需要，减少患者的孤独感，帮助患者保持良好的心理状态。护士在护患交往中承担主导作用，具有调节各种人际交往、融洽各方关系的"桥梁"作用。

2. 服务原则

心理护理是医疗工作的一部分，医护人员为不同的患者提供健康服务，而健康服务以解决患者的健康问题为目标。在心理护理过程中，热情、细致、耐心、周到的态度，严谨的工作作风，精湛的技术，都可以对患者起到心理安慰和支持作用。

3. 启迪原则

在心理护理过程中，护士应用心理学等相关学科的知识对患者进行宣传教育，给患者以启迪，以改变其认知水平，消除患者对疾病的错误认知和观念，增强其治疗信心，改变患者对待疾病和治疗的态度，消除其焦虑等不良情绪，以利于疾病的治疗和康复。

4. 应变原则

不同的患者在面对疾病时会出现不同的心理反应，其情绪及心理问题也会随病情的变化而改变。在心理护理过程中，护士要有灵活的应变能力，严谨、认真地观察、分析病情及心理问题，根据患者的具体情况采取相应的心理护理措施。

5. 自我护理原则

自我护理是一种个体为了自己的生存、健康及舒适所进行的自我实践活动。自我护理包括维持健康、自我诊断、自我用药、自我治疗、预防疾病、参加保健工作等。在实施心理护理时，护士应帮助、启发和指导患者，尽可能地让其进行自我护理。指导和帮助患者以平等的地位参与对自身的护理活动将有助于患者自尊、自信的培养，为其康复创造有利条件。

6.3.4　心理护理的程序

心理护理程序是以增进和恢复患者心理健康、确认和解决患者心理问题为目标所进行的一系列连贯的有目的、有计划、有评价的系统活动，是一个综合的、连续的、动态的、具有决策和反馈功能的过程。它以护理程序为指导，包括5个基本步骤：进行心理护理评估、确立心理护理诊断、制订心理护理计划、实施心理护理措施、评价心理护理效果。在护理实践中，护士只有严格执行心理护理程序，才能有效达到心理护理目标。

1. 进行心理护理评估

进行心理护理评估是心理护理程序的首要步骤，是护士通过与患者交谈、观察、心理评估等方法，有目的、有计划、系统地收集患者的资料，为心理护理活动提供可靠依据的过程。资料收集是否完整与准确直接关系到整个心理护理计划的准确性、周密性、可行性和有效性。具体的心理护理评估工作包括3个方面的内容：建立和谐的护患关系、收集资料和整理分析资料。

（1）建立和谐的护患关系。护患关系是指护理人员在医疗、护理活动中与患者建立起来的有一定联系的人际关系。在护理实践中，护患关系是否和谐不仅直接影响患者身心健康的恢复与促进，还会影响心理护理工作的开展。因此，通过热情的服务、耐心的沟通、无私的奉献建立起和谐的护患关系是心理护理工作的第一步，也是关键的一步，其成功与否决定了心理护理工作的成败。

（2）收集资料。收集资料是护士系统、连续地收集患者健康信息的过程。此类资料应包括患者的一般资料、生理因素、心理功能、社会功能、心理社会因素等方面的内容。

（3）整理分析资料。每个人的身体健康水平不会完全相同，因此，人们在心理健康水平方面也会存在差异。通过对收集到的资料进行归类整理，分析它们存在哪方面的问题，问题的严重程度如何，受什么影响或由什么导致。通过分析资料，护士可以对患者的心理健康水平状况有一个更清楚的认识，同时为形成心理护理诊断做好准备。

2. 确立心理护理诊断

心理护理诊断是对一个人生命过程中心理、社会、精神、文化方面的健康问题反应的陈述，这些问题属于心理护理职责之内，是能用心理护理方法加以解决的。北美护理诊断协会（NANDA）已定义了 128 条护理诊断，其中关于心理方面的护理诊断约占 38%（表 6-1）。

表 6-1　心理护理诊断

1. 精力不足	*17. 调节障碍	33. 长期自我贬低
*2. 语言沟通障碍	18. 防卫性应对	34. 条件性自我贬低
3. 社交障碍	*19. 防卫性否认	35. 自我认同紊乱
4. 社交孤立	20. 家庭应对无效：失去能力	36. 感知改变
5. 有孤立的危险	21. 家庭应对无效：妥协性	37. 绝望
6. 角色紊乱	22. 家庭应对：潜能性	38. 无能为力
7. 父母不称职	23. 社区应对：潜能性	39. 知识缺乏
8. 有父母不称职的危险	24. 社区应对无效	40. 思维过程改变
9. 家庭作用改变	25. 不合作（特定性）	41. 记忆障碍
*10. 照顾者角色障碍	26. 抉择性冲突（特定性）	42. 功能障碍性悲哀
11. 有照顾者角色障碍的危险	27. 睡眠形态紊乱	*43. 预感性悲哀
12. 家庭作用改变	28. 有婴儿行为紊乱的危险	44. 创作后反应
13. 父母角色冲突	29. 有婴儿行为改变	45. 受强暴后反应：沉默反应
*14. 精神困扰	30. 增进婴儿行为：潜能性	46. 受强暴后反应：复合性反应
15. 增进精神健康：潜能性	*31. 自我形象紊乱	*47. 焦虑
16. 个人应对无效	32. 自尊紊乱	*48. 恐惧

注：* 为我国临床常用的心理护理诊断。

一个患者可能同时存在多种不同的心理问题或心理障碍。因此，护理诊断要按照心理问题的轻重缓急，以一定的先后次序排列，先解决重要的心理问题，再逐项解决其他的心理问题。现对临床常用的 9 个心理护理诊断的概念、评估要点、症状与体征和相关因素介绍如下：

（1）无效性否认（ineffective denial）。

① 概念。无效性否认是指个体有意或无意地采取一些无效的否认行为，试图减轻因健康状态改变而产生的焦虑或恐惧情绪。

② 评估要点。护士可通过观察、交谈确定患者是否存在否认的企图或行为，了解患者否认的问题及否认背景，除因缺乏知识表现出的逃避行为之外，对因否认而导致健康进一步受损者，可以做出"无效性否认"的护理诊断。

③ 症状与体征。

· 拖延或拒绝接受检查和治疗等保健照顾。

· 应用"自我治疗"来减轻疾病的症状。

· 有意忽视某些症状、危险。

· 不承认对死亡或久病虚弱的恐惧。

· 把引起症状的原因转移到其他器官。

· 拒绝谈论疾病带来的痛苦，在谈及令人痛苦的事时做出或给出拒绝的手势或言论。

· 否认疾病对生活、工作所造成的影响。

· 表明自己不害怕所面临的疾病威胁。

· 恐惧或中度以上焦虑。

④ 相关因素。

· 与产生否认的特定情景（背景）有关。

· 与感受或观察到疾病的刺激过量有关。

· 与认知障碍有关。

· 与癌症、艾滋病等恶性疾病有关。

知识链接

"无效性否认"病例

患者，男，38 岁，在单位组织的体检中，B 超结果显示其肝脏上有占位，同时甲胎蛋白值高于正常，医生怀疑其有患肝癌的可能，建议做核磁共振进一步确诊。患者闻此，立即拒绝说："这不可能！我从未得过肝炎，身体状况也一直很好，还经常参加单位的篮球赛呢，你们的检查一定是弄错了！"经心理护理评估，该患者有拒绝接受检查、有意忽视疾病危险等表现，适合做出"无效性否认"的心理护理诊断。

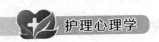

（2）调节障碍（impaired adjustment）。

① 概念。调节障碍是指个体无意改善和调整其生活方式或行为，以适应健康状况的改变。

② 评估要点。调节障碍的诊断见于各种疾病可能影响其日常活动的患者，主要反映在心理层面的否认或拒绝改变日常生活状态，而非因能力及认识不足所导致的调适失败。护士要重点评估患者能否客观面对当前的健康状况，自己有无争取解决问题，所期望的结果是否现实。

③ 症状与体征。

· 口头诉说不能接受健康状况的变化。

· 对健康状况的改变表现出过久的否认、怀疑、震惊或愤怒。

· 缺乏解决问题、面向未来的要求。

· 缺乏解决问题的实际行动。

④ 相关因素。

· 与造成生活形态改变的残疾有关（如截肢、截瘫、偏瘫、严重关节炎等）。

· 与支持系统不足有关。

· 与认知受损有关。

· 与缺乏自信心有关。

· 与伤害自尊有关。

· 与过度悲观有关。

知识链接

"调节障碍"病例

患者，男，50岁，食品公司销售科科长，心脏动脉搭桥手术术后半年。由于工作应酬关系，患者几乎每天饮白酒接近1斤（1斤=500 g），并且饮食不规律，睡眠不足。医生多次规劝，患者总是说没有人能替代自己的工作，忙完手头的业务就申请转换岗位。可此事一直以来并没有达成，原因一是单位领导不放人，二是患者本身也不觉得饮酒对自己的身体有严重危害。患者还经常说："人的命，天注定，怎么高兴怎么活，过一天赚一天。"该患者此时符合与支持系统不足、认知歪曲和缺乏自信有关的"调节障碍"的心理护理诊断。

（3）语言沟通障碍（impaired verbal communication）。

① 概念。语言沟通障碍是指个体在与人交往的过程中，使用或理解语言的能力降低或丧失，即个体不能与他人进行正常的语言交流。

② 评估要点。与患者交谈时，护士可感受到患者有无法与他人进行有效语言沟通的困难。

③ 症状与体征。

· 不会使用或不能理解通用的语言。

· 不能正常发音、讲话（如发音困难、发音不清、讲话受限等）。

· 不恰当的或无反应的反馈。

· 听力下降（丧失）。

· 思维混乱，语无伦次。

④ 相关因素。

· 与语言文化差异有关（如外籍、使用方言等）。

· 与先天发育缺陷有关（如腭裂、严重口吃、声带麻痹等）。

· 与听力障碍、脑老化有关。

· 与各种医治措施限制有关（如气管切开、气管插管、使用呼吸机及口腔手术等）。

· 与精神状态或心理因素有关（如抑郁、重度焦虑症、自闭症、意识障碍等）。

· 与脑部疾病有关（如颅内肿瘤、脑血管意外、脑退行性变、脑卒中后遗症等）。

（4）自我形象紊乱（body image disturbance）。

① 概念。自我形象紊乱是个体对自身身体结构、外观、功能的改变在感受、认知、信念及价值观方面出现健康危机。

② 评估要点。护士可观察到患者在经历因疾病诊治、手术、意外事故所造成的身体结构外观及功能等方面暂时或永久的改变时，表现出负向的调适。护士需要重点评估患者的价值观，对躯体形象改变、身体某部分功能丧失的心理承受能力，生活中这些改变对其感知觉的影响程度及家庭、社会支持的力度。

③ 症状与体征。对存在的或感知到的身体结构、外观或功能的变化有负性的反应（如羞辱感、窘迫感、厌恶感或内疚感）。

· 不愿看也不愿触及身体的损伤部位。

· 掩饰或回避谈论有关身体改变部位的功能。

· 有自伤、自残的行为和自杀的企图。

· 有痛苦、郁闷、悲伤等消极情绪。

· 清洁、修饰、自我照顾水准改变。

· 逃避社交接触。

④ 相关因素。

· 与手术、意外事故、烧伤、冻伤、化疗不良反应等有关。

· 与严重皮肤病、脑性麻痹等生物因素有关。

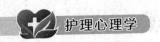

·与来自社会外环境的精神压力有关。

·与周围人群对人体外观可接受程度的冲突有关。

·与青春发育期的心理压力（如身材过高或过矮、肥胖等）有关。

·与患神经症、神经性厌食等对外表的不现实感有关。

·与个体对外观形象及活动要求的期望值有关。

（5）照顾者角色障碍（caregiver role strain）。

① 概念。照顾者角色障碍是指照顾者在为被照顾者提供照顾的过程中，因所经受的或可能经受的躯体、情感、社会和（或）经济上的沉重负担状态而感到难以胜任照顾他人的角色。

② 评估要点。照顾者角色障碍的护理诊断需要护士评估患者和照顾者两方面的情况。护士既要评估患者的病情、预后、对照顾的需要、经济条件及与照顾者的关系，又要评估照顾者的健康状态、家庭与社会角色及其应对能力等。

③ 症状与体征。

·照顾者主诉时间紧张。

·照顾者感到疲惫不堪。

·照顾者的健康情况出现改变（如体质下降、体重减轻、缺乏睡眠、紧张急躁等）。

·照顾者表现出对自己的家庭、生活、社会地位影响的担心。

·照顾者承担照顾者角色和其他重要角色（如公司员工或父母角色）发生冲突。

·照顾者对患者抱怨、指责或失望。

·照顾者对患者今后的健康状况有顾虑。

·患者的需求不能得到满足。

·照顾者诉说没有能力学会特殊的照顾技巧。

④ 相关因素。

·与患者有认知障碍、过度依赖、预后不良和（或）照顾程度渐增有关。

·与患者有偏执、怪异、伤害行为或有无理要求有关。

·与长时间的持续照顾，照顾者身体条件限制有关。

·与以往双方关系紧张有关。

·与缺乏照顾他人的经历有关。

·与家庭、社会支持不足有关。

·与经济条件不足或得不到支持有关。

·与照顾者角色转换或适应不良有关。

（6）预感性悲哀（anticipatory grieving）。

① 概念。预感性悲哀是指个人或家庭在可能发生的丧失（如人物、财物、工作、地位、

理想、人际关系、身体各部分等）出现之前所产生的情感、情绪及行为反应。

②评估要点。护士应评估个体在发生重大创伤前（感受到即将失去重要且有价值的事物，如失去身体的某一部分、某种功能，形象受到永久损害，或丧失地位、财产、亲人、宠物等）所经历的心理哀伤反应及其促成因素。

③症状与体征。

·预感到将要发生重要事物的丧失，并表现出对预期丧失的悲痛心情。

·日常活动改变（如丧失生活兴趣、吸烟量增加、过度饮酒、有退缩行为或矛盾心态）。

·过度异常情绪反应（如否认、自责、恐惧、抑郁、愤怒、敌视等）。

·生理功能改变（如食欲紊乱、睡眠障碍、性欲改变等）。

④相关因素。

·与即将丧失身体的某一部分有关（如截肢、乳房切除、子宫全切等）。

·与即将丧失自理能力或生理功能有关。

·与即将失去工作能力或社会地位有关。

·与即将失去亲人或财产、幸福、家庭、宠物等有关。

·与缺乏有效的社会支持有关。

·与缺乏应对经验有关。

·与恶性肿瘤、艾滋病、晚期肝肾衰竭等恶性疾病有关。

（7）精神困扰（spiritual distress）。

①概念。精神困扰是指个体的信仰、价值观处于一种紊乱的状态。

②评估要点。护士可通过观察与沟通评估引起患者精神困扰的原因，如患者对生活意义的理解，对死亡的看法，饮食、睡眠情况，对治疗与护理的配合情况，生理或心理、精神的折磨与威胁，对患者生命意义、个人信仰、价值观造成的干扰程度，社会支持系统对患者的关心程度。

③症状与体征。

·反常的行为、情绪（如哭泣、退缩、焦虑、偏见、敌对、愤怒等）。

·食欲、睡眠、精神面貌及生活方式发生明显变化。

·对生死的意义特别关注，有矛盾感。

·表达自己没有生存下去的理由。

·表达对自己的信仰、价值观出现怀疑，从而感到精神空虚。

·寻求精神上的寄托与慰藉，寻求心灵上的帮助。

④相关因素。

·与恶性疾病、恶性创伤带来的生命威胁有关。

· 与重大事件的打击有关（如失去生活自理能力、社会地位、亲人等）。

· 与价值观及信仰受到冲击有关（如治疗对道德、伦理的影响等）。

· 与文化休克有关（如因长期出差、出国而脱离了原有的文化、家庭或宗教团体等）。

· 与毒品戒断有关。

（8）焦虑（anxiety）。

① 概念。焦虑是指患者在面临不够明确的、模糊的或即将出现的威胁或危险时，所感受到的一种不愉快的情绪体验。

② 评估要点。护士要重点评估患者的语言、行动、行为和生理反应，注意评价其焦虑的程度、原因和促成因素。若患者的焦虑对日常生活、治疗、护理等活动无妨碍，则属于轻度焦虑。轻度焦虑有助于人的成功应对，一般不需要进行护理干预。

③ 症状与体征。

· 反常的情绪与行为（如害怕、激动易怒、语速加快、无助感、自责等）。

· 自述忧虑、担心、紧张，对自己过分注意。

· 不能集中注意力，重复、无目的地工作，有躲避行为等。

· 出现脉快、呼吸增快、血压升高、头疼、头晕、恶心、呕吐、失眠、口干、食欲下降、胃部不适、全身乏力、出汗、尿频、尿急、便秘或腹泻等症状。

· 肌肉、运动功能出现异常，如颤抖、僵硬、坐立不安等。

④ 相关因素。

· 与预感到健康受到威胁有关。

· 与诊断不明（预后不清）有关。

· 与未能满足安全（陪住、特权）的需要有关。

· 与自我概念受到威胁有关。

· 与缺乏信心有关（对事件缺乏控制感）。

· 与角色功能受到威胁或角色功能改变有关。

· 与他人的互动形态受到威胁或互动形态改变有关。

· 与不适应环境有关（如陌生的生活环境、人际关系、噪声、高温等）。

· 与感到不幸有关（如丧失财产、社会地位、面临离婚等）。

· 与受到他人焦虑情绪的感染有关。

（9）恐惧（fear）。

① 概念。恐惧是患者面临某种具体而明确的威胁或危险时所产生的一种心理体验。

② 评估要点。恐惧是人们对威胁或危险的一种正常反应，临床住院患者除了会对以往特定的刺激产生恐惧之外，对医院的环境、疾病的威胁、与原有生活工作的脱节也可能产生恐惧。恐惧多发生于危重症患者或使用呼吸机、气管切开、颜面创伤等的患者。护士

需要根据患者的主观陈述、行为表现、生理反应等多方面的资料进行综合分析，再做进一步判断，以明确引起患者恐惧的具体原因和相关因素。

③ 症状与体征。

·自述有恐慌、惊惧、心神不宁，表现出束手无策、烦躁不安、失眠、多梦、记忆力减退，将注意力集中在威胁上。

·表现为哭泣、逃避、警惕，有挑衅性行为，活动能力减退，冲动性行为和疑问增多。

·躯体反应可以表现为脉快、呼吸短促、血压升高、瞳孔散大、厌食、皮肤潮红或发白、多汗、四肢酸软、疲惫无力、肌张力增高、颤抖、晕厥。

④ 相关因素。

·与人身安全受到威胁有关。

·与手术或有创检查有关。

·与环境刺激有关（如抢救室、手术室、监护室、陌生的医护人员等）。

·与担心发生交叉感染有关。

·与死亡威胁有关（如恶性疾病患者）。

·与不同年龄所重视的威胁有关（如青春期外表丑陋、老年期被遗弃等）。

心理护理诊断是护理诊断内容中的一部分。诊断陈述的是个体或群体的健康状态以及导致这种健康状态的原因。完整的护理诊断的陈述包括 3 部分，即健康问题（problem）、病因（etiology）、症状或体征（symptom or sign），故又称 PES 公式。例如，"恐惧（P）：哭泣、逃避（S），与身体健康受到威胁有关（E）""调适障碍（P）：持续否认、愤怒（S），与截肢有关（E）"。但目前的趋势是将护理诊断简化为两部分，即 P+E 或 S+E。例如，"精神困扰（P）：与丧失自理能力有关（E）""失眠（S）：与将失去工作能力有关（E）"。

无论是三部分陈述还是两部分陈述，原因的陈述（E）不可或缺，只有明确原因才能为制订护理计划指明方向，而且原因的陈述常用"与……有关"来连接，准确表述心理问题与原因之间的关系有助于确定该心理护理诊断是否成立。

3. 制订心理护理计划

护理计划是针对护理诊断制定的具体护理措施，提出解决患者心理问题的护理干预手段，制定心理护理目标，估计可能出现的意外和制定针对意外的应急措施。计划是应用心理学知识与技术解决具体问题的关键步骤。心理护理计划包括 4 个方面的内容：排列心理护理诊断的顺序、确定心理护理的预期目标、制定护理措施、护理计划成文。下面主要介绍前 2 个方面。

（1）排列心理护理诊断的顺序。由于护理诊断往往有多个，在计划阶段，护士应将列出的所有心理护理诊断按重要性和紧迫性排出次序。一般情况下，将对患者生命威胁最大的护理诊断排在前面，其他的护理诊断依次排列。护士应根据护理诊断的轻重缓急确定护

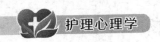

理的重点，先后采取行动，做到有条不紊。护理诊断可分为首优护理诊断、中优护理诊断和次优护理诊断。

① 首优护理诊断。首优护理诊断是指那些对生命威胁最大，需要立即采取行动予以解决的问题。例如，患者情绪极其低落，有自杀的可能时，护士需要马上进行保护和予以心理干预。

② 中优护理诊断。中优护理诊断是指那些虽然不直接威胁生命，但会造成患者身心痛苦，严重影响患者健康的问题。例如，焦虑、恐惧。焦虑情绪可影响患者的社会功能，并引发一系列的生理反应，需要护士予以重视。

③ 次优护理诊断。次优护理诊断是指那些个人在应对发展和生活变化时所产生的问题。例如，调试障碍、角色适应困难、精神困扰等，这些问题虽然不会带来安全威胁和严重的生理反应，但并非不重要，同样需要护士提供帮助，使问题得到解决，以便患者达到最佳心理状态。

首优护理诊断、中优护理诊断和次优护理诊断的顺序在心理护理过程中不是一成不变的，随着患者病情的变化，在首优护理诊断得以解决后，中优或次优护理诊断可以上升为首优护理诊断。

（2）确定心理护理的预期目标。心理护理的预期目标也称预期结果，是指患者接受护理照顾之后，期望能够达到的心理状态或行为的改变，也是心理护理效果评价的标准。目标的种类根据实现目标所需的时间可分为短期目标和长期目标。

① 短期目标。短期目标是指在较短的时间内（数小时、数天）能够达到的目标，适用于住院时间较短、病情变化快者。例如，"1 天后，患者能自觉、有效地配合检查、治疗、护理""患者在 1 小时的会谈后能说出引起焦虑的原因"等都是短期目标。

② 长期目标。长期目标是指需要相对较长时间（数周、数月）才能够达到的目标。长期目标可以分为两类：一类是需要护士针对一个长期存在的问题采取连续性行动才能达到的长期目标，如一个有调试障碍的患者在心理层面否认或拒绝改变日常生活形态，需要护士在整个护理期间鼓励其面对现实、建立自信，则针对该患者的长期目标可以描述为"患者能主动参与制订护理计划"；另一类是需要一系列短期目标的实现才能达到的长期目标，如对一个焦虑自评量表（SAS）得分为 55 分的中度焦虑患者制定了"1 个月通过使用放松技术，使焦虑程度得分降至 45 分"的长期目标，最好通过一系列短期目标来实现，可以定为"每周焦虑量表得分降低 2～3 分"。短期目标的实现能使患者看到进步，增强其实现长期目标的信心。

③ 目标的陈述方式。预期目标或预期结果的陈述方式为：主语＋谓语＋行为标准＋条件状语。

·主语。主语是指患者或患者的一部分。"患者"在目标陈述中充当主语时可被省略。

·谓语。谓语是指主语将要完成且能被观察到的行为。

·行为标准。行为标准是指主语完成该行为将要达到的程度，包括时间、距离、速度、次数等。

·条件状语。条件状语是指患者完成该行为所必须具备的条件，并非所有目标陈述都包括此项。

4. 实施心理护理措施

实施过程是贯彻落实各种方案与护理干预措施，将心理护理计划付诸行动的过程。理论上，实施是在制订计划之后，但在实际的临床工作中，对病情危急患者的抢救，实施常先于计划。

（1）护理措施的分类。

① 独立性护理措施。独立性护理措施是指护士运用心理护理知识和技能可独立完成的护理活动，如教给患者深呼吸放松的方法。

② 合作性护理措施。合作性护理措施是指护士与其他健康服务人员（如心理医生、心理咨询师、社会工作者等）共同合作完成的护理活动，如护士与心理咨询师一起制订使患者恢复自信的计划。

③ 依赖性护理措施。依赖性护理措施是指护士执行医嘱的护理活动，如按照心理医生的医嘱给药。但护士不可盲目地执行医嘱，而应能够判别医嘱的正确与否。

（2）心理护理实施（psychological nursing implementation）。心理护理实施是指为实现心理护理目标，将心理护理计划付诸行动，解决患者的心理问题的过程。在实施过程中，护士应注意尊重患者的人格，为其保守秘密，在建立良好的护患关系的基础上争取患者家属、亲友的支持与配合，充分发挥患者的主观能动性，促进其康复。心理护理实施是心理护理程序中的关键步骤，护士要做好充分的准备，明确要做什么、由谁去做、怎么做、何时做。心理护理实施主要的工作内容包括继续收集资料、实施心理护理措施、做好心理护理记录、继续书写心理护理计划。

（3）制定心理护理措施的注意事项。

① 心理护理措施要具有科学的理论依据。护士应以心理护理的理论为基础，运用最新、最佳的心理护理方法，结合个人技能和临床经验，以及患者的实际情况选择并制定恰当的心理护理措施。

② 心理护理措施要具有针对性。心理护理措施针对护理诊断提出的原因而制定，其目的是达到预期的心理护理目标。

③ 心理护理措施要切实可行、因人而异。选择心理护理措施时，一要考虑护士的数量、业务水平，从医院设施的实际情况出发；二要符合患者的病情、年龄、性别、体力、愿望及要求，做到个性化的心理护理。

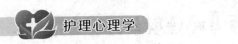

④ 心理护理措施要具体细致。心理护理措施的描述应准确、明了。一项完整的护理措施应包括日期、具体做什么、怎样做、执行时间和签名。

⑤ 鼓励患者参与制定护理措施。在制定心理护理措施的过程中，护士应鼓励患者或其家属参与，调动他们的主动性和潜力，以助其自助为指导，保证心理护理措施能够获得最佳效果。

5. 评价心理护理效果

评价是指对心理护理措施是否达到预期目标要及时进行评估，并根据评估结果进行相应的调整。理想的心理护理结果应与护理计划的完成程度相一致，对未达到预期目标和未解决的问题，可反馈到新的护理程序，直至解决。心理护理评价的基本内容可分为建立评价标准、收集资料、评价目标是否实现、分析问题的原因、重审护理计划 5 个部分。

（1）建立评价标准。计划阶段所确定的预期目标可作为护理效果评价的标准。因此，护理目标必须具体、可观察、可测量、可比较、可操作性强。例如，患者的焦虑程度明显降低，SAS 得分低于 40。

（2）收集资料。为评价预期目标是否达到，护士应在实施护理计划后收集患者的相关主客观资料，以便与评估时的情况进行比较。在此过程中应明确：谁负责收集资料、何时收集资料、应用何种形式收集资料（通过护理查房、护理会诊、护理病例讨论会等）、应用何种工具收集资料（观察、访谈、问卷调查、量表测量）。

（3）评价目标是否实现。在目标陈述中规定的期限到来后，列出实施心理护理措施后患者出现的反应，继而将反应与原定目标进行比较，以观察是否已达到目标。例如，在评估时运用某个量表，则评价时可用同一量表来判断患者情况变化的程度。衡量目标实现与否的程度分为目标完全实现、目标部分实现和目标未实现 3 种。

（4）分析问题的原因。通过对目标实现程度的评价，找出问题存在的原因。如果发现部分目标尚未实现，则要探讨导致目标部分实现或未实现的原因。护士可按照心理护理程序的顺序从以下几个方面分析：收集的资料是否准确、全面；护理诊断是否正确；目标是否合理；护理措施设计是否得当，执行是否有效；患者是否配合。护士应逐一做出分析，找到问题的症结所在。

（5）重审护理计划。护理计划不是一成不变的，需根据患者情况的变化而不断进行调整。通过重审护理计划，对已解决的问题停止采取措施，进一步评估患者可能存在的其他问题，拟定下一个目标；原来认为可能存在的问题，经过分析或实践验证不存在的，则予以取消；如果问题依然存在，计划的措施适宜，则继续执行原护理计划；如通过评估证明诊断、目标或措施中有不适当的内容，则要及时做出修改。

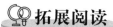 **拓展阅读**

新 年 礼 物

　　人的一生从始至终似乎都与护士有不解之缘，从呱呱坠地地来到这个世界到生命终结时，都离不开护士的身影。正如人们常说的那样，护士是天使般的存在。

　　2023年元旦刚过，营口大石桥市中心医院14楼的病房内发生了这样一幕：

　　一位值班护士像往常一样走进6号病房做日常护理工作。这间病房里面住着一名特殊的患者，她入院前一直生活在敬老院，生活完全不能自理，身边又没有家属，身上属于她自己的衣服也很久没有换新了。这一天巡视病房时，值班护士偶然发现这位患者穿着一件粉色的新衣服，便问护工："这是谁给她买的啊？"护工说："就是你们这里一个模样挺俊的护士。"值班护士听了之后十分动容，也很好奇这样默默无闻、做好事不留名的人到底是谁。

　　几番核实后，大家确定了做好事的是普外二科的护士小刘。护士小刘说，她每次看到这名患者没有家属，衣服破旧，就觉得她可怜。过新年了，别人都有新衣服，却没人给她买，护士小刘便给她买来柔软的粉色新衣。其实，护士小刘还曾多次给她买过早饭。此举令护工及敬老院的领导很感动。患者虽不能用语言表达谢意，但是受到帮助的她眼睛里能看出感激之情。而那件新年礼物——粉色的新衣服穿在患者身上，也一直暖到了患者的心里。

　　医院里像刘颖一样善良朴实的护士还有很多，她们在护理岗位上兢兢业业，内心充满阳光。她们每天的工作既多又琐碎，但她们依然用自己的爱心去尽力照顾好每一位患者，去温暖每一个被病痛折磨的身躯，她们用行动诠释着"白衣天使"的意义，无私奉献，守护患者心中对生命的渴望。

　　我们每天在医院里见惯了生死，见惯了人情冷暖，世间百态，这样感人至深的故事也时常在医院里演绎着。愿医院里的故事少一些叹息，多一些温馨，少一份悲痛，多一份感动！赠人玫瑰，手留余香。提灯女神手里的灯光，驱散的何止是伤者心头的阴云，那穿越时空的温暖，在每一名护士的心中早已炽燃成生命的蜡烛！

课后思考题

一、单项选择题

1. 以下不属于患者角色适应偏差的是（　　　　）。

A. 角色行为强化　　　　　B. 角色行为冲突　　　　C. 角色行为替代

D. 角色行为减退　　　　　E. 角色行为缺如

2.以下不属于患者心理需要的是（　　　）。

A.被关注和尊重的需要　B.尽快康复的需要

C.对生命安全的需要

D.爱与归属的需要

E.了解疾病知识的需要

3.患者的角色适应不良包括（　　　）。

A.角色行为缺如　　　　B.角色行为冲突　　　　C.角色行为减退

D.角色行为强化　　　　E.以上都是

4.患者角色的特征不包括（　　　）。

A.免除或部分免除社会责任

B.患者一般需要为患病承担责任

C.患者有接受治疗、恢复健康的责任

D.患者有寻求医疗帮助的责任

E.患者角色需要承担遵守医疗单位的规章制度、遵守医护人员安排等义务

二、简答题

1.如何帮助角色行为缺如的患者进行角色适应？

2.爱与归属的心理需要在患者身上有哪些表现？

3.患者角色适应不良有哪些表现？

4.患者常见的情绪反应有哪些？

5.心理护理程序的步骤是什么？

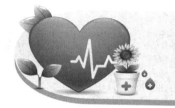

第7章　不同阶段患者的心理护理

学习目标

1. 掌握各阶段患者的心理护理。

2. 熟悉各阶段患者的心理特点。

3. 具有健康的职业心理素质，能够给予不同阶段的患者人文关怀。

案例导入

　　某产妇，30岁，结婚2年，妊娠38周，入住产科病房。专科检查：宫缩持续40~50 s，间歇5 min，强度中等，宫口开大2 cm，产妇现非常紧张、恐惧。

思考：

1. 该产妇的情绪反应正常吗？

2. 试分析该产妇的心理反应。

3. 护士应如何帮助该产妇？

　　不同阶段的人会出现不同的心理变化，而处于人生不同阶段的患者也会产生不同的心理变化，具有不同的心理特点。因此，护士了解和掌握各阶段患者的心理变化和特点，学会分析不同阶段患者的心理特点并提出相应的心理护理措施，将能够有的放矢、科学有效地开展护理工作。

7.1　孕产妇的心理特点和心理护理

7.1.1　孕产妇的心理特点

　　妊娠和分娩是一种正常的生理变化过程，而这个阶段是女性最为脆弱和危险的时期。孕产妇不仅要经历一系列复杂、连续的生理变化，还会出现各种心理应激反应。每个妊娠期妇女的心理都是微妙而复杂的，渴望做母亲是大多数女性的愿望，所以一旦怀孕，就会非常兴奋。特别是初次怀孕的妇女，因缺乏对妊娠和分娩的正确认识与了解，会出现一系列的心理反应。孕产妇可表现为对周围事物特别敏感、反应强烈、情绪很不稳定，担心孩子是否畸形、是否聪明健康，还有对自己的身体是否会发生变化的担心。不同年龄、不同性格的孕产妇的心理特点会有明显差异，但也有一定的规律可循。对此，护士要熟悉和掌握孕产妇的心理特点，掌握其心理活动过程，这样才能采取正确和有针对性的心理护理措施。

妊娠期一般分为 3 个阶段：妊娠早期、妊娠中期和妊娠晚期。分娩是女性生命中的重大应激事件，尤其是初产妇极易出现复杂的心理变化，可能会对分娩产生不良影响。

1. 妊娠早期妇女的心理特点

妊娠早期是指从末次月经的第 1 天算起，到妊娠满 12 周的这段时间。

（1）惊喜、兴奋、后悔。对渴望怀孕的、有怀孕计划准备的妇女来说，确认怀孕的信息后其先是惊喜、兴奋，心情非常激动，会第一时间告知亲朋好友。如果是计划外怀孕或未婚先孕，孕妇则会出现震惊和后悔的心理反应，后悔没有采取有效的避孕措施，会考虑是否孕育这个小生命的问题。

（2）矛盾心理。大多数孕妇会出现紧张、焦虑、害怕、期待、忧郁的矛盾心理，既希望自己能顺利平安地分娩一个健康的婴儿，又担心身体发生变化和工作受到影响等。

（3）情绪波动大。妊娠 6 周左右，孕妇常出现早孕反应。大多数孕妇会出现剧烈呕吐、乏力、嗜睡等症状，加剧了其焦虑、害怕、紧张等不良情绪。但是在做孕检时，第一次听到胎儿的心跳声，孕妇的心情会很激动、很幸福，因为其真实感受到了胎儿的存在，体会到了做母亲的自豪感。

2. 妊娠中期妇女的心理特点

妊娠中期是指从妊娠 13 周到 27 周的这段时间。

（1）情绪较稳定，出现"筑巢反应"。随着妊娠的进展，孕妇不仅能听到胎儿的心跳，还能感受到胎动。早期的胎动给孕妇的感觉是轻轻的蠕动，到后来的"拳打脚踢"，这会让孕妇觉得很神奇和幸福。妊娠中期孕妇喜欢和家人、其他孕妇交流孕期感受，同时会出现"筑巢反应"，计划为孩子购买衣服、睡床等，希望获取婴儿喂养和生活护理等方面的知识，给未出生的孩子起名字、猜测其性别等。随着早孕反应的逐渐减轻或消失，孕妇的情绪也趋于稳定。

（2）分娩恐惧和过分依赖性。随着胎儿的长大，孕妇会考虑怎样的分娩方式更适合，担心能否安全分娩，担心产下畸形儿，经常会有莫名其妙的恐惧感。有些孕妇因体形显露而不愿活动，每天不做任何事情，凡事都由家人包办，可这样做却易引起心理上的郁闷、压抑、孤独，这对胎儿是不利的。这一时期家人的过分呵护会使孕妇的心理依赖性增强。

3. 妊娠晚期妇女的心理特点

妊娠晚期是指从妊娠 28 周至 42 周的这段时间。

（1）焦虑。妊娠晚期，孕妇常因胎儿将要出生而感到愉快，又因分娩将产生的疼痛而焦虑，担心能否顺利分娩、分娩过程中母婴的安危、胎儿有无畸形，也有孕妇担心胎儿的性别能否为家人接受等。到了妊娠的最后阶段，孕妇开始更多地关心分娩方式的问题，担心分娩时的疼痛，纠结于顺产与剖宫产的选择，她们常会有更多的焦虑和惊慌，经常咨询和收集有关分娩的信息与知识，由于不知如何选择而产生焦虑情绪。

（2）形象改变。在妊娠晚期，胎儿发育迅速使得孕妇常常会感觉不舒服，可出现睡眠困难、腰背痛、尿频、手脚水肿、呼吸困难等症状；也可能对腹内的胎动感到不舒服，因体重增加还会经常感到活动笨拙；受孕激素增多的影响，孕妇皮肤中的黑色素增多，出现色素沉着以及妊娠斑，孕妇会感觉自己变得很丑陋。

4. 分娩期产妇的心理特点

（1）分娩前产妇的心理特点。产妇进入病房后，虽然经历了慢长的妊娠期，对分娩方式已有所了解，但是还会产生紧张、害怕、焦虑的心理。尤其是大多数初产妇对分娩毫无经验，对见红、宫缩产生紧张感，会感到不知所措。孕妇在陌生的医院里因怕痛、怕出血、怕胎儿出现意外，或者受病房其他产妇分娩过程的影响，往往会吃不好、睡不好，对分娩既盼望又恐惧。

（2）分娩时产妇的心理特点。在分娩过程中，产妇的心理状态与分娩疼痛有着密切的关系。由于产妇的性格、文化水平、家庭状况、孕产次不同，所以在分娩中，产妇的心理状态也不尽相同。无论是初产妇还是经产妇，都存在恐惧心理。面对产房中陌生的医生、护士，陌生的生产环境，冰冷的手术器械，有的产妇在精神上更为紧张，恐惧心理更加强烈。有的产妇

视频
分娩过程

由于宫缩所致疼痛呈进行性加剧，心理反应过强，过分紧张、恐惧，以致大吵大闹；还有的产妇在分娩过程中因隐私部位暴露而产生尴尬心理。

5. 产后产妇的心理特点

大多数产妇分娩后如释重负、心情舒畅，但也会出现各种心理反应。

（1）角色适应不良。分娩后，产妇的角色转变为母亲的特定角色，很多产妇在经历家庭角色变化时会出现一些适应不良的表现，如焦虑。在分娩之前她们可能认为自己还是一个孩子的角色，因而无法很好地适应这种角色转换，不知道如何照顾自己的孩子，表现为不知所措、烦躁不安、容易发脾气等。

（2）产后抑郁。因为产妇产后身体内的雌激素和孕激素水平下降，与情绪活动有关的儿茶酚胺分泌减少，体内的内分泌调节处在不平衡的状态，所以其情绪很不稳定。曾有人统计，有 50% ~ 70% 的妇女在产后 3 天发生抑郁症，表现为精神沮丧、焦虑不安、失眠、

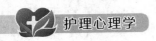

食欲不振、易激动、注意力和记忆力减退等。抑郁症的发生也与产妇丈夫及家人的态度、产妇本人的健康状态、婴儿哺乳以及婴儿的性别有关。

（3）生活习惯的改变。对很多年轻的母亲来讲，孩子的出生意味着再也不能过以前自由自在的生活了，不能熬夜上网、不能睡懒觉，也没有时间经常逛街购物、看电影、旅游了，甚至吃饭都不能准点。虽然为了孩子，大多数人都心甘情愿，甚至能从照顾孩子的过程中获得新的幸福感，但是这种变化给她们带来的冲击是不可忽视的。对这种变化适应不良的女性容易产生抑郁情绪，常闷闷不乐、悲观、兴趣下降等。

7.1.2 孕产妇的心理护理

1. 妊娠早期妇女的心理护理

（1）做好妊娠期保健指导。妊娠早期孕妇心理反应强烈，感情丰富，可有恐惧、焦虑情绪，尤其是初次妊娠者特别需要正确的指导和关怀。护士应做好妊娠期保健指导，让孕妇理解妊娠是一个正常的生理过程，正确认识妊娠的全过程，放松心情，不要过于紧张，避免压力过大，避免长期压抑、思虑过度，导致暴躁、易怒等不良情绪反应。为此，护士要为孕妇提供发问的机会，鼓励孕妇充分暴露自己的焦虑和恐惧；也可以安排孕妇之间的交流、讨论，允许她们去了解别人，分享感觉，以助于消除烦恼。

（2）加强生活护理，缓解早孕反应引起的心理反应。对有早孕反应的孕妇，护士应指导其注意饮食，摄入的食物以多样化和清淡、易消化为原则，要能提供胎儿生长发育所需要的各种营养素，避免高盐、高脂、高糖、过于寒凉和辛辣等刺激性食物的摄入。护士应嘱孕妇晚上按时休息，不要熬夜，保证充足的睡眠，适量活动，注意劳逸结合，避免吸烟、饮酒，不要饮用浓茶、咖啡。护士应指导家属在家庭生活中给予孕妇恰当的关心和照顾，尤其是来自丈夫的保护和支持能够帮助其树立信心。健康愉快的孕期生活对保证胎儿生长发育，预防流产、早产、妊娠并发症具有重要意义。

2. 妊娠中期妇女的心理护理

进入妊娠中期以后，孕妇体内已经形成了适应胎儿生长的新平衡，妊娠反应等不适也逐渐消失，孕妇的情绪变得相对稳定。

（1）定期到医院接受检查。妊娠中期，妊娠加重了机体各个系统的负担，可能加重孕妇原有心脏、肾脏、肝脏等疾病的病情；妊娠中期的孕妇也可能会出现各种病理状况，如妊娠高血压综合征和贫血等。因此，护士应指导孕妇定期到医院接受检查。

（2）减轻对分娩的恐惧。虽然妊娠中期距分娩尚有一段时间，但有些孕妇会从这时便开始感到惶恐不安，这可能是因为她听信了分娩十分痛苦的传言，或受到影视剧情过分渲染分娩场面的影响。对分娩的过分恐惧对孕妇的健康十分不利，因此，孕妇应学习一些关于分娩的知识，对分娩是妊娠的必然结局有所了解。另外，孕妇和家人一起为未出世的孩子准备一些必需品也许能使孕妇心情好转，这样做往往可以使孕妇把对分娩的恐惧转变为对孩子出生的急切盼望。

（3）减轻过分依赖。妊娠中期妇女可以适当做一些轻体力工作及平缓的运动，这是没有危害的。医学界认为，适当的活动可以增强孕妇的肌肉力量，对分娩有一定的帮助。所以，孕妇可以从事家务劳动。如果没有异常情况，孕妇在妊娠中期仍能正常上班，这样对其改善心理状态也大有益处。

3. 妊娠晚期妇女的心理护理

进入妊娠晚期以后，孕妇的子宫极度膨胀，各器官、系统的负担也达到高峰，因而孕妇心理上的压力也更大。

（1）了解分娩的原理及有关科学知识，克服对分娩的恐惧。避免孕妇对分娩产生恐惧最好的办法是让孕妇了解分娩的全过程以及可能出现的情况，对孕妇进行分娩前的有关训练。许多地方的医院或相关机构均创办了"孕妇学校"之类的主题活动，在妊娠的早、中、晚期对孕妇及其丈夫进行培训，专门讲解有关的医学知识，以及孕妇在分娩时的配合。这对有效地减轻孕妇的心理压力，解除其思想负担，以及做好孕期保健、及时发现并诊治各类异常情况等均大有帮助。

（2）做好分娩的准备。分娩的准备包括妊娠晚期的健康检查、心理上的准备和物质上的准备。一切准备的目的都是使母婴平安，所以准备的过程也是对孕妇的安慰。如果孕妇了解到家人及医生为自己做了大量的工作，并且对意外情况也有所考虑，那么她的安全感会大大增加。

（3）减轻妊娠斑和妊娠纹。对于妊娠斑，护士应指导孕妇用冷水和热水交替洗脸，以促进面部血液循环，让妊娠斑出现的概率降低；多吃番茄、猕猴桃等富含维生素 C 的蔬菜和水果，以防发生色素沉淀，让皮肤变得白净；注意防晒，夏季外出时最好戴上遮阳帽或涂抹相对安全的防晒霜，避免阳光直射面部而导致妊娠斑加重。对于妊娠纹，护士可指导孕妇用专业的托腹带来分担腹部的重力负担，这样能减轻皮肤的过度延展拉伸。

4. 分娩期产妇的心理护理

（1）分娩前产妇的心理护理。分娩前产妇的心理护理主要是加强产前健康教育，减轻产妇对分娩的恐惧。亲切和蔼的态度可以使产妇对护士产生信任。在进行产前教育时，护士应着重为产妇讲解分娩的生理过程，使其确信每个妇女都有分娩能力，并系统、科学地介绍正常的分娩过程，使其了解什么样的感觉是正常的、分娩时会出现哪些情况，以及如何应对，以便在心理上有所准备。同时，护士应教给产妇分娩技巧，使其能够正确运用力学原理。产前，护士还要对包括产妇的丈夫、公婆及父母等在内的家庭成员进行相关心理健康教育，使他们处理好与产妇间的关系，以减轻产妇不必要的紧张情绪。

（2）分娩时产妇的心理护理。护士应创造安静轻松的分娩氛围，因为舒适、温馨、宁

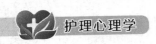

静、安全、温度和湿度适宜的产房可以使产妇紧张、恐惧的心情得以缓解。护士应教会产妇减轻产痛的方法。在生产前，护士应使产妇明白与医生和护士默契配合的重要性，使产妇相信只要与医生、护士密切配合，分娩导致的疼痛是能够经受住的。此外，也可以由有丰富经验的助产护士从产妇阵痛开始至分娩结束予以全过程的陪伴，为产妇提供连续的心理、生理上的支持和帮助，消除产妇的不安情绪，使其在心理上得到放松，疼痛减轻。

5. 产后产妇的心理护理

护士应帮助产妇认同母亲角色，鼓励其运用母爱关心、爱护、照顾婴儿。护士应主动与产妇交流，认真听取她们的想法和感受，满足其心理需求。护士还应帮助产妇克服抑郁情绪，产妇的抑郁状态如不能及时化解，将影响其乳汁分泌，并威胁产妇的身体健康。对患有产后抑郁症的产妇，护士在临床护理工作中应高度关注其心理状况和临床行为表现，给予必要的心理辅导或建议其转至相关科室接受心理治疗，防止发生意外。对出院产妇，护士应指导其保持情绪稳定，加强营养，劳逸结合，做好自我护理，同时学会喂养、护理婴儿。

7.2 儿童患者的心理特点和心理护理

案例导入

患儿，女，2岁，诊断为小儿肺炎入院治疗。患儿的母亲和舅舅在医院陪护。因要给患儿办理住院相关手续及缴费，患儿的母亲需要到住院部前楼排队缴费，便请舅舅陪护孩子。但是当母亲要离开时，患儿却开始大吵大闹，紧紧抓住母亲不放，哭成了"泪人"，无论如何都不让母亲离开。

思考：

1. 该患儿的情绪反应正常吗？

2. 试分析该患儿为何有此心理反应。

3. 作为护士，你应如何帮助该患儿？

7.2.1 儿童患者的心理特点

儿童期一般是指从出生到12岁，包括新生儿期、婴儿期、幼儿期、学龄前期和学龄期等年龄期。儿童期患儿因年龄小，对疾病缺乏深刻的认识，加之患病带来的痛苦，住院治疗离开自己熟悉的亲人和环境，常出现一系列的心理变化。儿童期不同阶段个体的心理活动会有很大的差异。因此，在临床心理护理过程中，护士应根据不同年龄阶段患儿的心理特点采取有针对性的心理护理措施，减轻或消除其不良心理反应，促进患儿的心身健康。这里主要介绍前 5 个年龄阶段患儿的心理特点。

1. 新生儿期患儿的心理特点

新生儿期是指从胎儿娩出、脐带结扎到出生后满 28 天。这个时期的小儿称为新生儿。新生儿大脑发育还不完善，大脑皮质兴奋性低，睡眠时间长。新生儿已具备视觉、听觉、嗅觉、味觉和触觉，其中听觉、味觉、触觉已发育良好。新生儿已具有愉快与不愉快的情绪体验，刚出生时因不适应宫外环境而常表现不安、啼哭等，可以通过给予哺乳、爱抚、拥抱等缓解。新生儿啼哭有时是生理性的，主要与生理需要是否满足相关，如饥饿、排尿、排便、困倦等。病理性啼哭则由疼痛及一些疾病导致的不适引起。

2. 婴儿期患儿的心理特点

婴儿期是指从出生后到满 1 周岁。这一时期是个体生长发育和大脑功能发育最迅速的时期。大脑功能的发育促进了婴儿心理活动的发展。例如，动作发育，2 个月会抬头，4 个月会翻身，6 个月会坐起，7 ～ 8 个月会爬，1 周岁会行走，活动范围的逐渐扩大加速了语言的发育。婴儿已会用简单的语言、动作与人交流，表达自己的需求与情感，尤其是哺乳等亲子行为密切了母婴之间的感情，有利于婴儿的心理发育。

婴儿对住院的反应随年龄的大小而有所不同。6 个月以前，只要满足婴儿的生理所需，其就能安静，较少哭闹；6 个月以后，婴儿开始认生，对母亲或抚育者有依恋心理，9 ～ 12 个月时依恋达高峰，与陌生人接触时持拒绝态度。这一时期个体对疾病没有认识，以分离性焦虑为主，与母亲或抚育者分离时有明显的哭闹行为。分离性焦虑表现为以下 3 个阶段：

（1）反抗期。患儿表现为语言和身体上的攻击性，如焦虑不安、哭闹、拒食、打人、骂人等，这种反抗行为可以持续几个小时或几天。

（2）失望期。患儿因找不到父母而失望，表现为明显抑郁、不爱说话、睡眠不安，对周围事物不感兴趣，还会出现退行性行为（如尿床、吮指等）。

（3）否认期。患儿表现为可以配合医护人员，以不在乎的态度对待父母和亲人。随着住院时间延长，分离性焦虑会影响患儿成年后的人际关系和人际交往。

3. 幼儿期患儿的心理特点

幼儿期是指从 1 周岁到满 3 周岁。这一时期个体的语言、思维和社会交往能力增强，自主性和独立性不断发展。1 周岁以后，幼儿开始产生思维。这一阶段幼儿对身体各部分和器官有所了解，对自己生病常用自身的感情和行为模式来解释，疾病带来的痛苦往往被其认为是对自己不良行为的惩罚，缺乏安全感。幼儿期患儿住院时仍受分离性焦虑的影响。

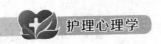

4. 学龄前期患儿的心理特点

学龄前期是指从 3 周岁到进入小学前（6 ～ 7 岁）。这个年龄阶段的住院患儿的心理活动开始变得复杂，同样对疾病的病因常用自身的感情和行为模式来解释，易将疾病和痛苦认为是对自身不良行为的惩罚。他们更容易担惊受怕，如怕打针、怕吃药、怕被父母遗弃。患儿住院后产生的分离性焦虑反应较温和，常表现出悄悄哭泣、难以入睡等。因对陌生环境不习惯、对疾病与住院不理解、担心疾病及治疗对身体造成损害等，患儿容易产生焦虑、恐惧心理。

5. 学龄期患儿的心理特点

学龄期是指从 6 ～ 7 岁入学到进入青春期前。这一时期个体的大脑皮质功能发育更加成熟，对事物具有一定的分析、理解、判断能力，认知和社会心理发展非常迅速，有极强的求知欲和想象力。这一时期是儿童心理发展的一个重大转折点。同时，个体的生活从原来的以游戏为主过渡到以学习为主，老师、同学、学校和社会环境也影响其心理发育与社会适应能力。学龄期患儿能听懂关于疾病的诊断和对治疗方案的解释，并能向医护人员询问相关问题，对身体的损伤和死亡感到恐惧，同时容易受到别人的影响，非常在意别人对自己的评价。对这个年龄阶段的住院患儿，分离性焦虑的内容不只限于离开父母，更多的是离开熟悉的家庭生活环境，脱离了熟悉的校园生活。他们担心学业，并因环境的陌生而感到孤独。患儿对疾病缺乏了解，担心自己会变成残废或死亡；躯体的不适使其恐惧不安、悲伤、胆怯，出现睡眠障碍。特别是慢性病患儿，如肾病、血液病、糖尿病患儿，长期的治疗和休学会严重影响其心理发育，甚至导致其出现严重的心理问题。

7.2.2 儿童患者的心理护理

1. 新生儿期患儿的心理护理

新生儿患病后，常用哭闹来表达不适。护士或家长要善于观察并体会不同的哭闹所表达的情感并找出其原因。哭闹是生理需要和疾病不适的一种表现，分生理性哭闹和病理性哭闹。分辨时，护士或家长首先要注意患儿哭声的大小、音质和音调，正常婴儿的哭声洪亮、婉转、有调；其次应注意哭闹发生的诱因，如有无饥饿因素，是否要排尿、排便，是否有疲乏困倦、是否有局部刺激（如衣着不适）、有无生活规律的改变。病理性哭闹则表现为开始洪亮、乱哭，后渐低微、少哭，最后啼哭无声或不哭。但疾病和病情不同，患儿的哭闹又具有各自的特征：患有化脓性脑膜炎、颅内出血等中枢神经系统疾病的患儿的哭声发声急、音调高、停止快，医学上叫作脑性尖叫；新生儿破伤风的早期，始初患儿哭闹，继而哭不张口或张口不大；脐炎、口腔溃疡、皮肤皱褶处糜烂，触及患处时，患儿立即大哭。因此，当新生儿哭闹不休时，应仔细察看其全身及哭闹时的动态，予以鉴别，必要时应及时请儿科医生诊查。护士在找出患儿哭闹的原因后要给予准确的护理。

护士在进行各种治疗与护理操作时动作应轻、稳、准，以减少对患儿不必要的刺激。在与患儿交流时，护士可以用亲切的目光注视患儿，用轻声细语、温柔的抚摸使患儿保持安静，获得满足和愉快、安全的情绪体验。新生儿抚触是一种与患儿沟通交流的好方法，有助于稳定患儿的情绪，提高患儿的适应能力。

2. 婴儿期患儿的心理护理

对于婴儿期患儿，首先护士要了解其住院前的生活习惯，可把患儿喜欢的玩具或物品放到患儿身边，鼓励他（她）玩耍，以转移其注意力，减轻患儿的不安。尽量固定由一个护士对患儿进行连续护理，减少患儿的陌生感和恐惧感。如条件允许，应尽可能留患儿的母亲在医院陪护，以减少严重的分离性焦虑所引起的不良心理反应。如果因病情或其他特殊原因，母亲不能陪护，护士要在治疗与护理的同时尽可能地多抚摸、拥抱、亲近患儿，满足他们的情感需求。在语言上，护士也可以用患儿能听懂的语言以及手势、动作、面部表情等非语言行为了解和满足患儿的需要及情感需求。简单的语言、亲切的笑容、丰富的身体语言会使患儿感到愉快、满足，获得安全感和信任感。对患儿入院后出现的哭闹、反抗等行为，护士要给予理解，允许其发泄不满。当患儿出现退行性行为时，护士要给予抚摸、拥抱，帮助其疏泄内心的压抑，帮助其恢复健康。

3. 幼儿期患儿的心理护理

护士的工作服应采用温馨的颜色（如粉红色），病室装饰色彩要鲜明，病室内可摆放可爱的玩具和患儿喜欢的图书，播放悦耳动听的音乐，准备美味可口的食物。有条件的医院还可设立母子病室和游戏室等。护士应运用沟通技巧，为患儿讲解医院环境、生活安排，熟悉患儿表达特殊需求的方式，使其获得情感上的满足。护士还可以与患儿一起玩游戏、讲故事、看画报，增加患儿对医护人员的信任感，减少患儿的陌生感和因离家而产生的焦虑情绪。

4. 学龄前期患儿的心理护理

护士应关心、爱护、尊重患儿，用患儿容易理解的语言介绍同病房的其他患儿和住院的生活安排，使患儿对新伙伴和医院环境有所了解，减少其对陌生环境的焦虑情绪。同时，护士在做各种检查或治疗前，应向家长和患儿解释清楚，减轻他们的不安并取得合作。护士的注射、换药等动作要轻，防止因操作粗暴而增加患儿的恐惧心理。护士在操作前应多与患儿说笑、抚摸、搂抱，以分散其注意力，减轻其恐惧感与不适感。

5. 学龄期患儿的心理护理

护士应向患儿介绍有关病情、治疗和住院的目的，讲解健康知识，解除患儿的顾虑，增加其对医护人员的信任感和安全感。在进行体格检查及各项操作时，护士要做好解释工作，保护患儿的隐私，给患儿一定的自主选择权，及时帮助患儿调整情绪。对年龄较大、

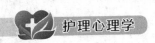

住院时间较长的患儿，护士应根据患儿的病情适当安排其学习，鼓励患儿与伙伴、同学保持联系，允许他们来院探望；如病情允许，可帮助患儿补习功课，缓解患儿的焦虑、抑郁情绪，创造轻松、愉快的环境，使患儿保持积极、乐观、稳定的心理状态。

知识链接

人的年龄划分

在我国，人的年龄通常被分成以下几个阶段：婴儿（出生至1岁）、幼儿（1～4岁）、儿童（5～11岁）、少年（12～18岁）、青年（19～35岁）、中年（36～59岁）、老年（60岁以上）。

2020年，世界卫生组织经过对全球人体素质和平均寿命的测定，对年龄段划分标准做出了新的规定。该规定将人的一生分为5个年龄段，即未成年人（0～17岁）、青年人（18～65岁）、中年人（66～79岁）、老年人（80～99岁）、长寿老人（100岁以上）。

根据发展心理学，人的年龄可划分为以下几个阶段：婴儿期（0～3岁）、幼儿期（3～6岁）、童年期（6～12岁）、青春期（11、12～15、16岁）、青年期（17、18～35岁）、中年期（35～60岁）、老年期（60岁以后）。

7.3 青年患者的心理特点和心理护理

案例导入

患者，女，20岁，某高职院校大二学生。患者在一次体育课上突发昏迷，被送到医院检查，诊断为尿毒症。入院以来，患者表现为急躁、焦虑不安，经常找医生护士询问病情，无法接受患病的事实，无法入睡，睡眠质量很差，心情很糟糕，不配合治疗。

思考：

1. 该患者的情绪反应正常吗？
2. 试分析该患者为何有此心理反应。
3. 护士应如何帮助该患者？

青年期是人一生中最宝贵的时期，是充满青春活力、朝气蓬勃的时期，是准备走向独立生活的时期。青年期的心理特点是从幼稚迅速走向成熟而又尚未充分成熟，所以青年患者在面对疾病时情绪往往强烈而不稳定，容易出现极端化，且容易受到家庭及社会因素的影响，出现心理问题。护士了解青年患者的心理特点，采取有针对性的心理护理措施对促进青年患者的身心康复尤为重要。

7.3.1　青年患者的心理特点

1. 情绪不稳定

青年患者对疾病的情绪反应强烈而不稳定，缺乏心理准备，且不善于调节情绪，疾病初始阶段可表现出急躁、焦虑不安等情绪。在治疗过程中，青年患者又往往急于求成，缺乏耐心，希望被快速治愈，一旦治疗效果达不到预期或病情出现反复，就会再次陷于急躁、焦虑情绪之中或产生攻击性行为。一旦病情有所好转，青年患者又往往会盲目乐观，不遵守医嘱用药，不配合治疗。

2. 震惊与否认

青年人正处在人生朝气蓬勃的发展时期，对人生和未来充满无限的憧憬和向往，处于人生的黄金阶段，处于学业、事业、家庭的上升阶段。青年人得知自己患病，尤其是严重疾病时，往往会感到震惊，难以接受患病的事实，甚至不相信医生的诊断，继而出现否认的表现，否认自己得病，很难进入患者角色，拒绝接受治疗。

3. 悲观与失望

当疾病进入慢性期或留下后遗症甚至恶化时，青年患者容易出现沮丧、悲观、失望甚至抑郁的情绪。尤其是患有严重疾病或留有后遗症者，往往对未来的生活充满担忧，表现出自暴自弃，放弃治疗，甚至产生自杀的极端想法。

4. 孤独与寂寞

青年人活泼好动的特点使其在生病住院后不能像往常一样正常地学习、工作和生活，离开了熟悉的环境、家人、同学和伙伴，住进陌生的医院，活动受到限制，住院时间稍长就会感到孤单、寂寞、无聊。

7.3.2　青年患者的心理护理

1. 构建和谐的康复环境

根据青年人的特点，护士可将青年患者安排在同一病房，促进青年患者之间的交流与沟通，使其能够互相鼓励。护士要耐心对待患者出现的各种心理反应，给予关怀和心理安慰，在条件允许的情况下指导患者进行适当的娱乐活动，分散患者对疾病的过多关注，消除其寂寞感和无聊感。

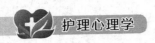

2. 理解及帮助

护士要理解青年患者情绪波动大、易冲动且不善于调节不良情绪的特点，根据患者的性格特点、文化及生活背景，给予合理宣泄不良情绪的指导及情绪调控的方法。护士要观察、发现青年患者的不良情绪，合理疏导，鼓励宣泄。

3. 尊重自尊和独立

青年患者独立意识和自尊心强，希望得到他人的公平对待，因此，护士要维护青年患者的自尊心，平等对待，注意文明用语，态度要温和，真诚地关心和照顾患者情绪，促进青年患者的自我护理，满足其心理需要。

4. 个性化护理

对青年患者出现的个性问题，护士应采取相应的个性化护理措施，进行合理及针对性的护理。

7.4 中年患者的心理特点和心理护理

案例导入

　　患者，46岁，公司主管，被诊断为肝癌晚期收住院。住院期间，患者情绪焦虑、烦躁，拒绝接受各项检查和治疗，有时绝望、悲观，不和任何人说话。

　　思考：

1. 该患者的情绪反应正常吗？

2. 试分析该患者为何有此心理反应。

3. 护士应如何帮助该患者？

　　中年期是人一生中发展最成熟、精力最旺盛的阶段。中年人社会角色多并担负重要责任，在家要照顾父母、子女，工作中往往也是中坚力量，同时是家庭经济的主要来源，其患病后对工作及家庭会产生巨大的冲击。中年人的精神负担较大，心理反应复杂，如不能及时有针对性地予以心理疏导和心理干预，则有可能引发严重的心理问题或心理危机，阻碍其身心健康发展。

7.4.1 中年患者的心理特点

1. 焦虑与急躁

中年人在社会中担任很多重要角色，家庭及工作责任重大，更容易出现焦虑情绪。有的患者可能因无法照顾家庭、生活质量下降而焦虑，有的患者因工作被迫停止而焦虑。这样的焦虑情绪又会导致患者在对待疾病的治疗时表现出急躁的情绪，进而不能安心养病，迫切希望尽快治愈，尽早出院。有的患者甚至会放弃治疗，提前出院。

2. 悲观与抑郁

中年人患病后因活动受限不能正常参加工作而影响经济收入，加之还要负担医疗费，经济负担加重。若身患重病，无法承担昂贵的医疗费及家庭的日常生活开销，患者可产生悲观失望的情绪。患有慢性病或伴有后遗症者担心疾病对事业前途和家庭生活的影响，担心子女的教育及老人的赡养等问题，除悲观失望等情绪外，还可有强烈的无助感和无望感，甚至产生轻生的念头。

3. 更年期综合征

45～50 岁的中年人在体力和精力上都开始向老年人过渡，内分泌功能减退，身体和精神状况大不如前。面临家庭和事业的重负，中年人常出现体力不支和精力不佳的表现，若此时患病，则会加速移行过程，影响身心健康。中年期是事业和家庭压力最大的阶段，患病住院可能有阻碍中年人的事业发展及加重其家庭负担，因此中年患者可出现情感脆弱、情绪失控等反应，甚至出现更年期综合征，可伴有明显的自主神经功能紊乱症状，表现为头晕、头痛、心悸、气促、食欲减退、畏寒怕热、失眠等。

7.4.2　中年患者的心理护理

1. 提供心理支持

针对中年患者的心理特点，护士应了解其需求，消除中年患者的心理压力，主动关心患者，当好患者的"参谋"和"顾问"。中年患者因各种因素，可能出现中断治疗并带病坚持工作的情况而影响康复。护士应及时为此类患者提供疾病的相关知识，协助患者处理好工作、家庭、朋友之间的关系，尽力减少其治病期间的后顾之忧，劝导他们重视疾病，恢复身体健康才是家庭和事业的根本，使其能够安心治疗。

2. 尊重与关心

中年人是家庭、社会的主要角色，有较强的受人尊重的心理需要。护士在与他们的交往中应注意尊重患者，言谈有礼貌，多征求和倾听他们的意见与要求，尽量使患者满意。

3. 关注更年期心理保健

护士应体贴和关心更年期患者，引导患者正确认识疾病和衰老，接纳并认真对待疾病，保持良好的心理状态；帮助患者用科学的态度正确认识更年期的生理变化，消除不必要的顾虑和思想负担，解除紧张、焦虑等消极情绪。护士应指导患者参加文娱活动，进行适当的身体锻炼等，提高机体的抗病能力，延缓衰老，促进疾病恢复。

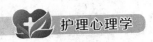

7.5 老年患者的心理特点和心理护理

案例导入

　　患者，65岁，老伴去世多年，儿子在外地工作。患者自5年前退休后一直一个人生活，因性格内向，常独自在家看报纸、电视。儿子最近回家发现患者性格有明显改变，没事就坐在沙发上发呆，神情恍惚，沉默寡言，不愿意与邻里老年人交往，食欲不佳，晚间睡眠质量不高，对周围事物的兴趣明显减退，感到生活没有意义，并有失眠、自责等症状。患者有糖尿病病史，长期服用降糖药物，血糖控制较好。

思考：

1. 该患者的情绪反应正常吗？
2. 试分析该患者为何有此心理反应。
3. 护士应如何帮助该患者？

　　随着年龄的增长，老年人的各种生理功能进一步衰退，尽管老年人明白衰老是自然规律，但一般都希望自己健康长寿，不服老也不愿别人说自己老。因此，一旦生病，老年人容易产生比较强烈的心理变化，对病情的估计多较为悲观。

7.5.1 老年患者的心理特点

1. 自尊心强

　　大多数老年人都比较稳重，社会生活经验丰富，自尊心比较强，希望得到更多的尊重与关怀，老年患者更是希望医生和护士能经常到病房探望及关心自己，渴望得到自尊心的满足。因自尊心强，老年患者有时甚至会突然拒绝进行治疗和护理；有时又争强好胜，做一些力所不能及的事情而发生意外。

2. 自卑、抑郁

　　退休后，老年人可因社会地位及生活习惯发生变化、身体日渐衰弱而产生自卑心理。一旦生病，对病情的发展多持悲观态度，身体稍有不适便与衰老相联系，进一步加重自卑感。老年人多患慢性病或老化性疾病，对疾病痊愈往往信心不足，自卑、自怜，进而产生抑郁情绪，甚至自杀。也有的老年人因迷信而拒绝科学治疗。有的老年患者因为生病之后好多事情做不了，认为自己成为子女的包袱，失去存在价值，对自己做出过低的评价。

3. 恐惧、孤独

当病情较重时，老年患者常产生即将死亡的恐惧心理，因而异常敏感，甚至对自己的呼吸、心跳以及体位姿势不适都觉得是一种不愉快的精神刺激，每天都疑虑自己的病情。特别是遇到周围的危重患者或死亡患者时，老年患者受到的刺激更为强烈，往往同自己的病情联系起来。生病住院后，老年患者脱离熟悉的生活环境，身边没有熟悉的亲朋好友，子女可能因生活、工作原因而不能常常陪伴。患有疾病的老年人更不愿意出门，怕见到熟人，自觉不如别人。因此，老年人会产生孤独、寂寞甚至被抛弃的感觉，无配偶或子女者更甚，常渴望得到亲人的陪伴及照顾。

4. 依赖、退化

老年人患病后行为表现变得天真幼稚，情感脆弱，常提出不切实际的要求，情绪波动大，自控能力差，常与家人、病友、医护人员发生冲突。有的老年人患者角色强化，在心理上和体力上都有依赖他人的表现，一旦患病就迫切要求得到他人的同情，寻找心理安抚者和寄托者，希望家属和子女围绕左右，及时照顾自己，安心于做患者的角色，表现为对医护人员和家人过度依赖，自己能做的事情也需要别人帮助，出现"老小孩"现象。

7.5.2　老年患者的心理护理

1. 细心观察

护士应注意观察患者的一举一动，一旦发现患者情绪上的变化，应及时解释说服，向患者说明情绪与健康之间的关系；及时给他们传递治疗效果、身体恢复进展等信息，解除患者的心理压力，增强其战胜疾病的信心；鼓励患者经常合理地用脑，适当开展散步、慢跑、打太极拳、练习气功等活动，以便分散他们对身体的注意力，缓解其恐惧心理。

2. 与老年患者建立良好的护患关系

良好的护患关系是心理护理取得成效的关键。老年患者住院后的突出要求是被重视、被尊敬，护士应理解老年患者的心理特点，满足老年人的需要。在交往中，护士应主动关心和多接近老年患者，态度要热情、亲切，礼貌地对待他们，对他们的忧郁心情给予热心开导，多一些关怀和温暖，处处以诚相待，拉近与老年患者之间的关系，用健康乐观的精神状态感染他们；在巡查病房时多问候、多照顾，做事时要主动征求老年患者的意见，尽量满足他们的各种合理需要，使他们感到被尊重、被理解，心理上得到安慰和满足，从而消除老年患者被遗弃的心理，使其振作起精神，积极配合治疗；耐心地引导老年患者主动倾诉，并专心倾听，给予健忘、耳聋和视力下降的老年人谅解，耐心对待老年人的诉求。

3. 提供良好环境

环境可以直接影响老年人的心理活动，舒适的环境有利于老年人的身心健康。护士应

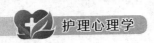

为老年患者提供一个安静、整洁、舒适的疗养环境，并创造良好的心理环境。病区应为老年患者设置一些自助设备，如扶手、手杖、轮椅等，使患者感到方便，并获得安全感。老年患者的日常用品最好放在便于拿取的地方，使之有安全感。病区应为老年患者设立休闲区域，如棋牌室、活动室、阅览室等，增加老年患者的业余活动，以利于其身心健康，也会排解其孤独情绪。

4. 调节好患者的疗养生活

护士应善于调节老年患者的生活：在饮食上，应为老年患者选择富有营养、易于消化、美味可口的饮食；在精神上，照顾老年患者的情绪，为其排除忧虑；在生活上，要知其冷暖，并设法帮助其解决生活需要。护士要为老年患者开展形式多样的文娱活动等，为枯燥的医院生活增添一丝色彩。

5. 健康宣教

护士要在现有护理知识、操作技能的基础上，学习和掌握多方面的心理知识，用良好的语言为老年患者讲解与疾病相关的知识及注意事项，给予老年人鼓励和肯定，稳定老年患者的情绪，改善其不良心境。

拓展阅读

"穿上防护服，我就不是个孩子了"

2000年4月出生的刘家怡是广东省惠州市惠城区中医院的一名护士。2020年2月9日，她随广东医疗队驰援湖北，一直在武汉客厅方舱医院工作。她的任务是帮离开方舱的医护人员脱防护服，把好感染风险的重要防线。

"穿上防护服，我就不是个孩子了。"这句话脱口而出时，刘家怡马上用棉签擦去泪水。她说，其实不是因为害怕，而是"00"后真的是能分担些事情了。穿着防护服时她本身活动起来就很笨重，还要帮助其他同事脱掉防护服，有时会比较吃力。在超过6小时的上班时间里，她几乎要不停地讲话、重复指导动作。刘家怡形容，防护服裹得很紧，因为担心崩开，她不敢做大动作，脖子一直是前倾状态，每次上完班她都会感觉身体发僵。更难受的是，N95口罩带来的窒息感，"就像是6小时被人捂住鼻子，脱下口罩才回到人间"。

"我要守好这一关，让大家安全走出这个舱。"虽然没有冲锋陷阵，但她觉得守住风险一样不可或缺。"这次出门，也算是我20年来出差最远的地方了，也是离开父母时间最长的一次了。"

课后思考题

一、单项选择题

1.婴幼儿患病住院后最突出的心理反应是（　　　）。

A.分离性焦虑　　　　　　B.思念亲人　　　　　　　C.恐惧

D.皮肤饥饿　　　　　　　E.行为异常

2.与患者的沟通中，老年患者最强烈的需要是（　　　）。

A.安全的需要　　　　　　B.交往的需要　　　　　　C.尊重的需要

D.情感的需要　　　　　　E.信息的需要

3.患者怀疑自己患病的事实，是指患者的（　　　）。

A.退化心理　　　　　　　B.否认心理　　　　　　　C.焦虑心理

D.恐惧心理　　　　　　　E.抑郁心理

4.老年患者突出的心理需求是（　　　）。

A.关心　　　　　　　　　B.受尊重　　　　　　　　C.社会支持

D.生活照顾　　　　　　　E.精神支持

5.下列选项中不符合患者心理特点的是（　　　）。

A.孤独心理　　　　　　　B.自豪心理　　　　　　　C.期待心理

D.焦虑心理　　　　　　　E.恐惧心理

二、简答题

1.简述儿童患者常见的心理特点及其心理护理。

2.简述老年患者的心理特点及其心理护理。

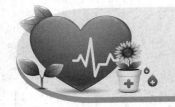

第8章　不同病症患者的心理护理

学习目标

1. 掌握不同病症患者的心理护理要点。

2. 熟悉不同病症患者的心理特点。

3. 了解特殊患者的心理特征。

4. 具有健康的职业心理素质，给予不同病症患者人文关怀。

案例导入

　　患者，女，50岁，刚退休就被诊断为高血压。患者觉得自己的老年生活才刚开始就得了病，一想到以后要天天吃药，以及亲朋好友们提到过的高血压的并发症，对病情逐渐产生了消极情绪，经常唉声叹气，情绪低落、失眠，甚至拒绝用药治疗。

思考：

1. 该患者出现了什么心理问题？

2. 试分析该患者为何有此心理问题。

3. 护士应如何帮助该患者？

　　有研究发现，躯体疾病伴发心理问题或由心理问题引发躯体疾病的发病率呈逐年上升趋势。在医院各科室都有一些患者在出现躯体不适的同时伴发各种各样的心理问题，而存在心理问题的患者对疾病的绝望和无助感远远超过一般躯体疾病所带来的痛苦。因此，护士了解和掌握患者的心理变化和特点，学会正确护理不同疾病患者的心理问题非常重要。

8.1　急危重症患者的心理特点和心理护理

重症监护病房（intensive care unit，ICU）收住的急危重症患者多指发病急，病情危重，需要紧急救治的人。其特点是病情急骤且复杂，病势凶猛、变化快。患者对突发的变故缺乏心理准备，导致其心理反应激烈而复杂，这些心理反应会直接影响患者的病情稳定、疾病转归及生活质量。因此，护士必须密切关注急危重症患者的心理反应及其影响因素，实施有效的心理干预，提高抢救成功率，促进患者早日康复。

8.1.1 急危重症患者的心理特点

1. 恐惧与焦虑

初入 ICU 1～2 天的患者，恐惧情绪是其最突出的表现。患者突然发病进入抢救室，与外界隔离的医疗环境、医护人员严肃的面孔、紧张的抢救过程、抢救时的各种仪器和设备（如呼吸机、除颤仪和监护仪）等都会引起患者的紧张不安与恐惧。若患者伴有肢体功能障碍，心理承受能力下降，则会出现烦躁不安、自卑、易怒的精神异常症状。

2. 否认

否认多发生在患者进入 ICU 后的第 2 天，第 3～4 天达到高峰，主要表现为患者从心理上否认自己有病或认为自己虽有病但并不需要住进 ICU。

3. 抑郁与孤独

在进入 ICU 第 5 天后，约 30% 的患者出现孤独、抑郁的情绪。患者长期与外界隔离，认识到病势已成定局，突然丧失工作和生活自理能力，给子女带来沉重的家庭负担，或自身疾病重症表现反复，表现为消极压抑、自我评价降低，对未来生活产生悲观失望的情绪，常感孤立无助。

4. 孤独与依赖

由于 ICU 执行无陪护制度，急危重症患者缺少家人的陪伴与沟通，容易产生孤独和依赖心理，渴望与医生、护士沟通，时间久了，则会表现为烦躁、激动易怒、神志恍惚，甚至出现谵妄。患者经过精心治疗及护理，病情明显好转，被允许离开 ICU 时，由于缺乏足够的心理准备，担心病情危重时不能得到及时救治而不愿离开。

8.1.2 急危重症患者的心理护理

1. 重视护患沟通与心理疏导

护士是监护环境中的重要调节者，在调节患者情绪方面起重要作用。护士应主动向患者介绍监护室的环境及制度，重视与患者的沟通，安抚患者，消除其恐惧、紧张等不良情绪，消除患者的心理障碍。随着患者病情的变化、情绪的波动，护士应做好患者的心理疏导，尤其是对出现依赖心理的患者，要适当用安抚性拍肩、抚背等肢体语言，提供良好的心理护理，使患者保持平静的心情，以利于疾病的治疗。

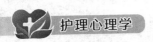

2. 提供咨询

护士应详细告知患者家属患者的病情变化，使其了解医护人员的治疗、用药目的及护理方案，为患者的康复提供家庭支持；做好患者家属的心理干预，保证患者家属情绪稳定，以免影响患者的病情和治疗效果；合理安排患者家属短时间探视，以缓解患者的孤独心理。

3. 构建良好的环境

护士应尽力创造良好、舒适的治疗环境，定时进行室内通风、消毒，随时调节温度和湿度，保持病房及病区的整洁。护士要尽量将诊疗操作集中完成，以减少对患者的不良刺激，保证患者有充分的休息。同时，护士要以良好的医德和精湛的技术让患者获得安全感，解除其心理痛苦。

知识链接

ICU 综合征

麦肯尼（Mckegney）于 1966 年提出"ICU 综合征"的概念。处于 ICU 特殊环境，加之疾病和治疗的影响，患者可进入"意识的改变状态"，从而引起认知缺陷（包括定向障碍、记忆和判断力受损、谵妄、不能集中注意力）和情绪波动等。这种意识的改变状态有时很像急性精神病状态，因为它可引起妄想和幻觉。患者可产生强烈的情绪反应，包括焦虑、恐惧和抑郁等，也可产生冲动行为；患者可能不服从治疗，从而导致病情加重。通常 ICU 综合征发生快、病程短，持续时间为 24 ~ 48 h，也有报道平均病程为 14.7 天者。患者在 ICU 环境中所表现出来的精神方面的一系列症状称为 ICU 综合征。

8.2 慢性病患者的心理特点和心理护理

慢性病是指病程长达 3 个月以上，又无特效治疗方法的疾病。它具有病程长、见效慢、易反复、易出现并发症等特点。临床上常见的慢性病包括高血压、肝病、肾病、糖尿病等。这类疾病需长期治疗和护理，容易使患者产生复杂的心理反应，并严重影响患者的学习、工作和生活。慢性病已成为人类健康的最大威胁。因此，护士应针对慢性病患者的心理特点给予有针对性的心理护理，提高患者对疾病的认知水平，增强患者战胜疾病的信心。

8.2.1 慢性病患者的心理特点

1. 心理活动复杂

患者病程时间长，容易随疾病的变化而产生复杂的心理活动，表现为患者对自己的疾病格外关注及敏感，身体稍有不适就会猜测病情是否加重，产生焦虑、恐惧等情绪；疾病稍有好转又盲目乐观，急躁地希望通过"灵丹妙药"把疾病尽快治愈。久治不愈或反复发作者往往对医生缺乏信任，甚至认为医生的药方无效，拒绝治疗。

2. 悲观抑郁

患者经历了长期的疾病折磨，身心俱疲，或因患病丧失了工作能力，无法赚钱甚至成为家庭的负担而产生自卑、抑郁的情绪反应；患者会过分关注身体感受，一旦受到消极暗示，就迅速出现抑郁心境；患者因长期患病得不到治愈，对疾病的治疗失去信心，有时还会产生悲观厌世之感。

3. 角色强化与依赖

慢性病患者长期处于患者角色之中，习惯了受人照顾、治疗和护理，因患病而免除了原来社会角色承担的责任与义务，沉溺于患者角色所带来的好处，其患者角色强化，表现为情感变得脆弱，依赖性增强，生活自理能力下降，拒绝做力所能及的事。

8.2.2　慢性病患者的心理护理

1. 健康指导

护士应尊重患者、真诚交流、鼓励倾诉，调动其积极配合治疗和护理的自觉性。对丧失信心甚至拒绝治疗的患者，护士应耐心解释、指导，向患者阐明疾病的特点以及坚持治疗的重要性，鼓励患者从思想上重视治疗、在情绪上保持乐观，调节患者的不良情绪，使其能够合理宣泄；鼓励患者积极参与护理计划的制订，实施"慢性病的自我管理"，提高生活质量，帮助患者正确对待疾病，使其对治愈疾病树立信心。

2. 消除患者的疑虑

护士应及时向患者提供有关疾病的治疗、护理、预后及康复方面的信息，解释说明疾病演变过程的复杂性，减少或消除患者的疑虑。实施特殊操作可能会引起患者的恐慌，护士要向患者及时解释和说明，认真执行操作规程，熟练操作、动作轻柔，以取得患者的理解和配合。护士应为患者提供舒适、安静、整洁的疗养环境，稳定患者的情绪，促进其康复。

3. 提供社会支持

（1）亲友支持。建议亲友多探视患者，为患者提供倾诉、宣泄情绪的机会，减少其孤独感与隔离感；给予患者情感支持，鼓励其早日康复，使其树立治愈疾病的信心。

（2）医护人员支持。医护人员可采用积极的暗示、疏导、心理健康教育等方式给患者以心理支持，根据病情鼓励患者适当参与社会活动。

（3）病友支持。护士应鼓励患者与病友之间进行良好的交流，尤其是同类疾病的病友。病友之间往往能够感同身受、理解疾病所带来的痛苦，所以病友之间的相互鼓励非常

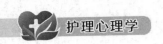

重要，能够使患者获取心理慰藉和精神支持，树立治疗信心。

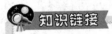

慢性病的自我管理①

慢性病自我管理（chronic disease self-management，CDSM）是指用自我管理的方法控制慢性病，即在卫生保健专业人员的协助下，个人承担一些预防性或治疗性的卫生保健活动。它通过系列健康教育课程教给患者自我管理所需知识、技能、信心以及和医生交流的技巧，帮助慢性病患者在得到医生更有效的支持下，主要依靠自己解决慢性病给日常生活带来的各种躯体和情绪方面的问题。

慢性病自我管理方法起源于20世纪50—60年代的美国，它强调把患者视为卫生保健服务的主要提供者而不是消费者，将一些卫生保健活动转交给患者，并不断增强患者积极参与自身保健活动的能力。自我管理方法用于慢性病的预防与控制在美国、英国、澳大利亚等发达国家已有30多年的历史。

近年来，我国众多医护人员和科研人员对慢性病患者自我管理展开研究和实践。20世纪90年代中期，借鉴美国斯坦福大学创建的慢性病自我管理健康教育项目（chronic disease self-management programme，CDSMP）的成功经验，我国建立了中国本土化的慢性病自我管理健康教育项目。从此，以"专业人员集中授课＋疾病管理技能训练＋病友相互交流防病经验、相互教育"为模式的自我管理教育形式开始出现。但由于慢性病自我管理的研究在我国起步晚、时间短，目前尚未进行较长期的评估和连续性随访，因而未能观察到CDSMP课程的长期效果。

8.3 手术患者的心理特点和心理护理

手术由于其有创性的特点，对患者来说是一件严重的应激事件，可引起强烈的心理反应。当心理反应过于激烈时，可能影响手术过程及术后康复。有实践证明，心理状态良好的患者，其术后切口愈合理想、康复时间短。因此，了解手术患者的心理特点，掌握患者的心理状况，提供科学的心理护理，对提高手术的安全性、促使患者早日康复具有重要意义。相关研究证实，有效的心理护理能够显著促进手术治疗效果，提高患者的生命质量。

---

① 张丽丽，董建群.慢性病患者自我管理研究进展[J].中国慢性病预防与控制，2010，18（2）：207-211.（有改动）

8.3.1　手术患者的心理特点

1. 术前患者的心理特点

患者在术前最容易出现焦虑和恐惧的心理反应，这是术前患者普遍存在的心理问题，主要表现为心悸、胸闷、气促、失眠等症状。其主要影响因素包括以下 3 个方面：

（1）患者缺乏对手术、麻醉过程的了解，面对未知产生巨大的恐惧，害怕手术失败，甚至死亡。随着手术日期的临近，这种心理反应会更加明显，表现为交感神经兴奋，引起心率加快、血压升高、出汗、坐卧不安。

（2）患者可能会因对医护人员的技术水平不信任、对医疗设备不了解、害怕躯体疼痛而担心术后效果及后遗症。尤其是患者在查阅相关资料或道听途说过去失败的案例后，更加害怕。

（3）患者担心昂贵的手术费用给家里增加经济负担，以及术后是否影响家庭、工作、学习和生活。手术越大，家庭责任越重，这种心理活动越强烈。

2. 术后患者的心理特点

（1）轻松愉快。术后多数患者在短期内因手术解除了病痛而轻松愉悦，表现出积极的心理反应，能积极配合术后治疗及护理。

（2）烦躁不安。术后患者可因伤口疼痛、身体虚弱和活动受限而产生烦躁不安的情绪。

（3）悲观绝望。当疼痛减轻、烦躁情绪平息后，患者会因手术引起的体象改变或瘢痕而出现负面情绪，尤其是颜面部手术和截肢患者会因外在形象受到破坏而出现沮丧、悲观、无助、绝望等情绪，导致其自尊心受挫，不愿见人，甚至出现人际关系障碍。

（4）担忧。术后患者担忧手术效果的情况也较多。如果手术进行了器官切除，或者需要长期卧床休息，患者会担心手术对自己健康、工作、学习和家庭的不利影响。因手术对自己健康、正常生活造成影响者可继发严重的心理障碍，如意识障碍、睡眠障碍、抑郁状态甚至自杀等。

8.3.2　手术患者的心理护理

1. 术前患者的心理护理

术前患者的心理状态存在个体差异，及时调整患者对手术的认知、动机和情绪反应，缓解其心理冲突，不仅能够推进手术的顺利实施，还能减轻患者的痛苦，促进其术后恢复。术前患者的心理护理措施如下：

（1）提供相关信息。护士应主动向患者介绍病情，主动介绍手术的相关情况、术中配合方法、术后注意事项及可能发生的并发症，使患者做好充足的心理准备。对过度担忧手

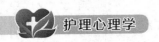

术效果的患者，护士应为其介绍手术医生的业务水平，让患者产生安全感，安心接受手术。同时，护士应为患者讲解手术治疗的必要性和效果，介绍手术治疗的成功案例，减轻患者的心理负担。护士应对术前患者做好医嘱准备，帮助患者全面了解和做好常规检查、术前准备、手术方案以及注意事项告知等，缓解患者紧张的情绪。

（2）应用行为技术。应用行为技术的意义是术前及时减轻患者的术前恐惧和焦虑。

① 认知疗法。护士可以帮助患者改变其认知偏差，重建合理认知，使患者对手术产生正确的认知，减轻患者因手术认知偏差而产生的恐惧及焦虑，使其积极配合治疗。

② 放松训练。护士可以帮助患者采用一些简单可行的放松训练，如深呼吸、冥想练习、肌肉放松等，缓解焦虑和恐惧情绪。

（3）获取社会支持。护士应帮助患者获得有力的社会支持。护士应鼓励患者的亲朋好友及时主动探视，并在精神上和物质上给予鼓励、支持与帮助，让患者感受到温暖，提升其治疗疾病的信心和勇气，从而减轻术前焦虑。

2. 术中患者的心理护理

患者进入手术室后，护士应以温和的语言与其沟通，主动向患者介绍手术室内环境、手术流程、术中可能出现的情况及解决方案，并主动向患者介绍手术医师及麻醉师；协助患者上手术台，缓解患者的紧张情绪，转移麻醉前患者的注意力，进一步增强患者的信心与依从性。护士应帮助患者取恰当的手术体位，安抚并鼓励患者，如有需要，可在术中播放轻柔的音乐，帮助患者平复心情。同时，护士应做好患者的身体隐私保护和保暖工作，维护患者的尊严，避免患者出现低体温症状。

3. 术后患者的心理护理

患者术后醒来第一时间渴望知道自己手术的真实情况和效果。术后患者伤口疼痛的护理、住院期间隔离产生的心理问题、疼痛缓解后担心预后等情况，都对术后恢复产生影响。因此，对术后患者，护士应做好以下几个方面的心理护理工作：

（1）及时告知手术效果。手术结束患者苏醒后，护士应以亲切、和蔼的语言对患者进行安慰和鼓励，及时反馈手术情况及效果，消除患者的疑虑和焦虑情绪。对手术不顺利者，护士要及时给予心理支持和安慰，告知术后注意事项。

（2）帮助缓解疼痛。患者术后疼痛的程度不仅与手术部位、切口方式有关，还与个体的疼痛阈值、耐受力和心理状态有关。一般术后 6 h 内给予镇痛剂可大大减轻手术后疼痛，护士应告知患者疼痛是正常反应，可在 2 ~ 3 天后逐渐缓解，让患者做好心理准备。同时，护士应鼓励患者运用放松训练技术，指导患者正确的咳嗽及排痰方法，运用听音乐、交谈、看书等方法分散注意力以缓解疼痛。

（3）社会支持。护士应合理安排患者家属、朋友及时探视，减少患者住院隔离时的孤独感和寂寞感，引导亲友安慰和鼓励患者，给予精神支持，帮助患者早日康复。

（4）帮助克服消极情绪。由于术后生活无法自理，生理或外观缺失等情况，患者可能会受到巨大的心理创伤，出现沮丧、绝望等消极情绪。护士应充分理解患者的心情、情绪变化，给予真诚的关心、安慰和鼓励，并提出合理建议，帮助患者消除消极情绪。同时，护士应分析患者出现消极情绪的原因，帮助其及时排解。

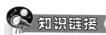

手术的时限性分类

手术是指医生用医疗器械对患者身体进行的切除、缝合等治疗，以刀、剪、针等器械在人体局部进行的操作来维持患者的健康。按照患者病情的急缓，可以将手术进行分类。

1. 择期手术

择期手术是指施行手术的迟早不影响手术效果，可在充分的术前准备后选择合适的时机进行的手术。例如，良性肿瘤切除术、腹股沟疝修补术等。

2. 限期手术

限期手术是指在施行手术的时间上虽然可以选择，但不宜过久延迟的手术，应在尽可能短的时间内做好术前准备。例如，胃癌、乳腺癌等各种癌症的根治术，十二指肠溃疡并发幽门梗阻准备行胃大部切除术等。

3. 急症手术

急症手术是指须在最短的时间内迅速施行的手术，准备手术的时间应尽量短。例如，肝破裂、脾破裂出血、硬膜外血肿、开放性骨折等的手术。

8.4 传染病患者的心理特点和心理护理

传染病因其具有传染的特殊性，导致患者一旦被确诊为传染病，就必须入院进行隔离治疗，不仅要忍受疾病带来的痛苦，还要忍受隔离，暂时性地失去社交和工作等，对患者的心理产生了极大的影响。因此，护士对传染病患者实施有效的心理护理，对提高疗效、促进疾病康复具有重要意义。

8.4.1 传染病患者的心理特点

1. 自卑与恐惧

由于疾病的传染性，护士及患者家属在与患者接触时要穿隔离服、戴口罩等，有些患者不理解隔离的目的和意义，觉得自己遭到了嫌弃，医护人

图文
传染病流行过程的基本环节

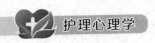

员和亲朋好友都疏远自己，觉得自己处于一种孤立无援的境地，产生自卑心理。患者因缺乏对传染病的了解、被隔离以及担心疾病会威胁性命而产生恐惧心理。

2. 孤独与抑郁

患者一旦进入传染病患者角色，即在心理与行为上与周围人划上了一条鸿沟，自我价值感突然降低，因害怕传染给其他人，不愿意让周围人知道自己患病而远离人群；觉得亲友也会因自己患病而疏远自己，甚至受到社会的歧视，因而产生抑郁情绪。此外，由于被隔离，亲友探视时间有限，患者与外界的交往被限制，住院生活无聊、乏味，精神上寂寞、空虚，易感到孤独。

3. 悲观与焦虑

一方面，患者对疾病的转归抱有很强的期待，但疾病反复发作、治疗时间长都会让患者产生焦虑不安的情绪，使其因担心预后不良甚至影响日常的工作生活而寝食难安；另一方面，久病不愈和不断听闻的负面消息会打击患者对疾病转归的自信心，使其绝望甚至产生轻生的念头。

8.4.2　传染病患者的心理护理

1. 改变认知，消除顾虑

护士应向患者及其家属讲解患者所患传染病的相关知识。护士应指导患者以科学的态度认识传染病的危害性及隔离的意义，使患者明白隔离是防止传染病流行的重要措施，而非疏远与歧视；帮助患者消除顾虑，改变其对传染病的相关错误认知，使其逐渐适应暂时被隔离的生活，积极配合治疗。

2. 加强沟通，减轻孤独

护士应加强与患者的沟通，主动关心、体贴患者，让患者在隔离治疗中感受到温暖，以取得患者的信任与配合。在严格执行隔离制度的基础上，护士应尽量创造良好的探视条件，通过适当增加探视次数，或者合理安排电话、视频等方式，帮助患者获取社会支持，减少患者的孤独与寂寞。

3. 树立信心，调整情绪

护士应提高专业技术水平，在照顾患者的同时运用交谈积极暗示，告诉患者传染病并不可怕，帮助其树立战胜疾病的信心；为患者提供舒适、安静的治疗环境，鼓励患者增加兴趣爱好，可以适当地通过看书、听音乐等活动丰富自己在医院的生活，转移患者的焦虑等不良情绪，使其能够以积极的心态面对和接受治疗。

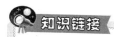

传染病的分类

根据《中华人民共和国传染病防治法》，法定传染病分为甲、乙、丙3类。

（1）甲类传染病。甲类传染病2种，包括鼠疫、霍乱。

（2）乙类传染病。乙类传染病27种，包括传染性非典型肺炎、艾滋病、病毒性肝炎、脊髓灰质炎、人感染高致病性禽流感（包括H7N7、H5N1）、麻疹、肾综合征出血热、狂犬病、流行性乙型脑炎、登革热、炭疽、细菌性和阿米巴性痢疾、肺结核、伤寒和副伤寒、流行性脑脊髓膜炎、百日咳、白喉、新生儿破伤风、猩红热、布鲁菌病、淋病、梅毒、钩端螺旋体病、血吸虫病、疟疾、人感染H7N9禽流感、新型冠状病毒感染。其中，传染性非典型肺炎、炭疽中的肺炭疽属于乙类甲管传染病。

（3）丙类传染病。丙类传染病11种，包括流行性感冒（含甲型H1N1流感），流行性腮腺炎，风疹，急性出血性结膜炎，麻风病，流行性和地方性斑疹伤寒，黑热病，棘球蚴病，丝虫病，除霍乱、细菌性和阿米巴性痢疾、伤寒和副伤寒以外的感染性腹泻病，手足口病。

8.5 恶性肿瘤患者的心理特点和心理护理

大部分恶性肿瘤患者存在不同程度的心理障碍。有研究表明，心理因素与肿瘤的发生、发展有一定的关系，不良生活事件、不良行为、负性情绪及个性特征也影响着病情的发展和预后。因此，减轻患者的心理负担，使其摆脱情绪困扰，是使患者尽早康复、改善其生活质量必不可少的重要措施。

8.5.1 恶性肿瘤患者的心理特点及其影响因素

1. 心理特点

恶性肿瘤的治疗是个漫长的过程，在治疗过程中，患者心理变化是非常复杂的，其心理状态一般要经历以下5个阶段：

（1）否认期。患者突然得知自己确诊为恶性肿瘤时，非常震惊或难以接受，认为这是不可能的事，否认自己得病的事实，并且怀疑有可能是诊断失误，反复向医生进行询问，甚至到各大医院做重复检查，以维持心理平衡。否认是最常见的心理防御机制，对肿瘤患者来说，可以缓和沉重的打击，减轻心理压力。

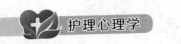

（2）愤怒焦虑期。一旦确定诊断无误，患者就会立即出现恐慌、害怕的心理，感觉自己就快死了，常常表现出焦虑情绪，坐卧不安、惶惶不可终日。同时，患者觉得命运对自己不公平，愤怒不已。所以，在住院期间，患者家属及医护人员就成了患者的发泄对象，患者常常对家人或医护人员发脾气，与其发生口角。

（3）悔恨妥协期。在慢慢冷静下来后，患者通常会思考自己为什么会患恶性肿瘤，经过一段时间的思考和分析，患者可能认为是日常生活中压力过大或长期压抑导致的，因此不断表达自己的悔恨之意，希望有改过自新的机会，积极配合治疗并祈求治愈疾病。

（4）抑郁期。经过一段时间的治疗，若病情毫无改善或治疗效果不佳，或认为自己患的是绝症，已经无药可救，患者就会产生极度沮丧和无助感，产生抑郁情绪。想到自己还有未完成的事情和梦想，想到家人和孩子的未来，想到治疗有可能会让自己人财两空，患者则会陷入不可自拔的自责和绝望之中，急于向家人交代后事。若病情进一步恶化或无法忍受病痛的折磨，患者则可能产生轻生的念头，甚至自杀。

（5）接受期。经过以上几个阶段后，一部分患者逐渐接受了自己面临死亡的现实，重要的事情已经安排妥当，情绪逐渐稳定，甚至平静地等待死亡的降临。

2. 影响因素

（1）个人因素。年龄、性别、性格特点都会影响患者的心理状态，进而影响患者对疾病及治疗的心理反应。例如，年轻患者的情绪反应及落差要强于老年患者；性格外向的患者的情绪反应要强于性格内向的患者；男性患者的心理承受能力要强于女性患者。

（2）认知因素。有的患者缺乏对肿瘤知识的了解，以为所有恶性肿瘤都是不治之症，甚至觉得自己马上就会死亡而出现恐惧、焦虑等情绪。患者缺乏对疾病治疗的了解，在治疗过程中一旦产生不良反应，往往就会出现想要放弃的念头，甚至以为病情加重而拒绝治疗等。

（3）家庭及经济因素。患者如果是家里的"顶梁柱"，则首先会考虑父母的养老问题及孩子未来的生活和教育问题，因而焦虑不安；如果因治疗而产生高额的医疗费用，患者的焦虑情绪会更加强烈，会出现悲观、绝望的不良心理，甚至自杀等极端行为。

8.5.2　恶性肿瘤患者的心理护理

1. 建立良好的护患关系

护士应与患者建立良好的护患关系，理解和支持患者，热心关怀并尊重患者，耐心倾听患者的倾诉，认真、灵活地解答患者的疑问，增强患者对医护人员的信任感，使患者能够积极配合治疗与护理。对需要对其隐瞒病情的患者，护士要做好保密工作。在做各种检查和治疗前，护士要为患者解释说明相关问题的注意事项，做好健康指导。

2. 帮助患者建立积极的心态

有研究表明，保持良好心态的肿瘤患者的五年生存率明显提高。医护人员不仅要在技术上为患者提供支持与帮助，还要帮助患者建立积极的心态，消除患者的恐惧心理，稳定患者的情绪，注意观察患者的表情、状态，及时引导患者宣泄不良情绪，对产生严重心理问题的患者要及时做好心理干预。通过交谈，医护人员要引导患者建立积极的心态，在精神上鼓励和支持患者，帮助其树立战胜疾病的信心。

3. 及时与患者家属沟通，满足需求

患者病情恶化时，护士应及时与患者家属进行沟通，提醒患者家属做好充足的心理准备，安抚患者家属的情绪，并指导患者家属做一些生活护理，尽可能满足患者的合理需求。尤其是对临终患者，护士应配合家属做好善后工作。护士要尊重并理解患者，做好人文关怀。

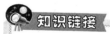
知识链接

"世界癌症日"

国际抗癌联盟（Union for International Cancer Control，UICC）和世界卫生组织于2000年在巴黎召开了一个世界肿瘤高峰会议，在会议上签署了《巴黎抗癌宪章》，规定每年的2月4日为"世界癌症日"，在全世界范围内同步开展肿瘤防治的宣传。其旨在倡导新的方法，促进各组织间的合作，加快癌症研究、预防及治疗等领域的进展，为人类造福。

历年"世界癌症日"的主题如下：

2011年"世界癌症日"的主题是"科学防晒预防皮肤癌"。

2012年"世界癌症日"的主题是"共同参与，成就奇迹"。

2013年"世界癌症日"的主题是"你了解癌症吗"。

2014年"世界癌症日"的主题是"消除癌症误区"。

2015年"世界癌症日"的主题是"癌症防控目标，实现并不遥远"。

2016年"世界癌症日"的主题是"我们能，我能战胜癌症"。

2017年"世界癌症日"的主题是"我们能，我能战胜癌症"。

2018年"世界癌症日"的主题是"我们能，我能战胜癌症"。

2019年"世界癌症日"的主题是"关爱患者，共同抗癌"。

2020年"世界癌症日"的主题是"关爱患者，共同抗癌"。

2021年"世界癌症日"的主题是"关爱患者，共同抗癌"。

2022年"世界癌症日"的主题是"整合卫生资源，医疗人人共享"。

2023年"世界癌症日"的主题是"整合卫生资源，医疗人人共享"。

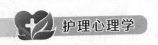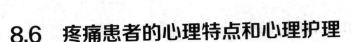

8.6 疼痛患者的心理特点和心理护理

疼痛是临床上常见的症状之一，也是促使患者就诊的最常见的原因之一。疼痛是一种不愉快的感觉和情绪体验，伴有实际的或潜在的组织伤害，是机体对有害刺激的一种保护性防御反应。2000 年，世界卫生组织提出慢性疼痛是一种疾病。临床研究认为，人的情绪是影响疼痛的重要因素，积极调整心理状态能够减轻疼痛感觉。因此，了解疼痛患者的心理特点及影响因素，对疼痛患者实施有效的心理护理，有助于提高患者的生活质量。

8.6.1 疼痛患者的心理特点

1. 高度个体化的主观体验

疼痛是患者自己主观的、高度个体化的体验。患者的疼痛症状是否出现及疼痛强度总与其心理状态紧密相连，而且总与不愉快的情绪相伴随，如抑郁状态常引起慢性和持续性疼痛。

2. 具有明显的个体差异性

相同性质的刺激作用于不同个体所产生的心理反应有很大的差异。人格特征、早期经验、年龄及性别都对疼痛的感受性、耐受性及阈值有所影响，且不同性质的疼痛所伴随的心理反应存在很大的差异。急、慢性疼痛所引起的心理反应也有所不同：急性疼痛的心理反应主要表现为恐惧、紧张；慢性疼痛的心理反应主要表现为抑郁、焦虑。

3. 疼痛对患者心理的双重意义

一方面，疼痛是一种心理防御性症状，用以表达个体无意识状态下的心理冲突，或不能实现的愿望；另一方面，疼痛引发的消极而不愉快的情绪反应又是不良刺激，可造成机体自主神经系统功能的改变，对疾病的预后产生不良影响。

8.6.2 疼痛患者的心理护理

1. 建立良好的护患关系，帮助患者减轻心理压力

医护人员应该同情和理解患者，耐心倾听患者的倾诉，认可其疼痛感受，主动关心、安慰患者，多陪伴患者，增强交流与沟通，建立良好的护患关系，取得患者的信任与合作。患者疼痛发作时，护士可以给予精神安慰和鼓励，或者帮助患者通过改变体位等方式来减轻疼痛。

2. 通过心理护理缓解患者的疼痛

护士可以采取良好的心理治疗手段，如积极暗示疗法，交谈、听音乐等活动分散患者的注意力，使患者放松，消除紧张、恐惧等不良情绪，提高患者对疼痛的耐受力，使其感觉疼痛减轻或消失。除此以外，护士还可以指导患者通过深呼吸、行为自我控制训练等方

式缓解疼痛。

3. 进行疼痛的健康教育

患者可因缺乏对疼痛疾病严重程度及治疗效果的了解而出现恐惧、焦虑、抑郁等不良情绪，加重疾病所致疼痛。对此，护士应耐心为患者讲解疼痛的有关知识，使患者明白疼痛产生的原因、疼痛发作的类型以及目前疼痛治疗的方法及有效性，增强患者对治疗的信心，减轻患者的心理负担，使其能够积极配合治疗与护理。

知识链接

"世界镇痛日"

国际疼痛学会（International Association for the Study of Pain，IASP）将 2004 年 10 月 11 日定为第一个"世界镇痛日"（Global Day Against Pain）。中华医学会疼痛分会将每年的 10 月 11 日至 17 日确定为"中国镇痛周"，旨在提高群众对防治疼痛必要性的科学意识。

历届"世界镇痛日"的主题如下：

2006 年"世界镇痛日"的主题是"关注老年疼痛"。

2007 年"世界镇痛日"的主题是"关注女性疼痛"。

2008 年"世界镇痛日"的主题是"消除疼痛是基本人权"。

2009 年"世界镇痛日"的主题是"不痛，才能生活得更好"。

2010 年"世界镇痛日"的主题是"关注急性痛"。

2011 年"世界镇痛日"的主题是"消除疼痛，轻松生活"。

2012 年"世界镇痛日"的主题是"内脏疼痛"。

2013 年"世界镇痛日"的主题是"口面痛"。

2014 年"世界镇痛日"的主题是"神经病理性疼痛"。

2015 年"世界镇痛日"的主题是"关注关节疼痛"。

2016 年"世界镇痛日"的主题是"关注术后镇痛"。

2017 年"世界镇痛日"的主题是"卓越疼痛教育传播年"。

2018 年"世界镇痛日"的主题是"全球抗击老年幼年精神神经性疾病引起的疼痛"。

2019 年"世界镇痛日"的主题是"全球预防疼痛年"。

2020 年"世界镇痛日"的主题是"全球防治腰背痛年"。

2021 年"世界镇痛日"的主题是"将疼痛知识转化为临床实践"。

2022 年"世界镇痛日"的主题是"提高疼痛的综合疗护能力"。

2023 年"世界镇痛日"的主题是"提高疼痛的综合疗护能力"。

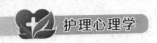

8.7　危机事件后创伤患者的心理特点和心理护理

危机事件是指人们无法预料或难以预测而突发的带有一定"危险性"的事件，一般具有突发性和紧急性、高度不确定性、影响的社会性和决策的非程序化等特征。危机事件发生的常见原因有：自然原因，如地震、洪水、海啸、泥石流、火灾、传染疾病等；社会原因，如暴力事件、恐怖事件、交通事故等。

目前，危机事件已成为重要的公共问题，给人们的生活带来了巨大的影响，不仅造成经济方面的损失，也给人们的生命健康带来了极大威胁。有研究显示，创伤与机体的心理健康存在密切的联系，经历过复杂性创伤的人群往往会出现心理问题，如创伤后应激障碍（post-traumatic stress disorder，PTSD）、抑郁和自杀等，严重影响患者的救治效果及患者远期的生存质量。因此，如何加强患者的心理状态维护，对早期预防创伤后应激障碍，恢复患者身心平衡，促进患者恢复健康具有重要意义。

8.7.1　危机事件后创伤患者的心理特点

研究调查表明，创伤程度与危机事件严重程度、持续时间及对生命的威胁程度等有密切的关系。不同性别、不同年龄以及不同性格特征的患者所产生的心理问题存在差异性。

1. 恐慌、焦虑

患者受重大创伤刺激后，可立即出现恐慌、焦虑的情绪，普遍表现为心率加快、血压增高、面色潮红、呼吸急促，还可出现定向障碍。由于缺乏心理准备，患者可能出现过分紧张、恐惧、易激惹甚至冲动毁物等。公共性危机发生后，创伤患者数量众多，医疗资源有限，患者迫切希望得到医护人员的注意，期望得到紧急救治，而当患者没有被立即关注时，就会产生紧张、焦虑情绪。急救医疗环境可能会加剧患者的紧张与恐惧情绪。

2. 悲伤、抑郁

创伤后，患者通常会出现疼痛、呼吸困难等躯体症状，因担心伤情可能会造成终身残疾，影响未来工作和生活而产生抑郁情绪。若在危机事件中失去家园、丧失至亲，患者会难以接受现实。未来无所依靠、过去的一切化为虚有可能使患者受到剧烈而复杂的心理刺激，使其一时间无法接受，表现出孤独、抑郁、悲伤、冷漠、绝望等不良情绪，长时间陷于痛苦之中而无法自拔，甚至自杀。

3. 易怒、易激惹

创伤后患者变得容易敏感，难以入睡或睡眠质量不佳。患者可能会经常做恶梦，梦境通常与应激事件相关，且在梦中产生与事件发生时类似的情绪体验，甚至会被噩梦惊醒，从而导致自控力下降，产生恐惧、愤怒、对抗行为；对周围事物的刺激反应过度，容易对周围人产生言语或肢体攻击行为，表现为易激惹、易怒，甚至出现自伤、自残等行为。

4. 过度依赖

由于创伤后患者可能失去自我生活能力、人际交往能力及其他社会功能，其患者角色可能会得到强化，进而夸大病情，不愿意出院，或表现为对亲人与医护人员的依赖性增强及退行性行为，希望得到额外的照顾与同情。

5. 创伤后应激障碍

创伤后应激障碍是指突发性、威胁性或灾难性生活事件导致个体延迟出现和长期持续存在的精神障碍。其特征为创伤或灾难性事件后长期存在的焦虑反应，主要表现为闯入性症状群、反应性麻木及回避症状群、持续的警觉性增高症状群三大核心症状群。

 知识链接

创伤后应激障碍的临床表现

创伤后应激障碍的核心症状群有 3 组，即闯入性症状群、反应性麻木及回避症状群、持续的警觉性增高症状群。儿童与成人的临床表现不完全相同，且有些症状是儿童所特有的。

1. 闯入性症状群

患者主要表现为记忆、思维或梦中反复闯入性地、痛苦地涌现与创伤有关的情境或内容，就像从天而降，不需要其他刺激或相关引发物就能让患者以非常清晰的方式情景再现，以及重新体验创伤事件发生时所频发的各种情绪。

2. 反应性麻木及回避症状群

患者主要表现为在经历创伤事件后，出现情感麻木、与人疏远、害怕或不愿意与人进行情感交流，拒绝参加与创伤经历有关的活动，回避创伤的人、事或地点，甚至表现出选择性遗忘。患者对未来心灰意冷，万念俱灰，甚至出现自杀行为。

3. 持续的警觉性增高症状群

患者主要表现为过度警觉、易激惹或易怒，对周围的人或物出现言语上或肢体上的攻击，或出现自伤行为。患者睡眠质量不佳，难以入睡或失眠；注意力显著下降，无法集中。

8.7.2 危机事件后创伤患者的心理护理

1. 心理评估

评估危机事件给创伤患者带来的损害，如有无认知评价、感觉知觉、情感方面的障碍；评估患者的社会功能，如人际交往能力、生活自理能力等。

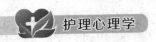

2. 心理护理措施

（1）建立良好的护患关系。护士应为患者提供舒适、安静的治疗环境，保证患者得到充分的休息。医护人员应主动关心、照顾患者，尊重并理解患者，增强患者的心理安全感，提高患者对护士的信任感，尽量满足患者的合理需求。同时，护士要注意避免对患者的二次伤害，减少外界对患者的关注度。

（2）支持性心理护理。护士应耐心倾听患者的诉说，对患者提出的疑虑尽量第一时间解答，在精神上给予患者支持和安慰，并鼓励、引导患者正确宣泄情绪，消除患者的负面情绪，减轻患者的心理压力，帮助患者保持自信、积极乐观的心态。

（3）认知干预。对伴有入睡困难、觉醒次数多等失眠表现的患者，护士应积极引导，耐心为患者科普相关知识，包括病因、失眠的症状及住院注意事项等，加强患者对自身病情的认识，避免其产生不必要的恐惧、焦虑心理。同时，护士应引导患者正确对待失眠等症状，以免加重患者的心理负担，进一步加重病情。

（4）放松训练。护士可以针对患者的情绪状态、睡眠质量、行为表现等进行分析，帮助患者制定个体化的放松训练，帮助患者放松身心，如听音乐、听故事、瑜伽冥想、放松肌肉等，引导患者缓解情绪，改善患者的睡眠质量，缓解其焦虑、恐惧等症状。

（5）提供社会支持。护士应及时与患者家属进行沟通，鼓励患者家属及亲友多与患者进行沟通，多陪伴患者，给予患者心理支持与安慰。护士应指导患者与病友进行良好沟通，避免出现言语伤害，鼓励患者重建对生活的自信，培养其乐观的心态。

8.8 器官移植患者的心理特点和心理护理

器官移植是指通过手术的方法将某一个体的活性器官移植到自己体内或另一个患者体内，继续发挥其原有功能。随着现代医学的不断发展，器官移植成功的概率很高，愿意接受器官移植的患者日益增多，并且器官移植患者带器官存活率很高。但是，器官移植术可使患者产生复杂的心理问题，这会给患者的康复带来重大影响。因此，护士做好患者的心理护理，提供有效的心理疏导和心理支持，有利于改善患者的心理状态，对提高器官移植患者的生活质量及预后具有重要意义。

图文
中国器官移植
发展报告发布

8.8.1 器官移植患者的心理特点

器官移植术对供体和受体都是巨大的应激事件，均会引起一定的心理反应。患者在手术前后均会产生复杂的心理问题。

1. 器官移植患者术前的心理特点

（1）焦虑、抑郁。患者在手术前由于长时间等待别人捐赠的器官，或者看见其他没有等到器官捐赠的患者死亡时，会产生焦虑、抑郁等心理问题。当被告知需要进行器官移植手术时，患者可因害怕器官移植手术失败或自身出现排斥反应等情况而焦虑万分，产生心悸、胸闷、出冷汗、呼吸困难等自主神经症状。

（2）悲观、烦躁。手术前，随着时间的推移，在等待的过程中，患者对死亡的恐惧感逐渐增强，情绪逐渐暴躁。若等待时间较长，患者会失去信心，觉得自己非常不幸，一定是没有机会等到器官移植了，从而产生悲观、绝望的心理。

（3）盲目乐观。患者因疾病疼痛困扰，迫切希望尽快通过器官移植手术彻底摆脱病痛，盲目乐观地认为自己在手术后就能快速恢复健康。

2. 器官移植患者术后的心理特点

（1）恐惧、孤独。器官移植术后，患者被安排在隔离室或重症监护室中，没有亲人的陪伴，因而会产生孤独感。此时，患者每天都会因担心器官移植术后会产生排斥反应，其他人的器官与自己的机体功能不协调，自己的生命受到威胁等情况而产生恐惧心理。

（2）排斥感。器官移植术后，患者一想到身体里存在其他人的器官就有可能产生强烈的排斥心理以及异物感。术后患者对器官提供者非常好奇，如若知晓器官提供者是自己不喜欢或讨厌的人，则排斥感会增强，陷入焦虑、厌恶的情绪之中，甚至拒绝接受其为自己提供的器官。

（3）抑郁、自卑。患者在接受器官移植后，因身体的不完整而产生自卑心理，且因接受器官移植，无论是否为自身因素而影响或损害他人健康，都会陷入极度的自责、抑郁，产生一种负罪心理。如若器官提供者是自己的亲属，在移植失败时，患者一想到因为自己而导致家人也失去健康，这种负罪心理会更甚，甚至悲痛万分。若器官提供者是死囚犯，而因自己不得不依赖"罪犯的器官"生存而感到无地自容，这种罪恶心理可迅速导致患者病情恶化或移植失败。

（4）悲观、绝望。患者对移植器官的功能及其整个健康状况将面对的威胁没有一定的心理准备，术前对器官移植的准备不足，术后对感染及并发症了解甚少，不能很好地适应，因排斥反应及药物的不良反应而对治疗丧失信心，产生悲观、绝望的心理。

3. 器官移植供体的心理特点

（1）焦虑、恐惧。器官移植供体担心器官移植手术是否成功，术后因捐献器官而对自己的身体造成重大影响或伤害，因未来生活质量问题而出现焦虑、恐惧，甚至担心是否会因为手术而失去生命。若受体患者为自己的亲人，供体同样会担心受体患者的安危及手术预后等情况。

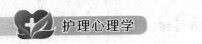

（2）抑郁。由于对手术缺乏了解，器官移植供体担心手术失败会影响劳动力，担心高额的手术费用问题，尤其是对经济条件不富裕的供体，经济拮据者也会因经济负担而产生抑郁的不良情绪。

4. 器官移植的影响因素

（1）个体因素。研究调查显示，年龄对器官移植患者的心理影响有显著的差异性，高龄患者的心理障碍程度较为严重。此外，患者的性格特点也可以导致器官移植术产生心理压力的差异性。对自身器官缺失及对器官移植供体造成的健康损害而产生的自卑感或负罪感则会加重患者的心理压力，使其产生复杂的心理问题。

（2）躯体因素。躯体上的疼痛及排斥反应、器官移植术后患者躯体的恢复情况以及对供体的了解都对患者的心理问题产生重要的影响。其中，器官移植术后能否顺利恢复对患者的心理状态有极其重要的影响。

（3）药物影响。免疫抑制剂治疗是器官移植后的重要药物治疗。在治疗方面，患者必须严格按照医嘱定时、定量服用免疫抑制剂，防止发生排斥反应；患者还必须定期复查，这样才能及早发现排斥反应和药物的毒副作用。但是，药物所造成的不良反应和毒性作用容易使患者产生身份危机，进而感到社会价值降低，产生无助、焦虑、抑郁等情绪，也影响着患者的心理健康。

（4）社会、家庭支持影响。高额的医疗费用，患者术后康复是否能参加工作，家人和朋友的支持、陪伴及人际关系敏感都会影响患者不同心理问题的产生。

8.8.2 器官移植患者的心理护理

1. 术前心理健康教育

在进行器官移植手术前，医护人员应与患者进行充分的沟通和交流，与患者建立良好的医患关系。医护人员应针对患者的心理健康状况制定宣教方案，向患者及其家属耐心介绍术前准备、手术的大致经过及相关内容，术后器官移植常见的并发症及其防治，器官移植术的必要性及成功案例，帮助患者消除紧张情绪，树立战胜疾病的信心。

2. 评估患者的心理状态

术前与术后，医护人员均应对患者进行心理状态的评估，并针对患者的心理健康状况采取有针对性的心理护理措施，帮助患者缓解紧张、焦虑等不良情绪，调整患者消极的心态。

3. 采取相应的心理护理措施

医护人员应积极了解患者的心理状态，认真观察，主动关心、鼓励患者。发现患者出现不良心理反应时，医护人员应采取有针对性的心理护理措施，如心理暗示、行为矫正等，对患者出现的极端心理问题采取及时的心理干预，帮助患者改善异常心理状态，重建良好的心理状态，积极、乐观地面对疾病和手术。良好的心理状态可以提高患者的免疫功能，增强患者的机体免疫力，帮助患者早日康复。

4. 重建社会、家庭系统支持

医护人员应增强与患者之间的沟通，了解患者的需要，在允许范围内尽力满足患者的需求。当患者的病情允许时，医护人员应尽量安排患者与其家属之间进行沟通和交流，鼓励患者进行更多的合理倾诉，排解压力和孤独感，家庭、亲友及社会的支持与鼓励能够帮助患者勇敢面对现实，增强其对疾病康复的信心。

知识链接

世界首例器官移植的成功

1954 年 12 月 23 日，在美国波士顿的彼得布伦特·布里汉姆医院，约瑟夫·穆瑞、约翰·梅瑞尔和哈特维尔·哈里森医师在一对同卵双胞胎之间进行了肾移植手术，哥哥理查德因为慢性肾炎病危，弟弟罗纳德·哈里克为挽救理查德捐出了自己的一个肾。这场为时 5.5 h 的手术不仅使移植的肾脏存活了 8 年，也成为人类医学史上首例获得成功的器官移植手术，开创了人类器官移植手术的先河。

人类器官移植的历史记载可追溯到公元前 300 年。18 世纪后期，近代器官移植研究开始，有"外科之父"美誉的英国医生约翰·亨特在人身上成功地替换了前磨牙。但是，早期的器官移植尝试因为种种原因大多以失败告终。自从约瑟夫·穆瑞等人取得成功后，器官移植技术开始变得越来越成熟。1963 年，美国的托马斯·斯塔瑞教授在科罗拉多大学进行了人类历史上第一例肝脏移植手术，这一手术同样受到了后人的景仰。同年，美国的詹姆斯·哈迪医生做了第一例肺移植手术。1967 年，南非的克里斯蒂安·博纳德博士完成了世界上第一例心脏移植手术。1968 年，美国斯坦福大学的瑞兹等进行了第一例心肺联合移植。时至今日，随着技术的成熟和设备的改进，肾、肝、心、肺、骨髓及小肠、关节、甲状旁腺、胰腺、骨髓的移植都获得了不同程度的成功。

（资料来源：http://news.yesky.com/kepu/milestone/86/99653586.shtml，有改动。）

拓展阅读

小伙住 ICU 95 天，医护写 1.1 万字日记鼓励

湖南长沙的小汤因重症急性胰腺炎住进湖南省人民医院急诊 ICU，因焦虑和恐惧，其一度产生了放弃治疗的想法。

护士姐姐温柔地对小汤说道："这是我们给你写的日记，写了 56 篇，你在我们这住了多久你还记得不？"

"真的要感谢他们的细心照顾，一直给我鼓励，不然的话我也熬不过来，最大的感受就是捡回了一条命。"患者小汤哽咽着说。

为了鼓励小汤战胜病魔，摆脱消极情绪，急诊ICU护士长与其他小伙伴决定给小汤写日记，记录小汤战胜病魔的点滴过程。科室的10位医护人员为他写下56篇共计11 000多字的日记来安慰和鼓励他。95天后，小汤治愈出院，医护们将日记装订成册送给他："愿你从此恣意洒脱一生。"

（资料来源：https://mp.weixin.qq.com/s/9bWIEfgZ6kg7cp1dFNa0Vg，有改动。）

课后思考题

一、单项选择题

1.急重症患者由于起病急骤，病势凶险，最易出现的心理反应是（　　）。

A.震惊　　　　　　　　B.对死亡的恐惧　　　　　　C.等待死亡

D.否认　　　　　　　　E.抑郁

2.原发性高血压病程时间长、变化复杂，护士不可能终身陪伴和护理，因此要教会患者进行（　　）。

A.自我用药　　　　　　B.自我检查　　　　　　　　C.自我护理

D.自我矫正　　　　　　E.自我暗示

3.慢性病患者由于病程时间长、反复发作，易表现为（　　）。

A.心境抑郁　　　　　　B.恐惧心理　　　　　　　　C.乐观面对

D.情绪紧张　　　　　　E.揣测心理

4.手术患者手术后会先进入一个积极应对心理反应期，表现为（　　）。

A.术后紧张感　　　　　B.术后疼痛感　　　　　　　C.器官阉割的缺失感

D.依赖亲人的照顾　　　E.解除疼痛的轻松感

5.恶性肿瘤患者逐渐接受了自己面临死亡的现实，情绪稳定，说明已经进入了（　　）。

A.悔恨妥协期　　　　　B.愤怒焦虑期　　　　　　　C.抑郁期

D.接受期　　　　　　　E.否认期

二、简答题

简述急危重症患者的心理特点及护理措施。

三、案例分析

1.患者，女，60岁，肝癌晚期，因治疗需切除部分肝脏。术后患者一般情况良好，但情绪低落，常常独自流泪，对自己的生存相当悲观，各种兴趣下降，有时会出现轻生的念头。

　　思考： 该患者的情绪状态发生了什么改变？该患者为什么会出现这种心理反应？针对该患者的心理反应，护士应如何做好其心理护理？

　　2.患者，女，52岁，因发现近段时间以来口渴、多尿、体重下降而到医院进行检查，被医生诊断为糖尿病。患者非常紧张、焦虑，因与亲友交谈了解到糖尿病的严重并发症甚至可能会导致截肢而出现情绪低落、悲观抑郁等情绪，甚至出现失眠。经医护人员的精心护理和治疗，在家人的陪伴和鼓励下，患者的病情趋于稳定。但患者害怕出院后血糖控制不佳，会出现糖尿病并发症等情况而拒绝出院。

　　思考： 请为该患者制定一份心理护理方案。

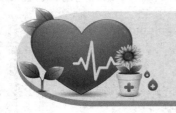

第9章 护患关系与护患沟通

学习目标

1. 掌握护患关系的定义、护患沟通技巧、护患冲突的处理技巧及原则。

2. 熟悉护患关系的发展过程、基本内容、关系模式及护患沟通的形式和层次。

3. 熟悉特殊状况下与不同类型患者沟通的技巧。

4. 了解护患沟通的影响因素及常见护患冲突的原因。

5. 具有健康的职业心理素质。

案例导入

患者，男，65岁，退休人员，儿子是一名商人，家庭经济条件好。患者因晨起后出现言语含糊伴右侧肢体无力到医院就诊，CT检查未见出血，进一步诊治为"脑梗死"。入院后给予内科常规剂量血小板输注治疗，改善脑细胞代谢和循环等对症治疗。在一次静脉输液时，患者反映头痛得很厉害，询问护士药物种类时护士没有及时回答，只是简单地说了一句："头疼，疼得很厉害吗？你能忍一忍吗？"这时患者儿子在旁听到便大骂护士，与护士发生矛盾。患者家属来探视时，患者与他儿子对其他家属讲述此事，其他家属了解情况后非常生气，要求护士当面道歉，并要求院长对该护士予以处罚。

思考：

1. 什么叫护患关系？

2. 上述案例中的护患关系模式是什么？

3. 上述案例中影响护患关系的因素有哪些？

4. 护士应如何与该患者及其家属进行有效沟通？

9.1　护　患　关　系

9.1.1　护患关系的概念与性质

　　长期以来，医患关系的考察重点是医生和患者之间的关系，较少考虑护士与患者之间的关系。西方学者对护患关系的系统考察始于 20 世纪 60 年代。当时，人们关注的主要问题是：在护理实践中，护患关系是如何构建的？护患双方分别扮演了什么样的角色，应该扮演什么样的角色？护患双方良性互动的机制是什么？对这些重要理论和实践问题的不断探索促进了西方对当代护患关系研究的深化。随着现代医学的不断发展和患者维权意识的提高，护患关系有越来越紧张的趋势。在护理过程中，护士和患者可形成复杂的人际关系。

1. 护患关系的概念

　　护患关系是指在医疗护理实践活动中，护理人员与患者双方在相互尊重并接受彼此民族文化差异的基础上，在相互学习和促进的过程中形成的一种特殊的人际关系。随着护理实践范围和功能的扩大，护患关系中的活动主体包含了更丰富的内容。护患关系中护理人员一方可以是护理员、护士、护士长或护理部主任，而患者一方可以是患者及其家属、陪护人、监护人、患者所在的单位，甚至媒体舆论等。护患关系是护理关系中最主要的内容，和谐的护患关系是良好的护士人际关系的核心，并影响其他人际关系。

2. 护患关系的性质

　　护患关系是护理关系中最常见的人际关系，是护士与患者之间发生和发展的一种工作性、专业性、帮助性的人际关系。因此，护患关系除了具有一般人际关系的特点外，还具有专业性人际关系的性质与特点。

　　（1）护患关系是一种帮助与被帮助的关系。在医疗护理服务过程中，护士与患者通过提供帮助和寻求帮助形成特殊的人际关系。这种帮助者与被帮助者之间的关系是两个系统间的关系，即帮助系统与接受系统之间的关系。帮助系统包括医生、护士、辅诊人员以及医院的行政管理人员，接受系统包括寻求帮助的患者，患者家属、亲友和同事等。在护患关系中，护士作为帮助者处于主导地位，需要承担更多的责任。

　　（2）护患关系是一种专业性的互动关系。护患关系是专业性和互动性关系，是以解决服务对象在患病期间所遇到的生理、社会心理、精神等方面的问题，以满足服务对象需要为中心的专业性的人际关系。护患关系建立在护士与患者互动的基础上。护患双方对疾病与健康的不同看法、不同的价值观以及情感、不同的生活经历等都不可避免地相互影响，进而影响护患关系的质量。

　　（3）护患关系是一种治疗性的关系。护患关系是一种特殊的，应该谨慎执行的治疗性

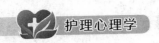

关系。由于治疗性关系以患者的需要为中心，除了一般生活经验等因素外，护士的素质、专业知识和技术也将影响到治疗性关系的发展。因此，护士要学习和倡导"人性化护理"的精神与理念。良好的护患关系能有效消除或减轻服务对象来自疾病、诊疗过程、护理过程、环境及人际关系等多方面的压力，有利于加速服务对象疾病的康复进程。而紧张的护患关系则会加重患者的心理压力，损害患者的身心健康，甚至导致病情恶化而严重影响患者的治疗与康复。因此，护患关系本身具有治疗性质。

（4）护患关系是一种工作关系。与其他人际关系不同，建立良好的护患关系是护理工作的需要，护士与患者之间的人际交往是一种职业行为，具有一定的强制性。在整体护理模式下，建立良好的护患关系是护士的基本责任与义务。无论护士是否愿意，不管面对何种身份、性别、年龄、职业、素质的患者，护士都应与其建立并保持良好的护患关系。因此，护士要对所有患者一视同仁，设身处地地为患者着想，并真诚地给予帮助，以满足服务对象的健康需要。

（5）护患关系是短暂的人际关系。护患关系是在患者就医过程中形成的、相对短期的护理与被护理关系。护患关系的实质是满足患者的需求，一旦患者康复出院，护患关系也就暂时终结了。

9.1.2 护患关系的重要性

1. 良好的护患关系是开展护理工作的重要前提

加强护患沟通，建立和谐的护患关系有利于双方良好行为的形成，预防和减少纠纷与诉讼事件的发生。

2. 良好的护患关系是实施交流的基础

建立一个相互信任、相互配合的融洽护患关系有利于双方的良好沟通，有助于使患者更快地消除对医院以及医护人员的陌生感，更好地适应患者角色，提升患者配合治疗的依从性。在护理工作中，各种措施的实施必须依靠护患双方的密切配合才能完成，从而保证对患者评估的顺利进行和采集资料的可靠性。

3. 融洽的护患关系会造就良好的心理氛围和情绪反应

对患者来说，融洽的护患关系不仅可消除疾病所造成的心理应激，还可以从良好情绪反应所致的躯体效应中获益。它可以减轻患者的痛苦，缓和焦虑、抑郁等不良情绪，激发患者对战胜疾病的希望与信心，还可以帮助患者建立和谐稳定的家庭关系以及良好的社会关系。良好的护患关系可以促进患者的治疗与康复。

4. 良好的护患关系是维护护士身心健康的重要条件

对护士来说，护理工作的性质决定了护士承受着各种各样的工作压力，护士可以从良好的护患关系中得到更多的心理满足。如果护患关系不良，造成护患间的冲突与矛盾，必然对护士心理造成影响。良好的护患关系是维护护士身心健康的重要条件。同时，良好的护患关系有助于护士在护理过程中提升护理能力和自身综合素质。

9.1.3　护患关系的内容与模式

1. 护患关系的内容

护患关系的内容包括技术性关系和非技术性关系两种。

（1）技术性关系。技术性关系是护患双方在一系列护理过程中所建立起来的行为关系，以护士拥有相关的护理知识及技术为前提。技术性关系是护患关系的基础，也是维系护患关系的纽带。其主要表现在实施护理措施的过程中彼此的地位及心理方位：在技术性关系中，护士起主导作用，是服务的主体；患者是被服务者，是服务的客体。

（2）非技术性关系。非技术性关系是在护理过程中，护患双方受社会、心理、经济、文化、法律等方面的影响，在交往过程中形成的道德关系、利益关系、法律关系、文化关系、价值关系等。非技术性关系包括以下5个方面的内容：

① 道德关系。道德关系在非技术性关系中是最重要的内容。由于所处的地位、环境、利益、文化教育以及道德修养的不同，在对待护理技术活动及行为方式的理解、要求上存在一定的差距，护患双方会产生各种不同的矛盾。为了避免产生矛盾，护患双方必须按照一定的道德原则和规范来约束自身的行为。护理人员要尊重和爱护患者，以患者的利益为重，表现出崇高的道德情操。患者也应该遵守就医道德，履行道德义务。另外，在建立良好的护患关系时，护患双方一方面要尊重对方的人格、权利与利益；另一方面要注意适度，掌握好分寸，结成一种良好的道德关系。

② 利益关系。利益关系又称平等互助的人际关系，是指护患双方在相互关系的基础上发生的物质和精神方面利益的人际关系。这种利益关系是双向的：一方面，患者通过支付规定的医疗费用得到医疗护理服务，医院满足其解除病痛、恢复健康等利益需要；另一方面，护理人员通过提供医疗护理服务和劳动而得到工资、奖金等经济利益，同时因自己的付出使患者康复而获得心理上的满足和欣慰。由于医护人员的职责是救死扶伤、治病救人，因此，这种职业道德的特殊性决定了护患之间的利益关系必须在维护患者健康的前提下进行。

③ 法律关系。在护理活动中，患者接受医疗护理服务以及护士从事护理工作都受到法律的保护和约束。护理实践的基本原则是建立在法律基础上的信任关系。护患双方都必须在法律范围内行使各自的法律责任和义务，形成法律关系。

④ 文化关系。护理活动是以文化背景为基础，在一定的文化氛围中进行的，因此，护患关系是一种文化关系。由于文化水平、语言、宗教信仰、风俗习惯等方面存在差异，护患双方在道德行为上的表现会有所不同，可能会产生矛盾和误解。因此，在护理活动中，

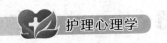

护患双方应相互尊重。护士应尊重患者的宗教信仰、风俗习惯及文化水平，时刻注意自己的语言、表情及行为，这对建立良好的护患关系是非常重要的。

⑤价值关系。在护理活动中，护患双方相互作用和相互影响，都在实现或体现着各自的价值，从而形成价值关系。护士运用医学、护理学知识和技能为患者提供优质服务、解除病痛、恢复健康，实现自身的社会价值，为社会做出贡献。而患者恢复健康重返工作岗位后，重新为社会及他人做出贡献，同样实现了个人的社会价值。"我为人人，人人为我"正是我国社会主义条件下人们之间价值关系的高度体现。

2. 护患关系的模式

护患关系模式是医患关系模式在护患关系中的具体体现。纵观历史，护士的角色有母性的形象、医生的助手形象、健康教育者和咨询者形象等。因此，护士和患者的关系也相应有多种模式。1976 年，美国学者萨斯（Szasz）和荷伦德（Hollender）提出了 3 种医患关系模式，即主动-被动模式（纯护理型）、指导-合作模式（指引型）、共同参与模式（自护型）。这 3 种模式也适用于护患关系。

（1）主动-被动模式。主动-被动模式是一种古老而又普遍的护患关系模式，也称支配服从型模式，呈单向性。在护理活动中，护理人员在护患关系中处于主导地位，而患者则处于完全被动的、接受的从属地位，患者无法提出参与意见，不能表达自己的意愿，即所有的护理活动，只要护士认为有必要，无须经过患者的同意即可实施。该模式过分强调护理人员的作用，忽视了患者在护理过程中的能动作用，因而不能取得患者的主动配合，严重影响了护理质量。这一模式主要存在于患者难以表达自己意见的情况下，如昏迷、休克、痴呆、全麻手术过程、有严重创伤及精神病的患者和婴儿等。

（2）指导-合作模式。指导-合作模式是近年来在护理实践中发展起来的护患关系模式，是目前临床护理工作中护患关系的主要模式，呈微弱的单向性。在护理活动中，护理人员在护患关系中仍占主导地位，但护患双方都具有主动性，由护理人员决定护理方案、护理措施，而患者则尊重护理人员的决定，并主动向护理人员提供自己与疾病有关的信息，同时可以对方案提出自己的意见与建议。这一模式主要适用于急性患者和外科手术后恢复期的患者。在此情况下，护士需要有良好的护理道德、高度的工作责任心、良好的护患沟通及健康教育技巧，使服务对象能在护理指导下早日康复。

（3）共同参与模式。共同参与模式是一种完全双向的、新型的、平等合作的护患关系。在护理活动中，护患关系建立在平等地位的基础上，具有大致同等的主动性与权利。在此模式中，患者不是被动地接受护理，而是在护士的指导下充分发挥积极性，主动配合并亲自参与护理活动。双方相互尊重、相互学习、相互协商，共同参与护理措施的计划与实施。共同参与模式几乎适用于所有患者的治疗和护理，特别适用于慢性病患者的护理，较好地反映了现代整体护理模式的发展趋势。

以上 3 种护患关系模式在临床护理实践中不是固定不变的。在护理过程中，护士可根据患者的具体病情、病程的不同阶段选择适宜的护患关系模式，以达到满足患者需要、提高护理水平、确保护理服务质量的目的。

9.1.4　护患关系的发展过程

护患关系是一种以患者康复为目的的特殊人际关系，因此，护患关系既遵循一般人际关系建立的规律，又与一般人际关系的建立和发展过程有一定的区别。护患关系的发展是一个动态的过程，一般分为初始期、工作期和结束期 3 个阶段。

1. 初始期

初始期也称熟悉期，是指护士与患者初期的接触阶段，也是护患之间开始建立信任关系的时期。护患关系初期的主要任务是护士与患者之间建立相互了解及信任关系。护患双方在自我介绍的基础上从陌生到认识，从认识到熟悉。护士在此阶段需要向患者介绍病房的环境及设施、医院的各种规章制度、与患者有关的其他医护人员等。护士通过观察、询问初步收集患者身体、心理、社会文化及精神等方面的相关信息与资料，发现患者的健康问题，制订护理计划，满足患者的需要。在此阶段，护士与患者接触时所展现的仪表、言行及态度，在工作中体现出的爱心、责任心、同情心等第一印象，都有利于护患间信任关系的建立。

2. 工作期

工作期，护士与患者在信任的基础上开始合作。此阶段的主要任务是护士通过实施护理措施来帮助患者解决健康问题，满足患者的需要，达到护理目标。因此，在护理过程中，护士应鼓励患者参与共同协商制订护理计划，并根据患者的具体情况修改及完善护理计划。在此阶段，护士的知识、能力及态度是保证良好护患关系的基础。护士应该对工作认真负责，对患者一视同仁，尊重患者的人格，维护患者的权利，并鼓励患者充分参与自己的康复及护理活动，使患者在接受护理的同时获得有关的健康知识，逐渐达到自理及康复的目的。

3. 结束期

护士与患者通过密切合作，达到了预期的护理目标。患者康复出院时，护患关系将进入结束阶段。护士应该在此阶段来临前为患者做好准备，进行有关的护理评价，了解患者对自己目前健康状况的接受程度及满意程度。护士也需要对患者进行有关的健康教育及咨询，并根据患者的具体情况制订保持和促进患者健康的教育计划及出院计划，以保证护理的连续性。在此期间，护士应了解护患双方对护患关系的评价，征求患者的意见，以便在今后的工作中进一步改进。

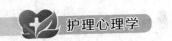

9.1.5 护患关系建立的影响因素与方法

1. 护患关系建立的影响因素

（1）医院因素。医院因素包括医院环境、医院的规章制度及收费等。优美的医院容貌、宽敞明亮的候诊大厅、整洁安静的病房、清晰的就医指南等，都会给患者留下良好的第一印象。医院制定合理的规章制度，保证合理收费、增加收费透明度等，都将是护患关系建立与发展的良好基础。

（2）社会因素。不同国家、不同地区都有不同的文化及价值观。医疗水平的不均衡、设备不完善以及新闻媒体对医疗纠纷的大量报道，都会影响人们对医疗服务水平的印象，在社会上造成对医院及医护人员的不利影响及错误认知。这些因素都不利于良好护患关系的建立。

（3）护理人员因素。护理人员因素包括护士的职业道德、服务态度、专业知识技能水平和沟通能力等。在护患交往中，由于护士的工作压力大、工作内容烦琐，年轻的护士缺乏工作经验、综合素质不高、缺乏业务知识等，在面对患者的疑问及需求时往往出现未能有效沟通或难以及时解决的情况，这些都有可能导致护患关系紧张，引发护患矛盾。所以，在护理工作中，护士要提高专业知识和技能水平，尊重、爱护患者，主动沟通，让患者感受到被尊重、被关注、被爱护，增加患者对护士的信任度，从而建立良好的护患关系。

（4）患者因素。患者因素包括患者对疾病的认知、文化水平、经济条件、个性特点及患者家属等。大部分患者及其家属缺乏对医学知识的了解，对医疗救治的效果往往期待值过高，还可因高昂的医疗费用及治疗效果与心理预期的差距而对护理人员做出情绪上的发泄及不满。患病后患者的日常行为模式也可能会发生改变，疾病的发展严重影响患者的情绪、性格及行为。如果护士不了解或护理措施不利等，都可能引发护患矛盾，影响护患关系。

2. 建立良好护患关系的方法

建立良好的护患关系不但可以帮助患者战胜疾病，使其早日恢复身体健康，而且对保障患者的心理健康有重要意义。因此，护士必须掌握建立良好护患关系的方法及技巧。

（1）创造良好护患关系的环境及氛围。护士应该尽力为患者创造一个安静、干净、和谐的护理环境，使患者在治疗与护理过程中能够保持良好的心理状态，积极主动地配合各种治疗与护理措施，早日恢复健康。同时，护士应该对每一位患者做到一视同仁，尊重并理解患者，主动关心与爱护患者，积极为患者解答疑问，并为患者创造关怀、温暖的环境，使患者感到被关心及被理解，减少患者因疾病而产生的焦虑、孤独、抑郁等情绪，为建立和谐的护患关系奠定基础。

（2）掌握正确的沟通技巧。护患关系的建立与发展是在双方的沟通过程中实现的，有效的沟通可以使双方建立良好的护患关系，减少或避免护患之间产生矛盾或冲突。护士应加强与患者及其家属的沟通，可以通过语言及非语言的沟通技巧，如运用倾听、共情、自我暴露等，与患者进行有效的沟通，了解患者的身心状况，更好地满足患者的需要，同时增强患者对医护人员的信任感与安全感，减少护患冲突与纠纷的发生，促进护患关系的和谐发展。

（3）培养良好的职业道德与素养。护士是一种特殊的职业。在护理工作中，护士要给予患者帮助，热情、真诚、友善地对待每一位患者，尊重患者的权利与人格，并做到一视同仁。护士在与患者交流时，要亲切温和，语速适中，避免使用过多的医学术语。同时，护士在工作中应时刻注意自己的情绪，不把个人情感带到工作中，避免不良情绪对患者造成影响。培养良好的职业道德与素养可以增加患者对护士的信任度，从而建立良好的护患关系。

（4）提升个人的专业技能水平。熟练的护理技能操作、丰富的理论知识既能减轻患者的痛苦，又能提升患者的安全感，使护士获取患者的信赖，与建立和谐的护患关系密不可分。在护理工作过程中，护士熟练地掌握各项护理操作，具备扎实的护理基础理论知识，可以提升个人的应变能力，帮助患者及时解决问题和满足需求，能够提高护理质量，减少不必要的护患矛盾与纠纷。

9.2　护患沟通

9.2.1　护患沟通概述

人际关系是人与人在相互交往过程中形成的心理关系。护理人员在医疗、护理活动中与患者建立起来的护患关系是特殊的人际关系。护患沟通是护士人际沟通的主要内容，是发展良好护患关系的基础及必要手段，而和谐的护患关系则是护士良好人际关系的核心，并影响其他人际关系。因此，护士学习、运用良好的沟通技巧可以获取患者的信任，与患者建立和谐的人际关系，促进患者的早日康复。

1. 护患沟通的概念

沟通是人与人之间、人与群体之间思想及感情传递和反馈的过程，以求思想达成一致和感情的通畅。护患沟通是指护士与患者之间的信息交流及相互作用的过程。护患双方所交流的内容是与患者的护理及康复直接或间接相关的信息，还包括双方的思想、感情、愿望及要求等方面。

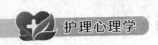
2. 护患沟通的目的

（1）有助于建立良好的护患关系。护患之间积极、有效的沟通有助于建立相互理解、相互信任、相互关怀的护患关系，为实施护理创造良好的社会心理氛围。

（2）有助于患者的健康及提高护理质量。护患间真诚的沟通有助于护士全面了解患者的身心状况，及时收集患者的信息及反馈，向患者提供相关的咨询、健康资料及心理支持，帮助患者预防并发症，促进患者的身心健康，提高患者的自我护理能力及护理质量。

（3）有助于护理目标的实现。良好的护患沟通有助于取得患者的信任与配合，护士与患者商讨其健康问题、护理措施及护理目标，鼓励患者积极参与，与患者共同努力达到或实现护理目标。

3. 沟通的基本要素

（1）信息背景。信息背景是指能触发个体进行沟通的各种生理、心理、精神或物质环境等因素。信息背景包括信息发出者的经历、知识水平、感受及对沟通后果的预测等。信息背景反映在沟通者的头脑中，刺激个体产生沟通的需要及愿望，因此是人际互动过程的"触发者"。

（2）信息发出者。信息发出者是指发出信息并传递信息的人，也称信息的来源。

（3）信息。信息是指信息发出者传达的思想、情感、观点、意见、态度和指令等。信息包括语言和非语言的行为，以及这些行为所传递的面部表情、手势、眼神、声调等。

（4）信息接收者。信息接收者是指信息传递的对象，即接收信息的人。信息接收者翻译从信息发出者传出的信息的准确度取决于沟通双方知识层次、文化背景、经历等方面的相似度。

（5）传递途径。传递途径是指信息由一个人传递到另一个人所通过的渠道，是通过视觉、听觉、味觉、嗅觉、触觉传递和接收信息的手段或媒介。这些途径可同时使用，亦可单独使用。护士在与患者进行沟通时，应尽量选择多种沟通途径，促进有效沟通。

（6）反馈。反馈是指信息发出者与信息接收者相互间的反应，即信息接收者回应信息发出者的过程。护士在与患者进行沟通时，要将患者的信息加以整理、归纳并及时反馈给患者。

9.2.2 护患沟通的形式

根据划分标准，护患沟通可分为不同的形式。

1. 语言沟通与非语言沟通

根据沟通媒介的不同，护患沟通可划分为语言沟通和非语言沟通。

（1）语言沟通。语言沟通是指沟通者出于某种需要，以语言、文字或符号为载体传递信息、表情达意的社会活动。大多数的信息编码都是通过语言进行的，因此，语言沟通是人际沟通中最重要的一种形式。

① 语言沟通的形式。根据语言的表达形式，语言沟通可分为口头语言沟通和书面语言沟通两种形式。

· 口头语言沟通。口头语言沟通又称交谈，是人们利用有声的自然语言符号系统，通过口述或听觉实现的信息交流，也就是人与人之间通过谈话来交流信息、沟通心理。口头语言沟通具备信息传递快速、反馈及时、灵活性大、适应面广以及可信程度高的优点，是最直接的沟通方式，但其也存在一定的局限性，且信息不易保留。口头语言沟通包括家常口语、正式口语和典雅口语 3 种形式。

a. 家常口语。家常口语具有通俗易懂、诙谐幽默的特点，用于日常会话。

b. 正式口语。正式口语即普通话，以口语词汇和句式为主，具有严谨规范、通俗准确的特点，用于一般社交场合，是护士与患者沟通的常用方式。

c. 典雅口语。典雅口语接近书面语言，具有凝练并富有文采的特点，主要用于较为庄重的场合，与书面语言相似，如演讲、大会发言等。

· 书面语言沟通。书面语言沟通是利用文字、符号作为传递信息工具的交流载体，是对有声语言符号的标注和记录，是口头语言沟通由"可听性"向"可视性"的转换。书面语言沟通包括书信、报纸以及目前流行的电子邮件、短信、微信等形式。书面语言是在口语的基础上产生的，是口语的发展和提高。书面语言沟通是人际沟通中较为正式的方式。

② 语言沟通的原则。语言沟通是护理工作中最常用的沟通方式，是护士为患者解决健康问题的重要手段。护士在与患者进行语言沟通的过程中应遵循以下 6 项原则：

· 目标性。护患之间的语言沟通是一种有意识、有目标的沟通活动，即沟通的目标是为患者解决健康问题，促进患者的治疗与康复，减轻患者的痛苦或预防疾病。护患沟通时应做到目标明确、有的放矢，以达到有效沟通的目的。

· 规范性。无论是与患者进行口头语言沟通还是书面语言沟通，护士都应用词准确，语法规范，同时要有逻辑性和条理性。在与患者沟通时，护士应做到吐字清楚，用词朴实、准确、精练，减少医学术语的使用。

· 尊重性。尊重是确保沟通顺畅进行的首要原则。在与患者进行语言沟通时，护士对患者应称谓得体、使用敬语，切不可伤害患者的尊严，更不能侮辱患者的人格。

· 治疗性。治疗性交谈的目的主要是为患者解决健康问题。在护患沟通过程中，护士应慎重选择语言，多用积极性鼓励的语言，避免使用刺激性语言伤害患者。治疗性交谈侧重于帮助患者明确自己的问题，克服个人心理障碍，如焦虑、恐惧、压抑、悲伤等，从而达到减轻痛苦、促进康复等治疗性目的。

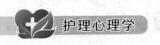

·情感性。真诚是护患交流的基础和根本。在语言沟通过程中，护士应有真心实意的态度，一切以患者为中心，加强与患者的情感交流，态度谦和、言语文雅、语音温柔，努力做到口到、心到、意到，让患者听在耳中，暖在心中，心领神会，使患者感到亲切。

·艺术性。护士语言的艺术性是指护士在与患者沟通时善用委婉语、学会幽默语、掌握赞美语、避免冲突语，在护理过程中多采用夸奖、鼓励的语言而少用责怪、抱怨的语言。艺术性的语言沟通不仅可以拉近医护人员与患者及其家属之间的距离，还可以化解护患之间的矛盾。

（2）非语言沟通。非语言沟通是指通过身体语言传递信息的沟通形式，是伴随语言沟通而存在的一些非语言的表达方式，包括面部表情、身体动作、体态、着装、眼神、语气语调、空间距离等。非语言沟通具有多渠道、多功能、真实性、文化差异性等特点。护士在临床工作中应格外注意非语言性行为对患者的影响，善于观察患者的非语言性信息，并鼓励患者用语言将不良情感和感受表达出来。

① 非语言沟通的形式。非语言沟通是语言沟通的自然流露和重要补充，能够使沟通信息的含义更加明确、丰富、完整。同样一句话可以由于非语言性行为的不同而具有不同的含意和效果。美国心理学家艾伯特·梅拉比安（Albert Mehrabian）提出，信息的全部表达 =7% 的语调 +38% 的声音 +55% 的表情。语言在沟通中只起方向性和规定性的作用，而非语言才能准确地反映人的思想及感情。

非语言沟通的形式可分为以下 5 种：

·体语。体语即体态语言，也称身势语，是以身体动作表示意义的沟通形式。体语主要包括头语、身姿和手势 3 种。

·面部表情。面部表情是指面部对情感体验的反应动作。其综合表现各种情绪状态，主要体现在眉、眼、鼻、嘴等。

·空间距离。空间距离包括亲密距离、个人距离、社交距离和公众距离。

·反应时间。沟通时间的选择、沟通间隔的长短、沟通次数的多少常可以反映出对沟通的关注程度及认真程度。

·类语言。类语言是伴随语言沟通所产生的声音特性，包括音质、音量、音调、音色、音域、速度、节奏等不同种类，这些都可以影响人们对沟通过程的兴趣和注意力。

② 非语言沟通的特点。

·无意识性。非语言沟通更多的是一种对外界刺激的直接反映，往往是非意识所能控制的，是一种本能与自然的体现，这称为非语言沟通的无意识性。语言信息受理性意识的控制，容易作假；而非语言信息则不同，非语言信息大都发自人的内心深处，极难压抑和掩盖。要了解说话人的深层心理，即无意识领域，单凭语言是不够的，人的动作会比语言更能表现出人的真实情感。非语言沟通往往更为真实，能够避免"口是心非"的现象。

·情境性。与语言沟通一样，非语言沟通也展开于特定的语境中，情境左右着非语言符号的含义。相同的非语言符号在不同的情境中会有不同的意义。同样是微笑，可能是表示礼貌的"微微一笑"，也可能是表示心情愉悦的"满面春风"。

·差异性。一个人的肢体语言，同说话人的性格、气质是紧密相关的，爽朗敏捷的人同内向稳重的人的手势和表情肯定是有明显差异的。每个人都有自己独特的肢体语言，它体现了个性特征，因此，人们时常从一个人的形体表现来解读他的个性。例如，性格安静沉稳的人开心时会表现得比较内敛，而性格活泼开朗的人会表现得比较外放。但是，非语言沟通具有一定的文化差异性，不同国家、不同民族的非语言沟通可能有不同的含义，因此护士在跨文化的沟通中要予以注意，避免产生不必要的误会。

·广泛性。有研究表明，非语言沟通传递的信息量是语言沟通的43倍。非语言沟通的应用是极为广泛的，可跨越不同种族、地区、民族、语言和国家进行交流沟通。

·持续性。非语言沟通是一个持续不间断的过程。在一个沟通的过程中，非语言沟通的信息传递不自觉地贯穿始终。从沟通开始，沟通的双方就开始了持续的非语言沟通，双方的仪容仪表等传递着信号，双方的距离与动作显示着关系。

2. 正式沟通与非正式沟通

根据组织系统区分，护患沟通可分为正式沟通与非正式沟通两种形式。

（1）正式沟通。正式沟通是指在组织系统内，依据组织明文规定的原则进行的信息传递与交流，如组织与组织间的公函来往、组织内部的文件传达、召开会议、上下级之间的定期情报交换等。护患间的正式沟通是指有目的、有层次、有顺序、相对正式的，通常采用书面形式进行的沟通。正式沟通的优点是传递的信息比较准确，信息具有权威性、约束力、易于保密等特点。正式沟通的缺点是由于遵照特定条款，具有刻板性，沟通速度慢，缺乏互动性。

（2）非正式沟通。非正式沟通是指除正式沟通形式以外的信息交流和传递，一般没有明确的规范和系统，具有不受正式体制、时间、地点的约束，信息传递较快，内容不受限制，沟通便捷等特点。

3. 单向沟通和双向沟通

根据信息流动的方向，护患沟通可分为单向沟通和双向沟通两种形式。

（1）单向沟通。单向沟通是指发送者和接收者之间的地位不变（单向传递），一方只发送信息，另一方只接收信息。单向沟通是指自上而下或自下而上，或一方向另一方的主

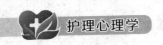

动沟通，如演讲、看电视、听广播、做报告、下达指令等，沟通双方不易进行反馈，容易造成误解。

（2）双向沟通。双向沟通是指在沟通中沟通双方互为发送者和接收者，信息发出以后还需及时听取反馈意见，必要时双方可进行多次重复商谈，直到双方共同明确和满意为止，如交谈、聊天、采集信息等。双向沟通传递信息较为准确，有利于双方情感的交流。

9.2.3　护患沟通的层次

根据护患双方或多方相互间的关系与信任程度的不同，其交谈有着不同的层次。

1.一般性交谈

一般性交谈是指使用社交应酬式、寒暄式的交谈，交谈话题表浅，是最低层次的沟通。例如，"您好，今天感觉好吗""您好，吃过晚饭了吗"之类的口头语。一般性交谈可作为开口语，在彼此关系陌生、不熟悉时使用，护士可以在与患者初次见面时使用，但护患之间的交谈不能长时间停留在低层次的沟通上，只是通过这种一般性交谈打开局面，进行更深层次的交谈，从而建立良好的护患关系。

2.陈述事实

陈述事实不涉及人与人之间的关系，不带有个人的感情色彩，不加入个人的观点，是一种罗列客观事实的谈话方式。例如，"我今天体温 38 ℃""医生刚才给我测量了血压，血压正常"等，在陈述事实的过程中，个人没有做任何评价。这种沟通方式对护士获取患者的信息非常重要。当与患者在这个层次上沟通时，护士应注意观察患者交谈时的态度、表情，要认真、耐心地倾听，以便获取更多的资料。

3.交流观点

交流观点是指分享个人的想法和判断，相互交换建议与意见，是比陈述事实高一层次的交谈方式。当患者开始采用这种方式与护士沟通时，说明其已经在建立护患关系的过程中对护士产生了信任感。例如，"我今天感觉好多了，明天你还来给我换药吗""今天血压降下来了，是不是因为医生给我换了个药"。在此阶段，护士应鼓励患者说出自己的想法和观点，不能流露出不同意见，甚至出现指责、嘲笑的行为，以免患者的信任度降低甚至隐瞒自己的想法而影响良好护患关系的建立。

4.分享感觉

只有在护士与患者之间相互信任、有安全感的基础上，双方才能进行这个层次的交流与沟通。因此，护士应以真诚的态度和正确的共情来帮助患者建立信任感和安全感，为患者创造一个适合的感情环境，促使患者说出内心的想法，达到有效沟通。

5. 沟通高峰

沟通高峰是指沟通双方达到了一种一致的感觉，或者不用对方说话就知道他的体验和感觉。沟通高峰是护患双方分享感觉程度最高的一种沟通方式，也是沟通所达到的最理想境界。此时，护患双方达成一致，产生高度和谐的感觉，但这种感觉一般是短暂的，常出现在相互理解、分享沟通的基础上，偶然发生。

在护患交往时，护士应让患者选择舒适的层次进行沟通，不应强求进入更高层次，以免导致沟通无法有效进行。此外，护士也要注意自己的语言及沟通层次，避免局限于低层次交流而影响良好护患关系的建立。

9.2.4　护患有效沟通的影响因素

影响护患有效沟通的因素主要有个人因素、环境因素、信息因素及沟通技巧因素 4 个方面。

1. 个人因素

个人因素包括沟通双方的生理因素，沟通时沟通双方的情绪状态、认知水平、个性特征及社会背景等因素，这些都会影响护患双方的沟通效果。

（1）生理因素。生理因素包括性别、年龄、躯体不适状态等。女性通常注重细节的沟通，而男性更喜欢探讨客观事物；与不同年龄的人（如老人、儿童）沟通应采取不同的沟通方式，要用对方能够理解的语言及方式；若沟通者出现躯体不适症状，如疼痛、呼吸困难、咳嗽、疲劳、耳聋等，则会导致其没有沟通欲望或沟通不顺利从而影响沟通效果。

（2）情绪状态。沟通双方在沟通时表现出来的各种情绪会直接影响沟通效果。当沟通者处于轻松愉快的良性情绪状态时，其沟通欲望及能力增强；当沟通者处于负面情绪状态时，如焦虑、紧张、愤怒、悲伤等，则会造成不良情绪的程度加深，甚至拒绝沟通，直接影响沟通的过程和结果。护士应具有敏锐的观察力，及时发现患者的情绪变化，同时合理控制自己的情绪，随时调整沟通方式，以取得有效的沟通结果。

（3）认知水平。认知是指一个人对发生于周围环境中的事件所持的观点。由于每个人的受教育程度、生活环境、经历、价值观念不同，认知的范围、深度、广度及领域等都有所差异，因此会出现理解偏差甚至不能理解对方的谈话内容的情况。一般来说，沟通者知识面广、认知水平高、经历丰富，会易于和他人进行沟通。护士与患者沟通时，要注意考虑对方的知识水平、受教育程度等，挑选合适的语言和方式进行沟通。

（4）个性特征。个性是指一个人对现实的态度和其行为方式所表现出来的心理特征。个性是影响沟通的重要因素，不同个性患者的沟通及表达能力具有差异性。一般来说，性格开朗、热情、直爽、健谈、善解人意的人易与他人沟通，而性格内向、孤僻、固执、冷

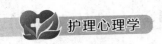

漠、狭隘、以自我为中心的人则难以与人沟通，甚至不愿接受护士与其交流。在护理工作中，护士会遇到性格各异的患者，应对各类性格特点有所了解，并尽可能地做到知己知彼、扬长避短，学会因人而异地进行沟通，逐步成长为沟通高手。

（5）社会背景。护患双方的国籍、种族、语言、职业、文化教育水平、所处社会阶层不同，对事物及对医学知识的理解、价值观、生活习惯具有差异性，这些都可能对护患沟通的结果产生影响。

2. 环境因素

（1）物理环境。物理环境包括光线、温度、湿度、噪声、整洁度及私密性等，这些都会影响沟通效果。安静整洁的病房、明亮适度的光线、柔和的色彩布局、清新的气味、适宜的气温都有利于心情的放松和情感的表露而促进护患双方的沟通；反之，则影响护患双方的情绪而不利于沟通。初次沟通时，护士应注意观察患者的状态，陌生的环境及医护人员会使患者产生压力，或被动地接受问答，而影响沟通效果。若沟通内容涉及个人隐私，则护士应注意环境的安全性，避免无关人员在场或经常出入，最好选择无人打扰的房间进行谈话。若必须选择大病房，则说话声音不可过大，以免患者产生不安全感。另外，护士与患者沟通前，应积极创造一个安静的环境，排除噪声干扰，以达到有效沟通；应选择合适的沟通时间，尽量避免选择正在进餐、术后或夜间休息时间，以免打扰患者的休息。

（2）社会环境。社会环境包括文化背景、价值观念、人际关系、沟通的空间距离及媒体报道等方面。由于护患双方在文化水平、价值观念、生活习惯、认知水平、民族习俗等方面有所不同，对同一事物的理解可能产生差异。一般来说，文化传统相近或相同的人在一起会感到亲切自然，更容易建立相互信任的沟通关系；价值观念相同或相近的人，更容易理解沟通的内容。另外，由于媒体对医疗行业负面新闻的报导，也使得护患之间关系更加紧张，患者缺乏对医护人员的信任，影响护患之间的沟通。护士在与患者进行沟通时，要尊重并理解患者的文化背景、民族信仰、生活习惯等，保持合适的空间距离并选择合适的沟通模式促进沟通。

3. 信息因素

患者信息记录得不够完整、清晰，信息传递过程中出现问题，导致逻辑不通、出现互相矛盾等情况，都会影响护患之间的沟通。

4. 沟通技巧因素

"良言一句三冬暖，恶语伤人六月寒"，医护人员的语言可以"治病"，也可以"致病"。工作中语言是重要的沟通工具，人们借助它来表情达意、交流思想、协调关系，语言使用是否得当会直接影响沟通的效果。护士恰当、巧妙的表达能正确地向患者传达自己的意思，取得患者的信任，而不恰当地运用沟通技巧则会影响有效沟通的效果。例如，在交谈中，护士突然改变话题,急于陈述自己的观点导致沟通中断。又如,虚假或不恰当的安慰,针对性不强的解释,词不达意,都会使患者曲解护士的意思,导致患者感到护士敷衍了事、不负责任,从而影响沟通。因此,护士在护理工作中要注意自己的护理语言及行为规范,促进护患之间的有效沟通。

知识链接

空 间 距 离

心理学家研究发现,根据沟通过程中双方的距离不同,沟通也会有不同的气氛背景。空间距离是判定沟通双方人际关系状况的重要指标。在合理的距离内进行沟通容易形成融洽合作的气氛;而沟通距离较大时,则容易形成敌对或相互攻击的气氛。护士在与患者沟通时,应注意保持适当的距离,既让患者感到亲近,又不对其造成心理压力和形成敌对。

1. 亲密距离

亲密距离是指沟通双方之间的距离小于 50 cm,在这种距离下可以使用触摸来表达情感。

2. 个体距离

个体距离是指沟通双方相距 50~100 cm。在日常生活中,个体一般用此距离与亲朋密友交谈。

3. 社会距离

社会距离是指沟通双方之间的距离为 1.3~4.0 m,工作单位或一般性社交活动时常用此距离。

4. 公众距离

公众距离是指沟通双方相距 4.0 m 以上。公众距离一般应用在大规模集会上演讲时,演讲者与听众应保持的距离。

9.2.5 护患沟通的基本原则

1. 获取患者的信任

护患沟通的实际收效取决于患者对护士的信任程度。护士只有获得患者的信任,才能为良好的沟通构建基础。在护患接触过程中,信任逐渐产生。护士在患者入院时热情、细心、耐心,关心、关爱患者,就会给对方留下良好的第一印象;在日常护理工作中,精湛的专业技术、娴熟的技术操作、准确地回答患者的问题都会让患者放心、安心;在护患交往中表现出的坦诚、乐于助人和同情心都会获得患者的信任,从而使其愿意主动沟通,甚至期待与护士的沟通。

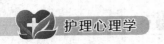

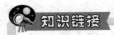

首 因 效 应

在心理学中，首因效应也称第一印象效应，是在短时间内以片面的资料为依据形成的印象。心理学研究发现，双方初次会面的 45 s 内就能产生第一印象。首因效应可对个体的社会知觉产生较强的影响，并且在头脑中形成并占据主导地位。

首因效应的产生与个体的社会经历、社交经验的丰富程度有关。如果个体的社会经历丰富、社会阅历深厚、社会知识充实，则会将首因效应的作用控制在最低限度。此外，通过学习在理智的层面上认识首因效应，个人可以明确首因效应获得的评价是在依据对象的表面而非本质特征基础上做出的评价，在以后的进一步交往中会不断修正和完善。第一印象不是无法改变的，也不是难以改变的。对这种因信息输入的顺序而产生的心理现象主要有两种解释：一种解释认为，最先接受的信息所形成的最初印象构成大脑中的核心知识或记忆图式，后续的信息被同化进了由最先输入的信息所形成的记忆结构中。因此，后续的信息只是被整合到该记忆图式中，具有了先前信息的属性痕迹。另一种解释是以注意机制原理为基础的，认为最先接受的信息没有受到任何干扰，因而得到了更多的注意，其信息加工精细，而后续的信息则易被忽视，信息加工粗略。

2. 制定合适的沟通方案

护患沟通方案因人而异，沟通前护士应了解患者的认知水平、理解能力、性格特征等，制定合适的沟通方案，选择对方易于接受的形式进行沟通。

3. 善于寻找沟通时机

护患沟通与医患沟通的通行模式不同，患者心目中的医生是治疗专家，是决定自己命运的人，而对护士则往往不愿过多沟通，认为护士只是护理人员，而非治疗者。因此，护士要利用与患者接触频繁、在病房工作时间长的优势随时观察患者，注意患者的病情演变、生活习惯、心理情绪走向等，在察言观色的基础上抓住时机打开话题，由浅入深地进行沟通。例如，当护士发现本应采用低脂饮食的患者偏偏喜好吃油腻食品时，就可以此为话题切入点，为患者提供相关的医疗保健常识，顺势引导，取得显著成效。另外，护士可注意观察和发现患者比较信任的亲友，利用对方到病房探视的机会，及时与患者亲友做"沟通"，继而影响患者，这种迂回、协同的沟通方式也有奇效。

4. 正面引导

沟通的目的不仅是让患者说出自己的情况和想法，还要不失时机地开展正面引导。在护患关系紧张的大环境下，护士应对患者的认知误区进行解释与说明；针对患者缺乏医学知识的情况，对疾病转归的相关知识做简要介绍，对就诊过程的注意事项和后期康复的注意事项进行必要的指导。

9.2.6 促进护患有效沟通的技巧

护士只有掌握护患沟通的有效方法，运用良好的沟通技巧，才能建立互相信任的护患关系，全面收集患者的资料，满足患者多方面的需要，提高护理质量。

1. 治疗性会谈技术

（1）治疗性会谈的概念。治疗性会谈是护患双方围绕与患者的健康有关的内容进行的有目的、高度专业化的相互沟通过程。治疗性会谈是一般性人际沟通在护理实践中的具体应用，是护理程序的基本组成部分，是收集患者健康资料的重要方法。治疗性会谈时，护士需要对会谈的时间、地点、目的、内容及形式进行认真的组织、安排、计划及实施，并进行会谈的效果评价。

（2）治疗性会谈的过程。

① 准备阶段。此阶段护士需要全面了解患者的有关情况；明确会谈的目标；选择合适的会谈时间；制定具体的会谈内容，列出提纲；准备好会谈环境，避免干扰因素；提前通知患者会谈时间，使其做好心理准备。

② 开始会谈阶段。此阶段护士需要尊重患者，有礼貌地称呼患者，使患者感到被尊重、平等地对待；主动向患者介绍自己的姓名及职责，获取患者的信任；向患者介绍会谈的目的及会谈时间等情况；为患者创造一个融洽的会谈气氛；帮助患者调整到舒适的姿势及良好的心态。常用的开场方式包括：自我介绍式，是最简单、最基本的开场方式；问候式，在正式会谈前送上一句贴心的问候；关心式，如"今天要下雨，记得睡前关好门窗"；夸奖式，如"看您精气神儿真好，相信很快就会康复的"。争取初次交谈能为患者留下好的印象，以获得其信任。

③ 正式会谈。护士根据会谈的目标及内容，应用会谈技巧，向患者提出问题；向患者提供帮助；观察患者的非语言行为表现；应用沉默、核实、倾听等沟通技巧以加强会谈的效果。

④ 结束阶段。会谈结束时，护士应提前向患者说明会谈即将结束的情况；简要总结本次会谈的主要内容；对患者表示感谢或歉意并友好告别，安排患者休息；必要时预约下次会谈。

（3）治疗性会谈的注意事项。

① 尊重、关心、照顾、体谅患者，富有同情心、责任感。

② 对患者称呼得当，语言、措辞得体。

③ 实事求是。

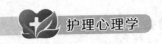

④ 会谈内容应紧扣主题，尽量避免使用专业术语。

⑤ 注意观察患者的非语言表现。

⑥ 注意对会谈内容做好保密工作。

⑦ 认真做好会谈记录。

2. 护患语言沟通技巧

语言是护士与患者沟通、实施身心整体护理的重要工具，无论是入院介绍还是心理护理健康指导等，护士都必须先用语言与患者进行沟通。护士语言修养的高低直接影响沟通效率。护士美好的语言可以使患者感到温暖，增加其战胜疾病的信心和力量。在护患沟通中，护士常用到以下几种沟通技巧：

（1）倾听。

① 倾听的概念。倾听是指护士全神贯注地接收和感受对方在交谈时发出的全部信息（包括语言和非语言的）并进行整体接收、感知和理解的过程。

② 倾听的作用。

·表达尊重。倾听表达了对他人的尊重，有助于改善人际关系。当护士全神贯注地倾听对方诉说时，实际上向患者传达了这样的信息：我很尊重您，也很注意您说的话，请您畅所欲言！患者在接收到这个信息后，便会无所顾忌地说下去，还会在谈话过程中获得解决问题的办法和治疗疾病的信心。

·获取信息。倾听有助于护士更多地了解患者，增加沟通的有效性。护士在和患者及其家属进行沟通时，通过有效倾听，听其言、观其行，从中获得比较全面的信息，有利于沟通的进一步展开。护士应在沟通中了解患者产生抑郁、悲观等不良情绪的原因，以有针对性地提出解决问题的办法。

·提供支持。倾听可以给他人提供心理上的支持，帮助他人走出心理困境。患者一旦生病住院，就会产生不同程度的心理问题，感到非常恐慌、无助，甚至精神崩溃。护士可通过细心倾听患者的倾述，安慰和鼓励患者，给予患者心理支持，帮助患者恢复自信、走出心理困境，使其能够积极配合治疗。

③ 倾听的技巧。

·创造倾听环境。在护理工作中，护士需要为患者创设一个倾听的环境，让对方感受到"我愿意听"的信息。在倾听时，护士要注意平等对待、尊重患者，注意保持合适的身体姿势、目光交流、面部表情及与患者的空间距离，认真、耐心倾听，尽量不要打断患者的谈话或随意改变话题，进行合适的信息反馈，为患者提供一个安静、积极、平等的倾听环境。

·推进倾听范围。诉说是人的一种天性，而倾听则是一种修养、一种美德。护士应做到用"心"去听，用"心"去体会对方谈话的内容，善解其言外之意；用"情"在听，在交谈中注意观察患者的表情、姿势等非语言信息的变化，尽量"听懂"患者传递出的非语言信息，了解患者的真实想法。

· 整理总结。护士在倾听患者说话时，需要用较短的时间在心里回顾患者的话并加以整理总结，删除那些不必要的细节，思维集中在对方所要表达的重要的想法上。

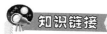 知识链接

请你把话听完

美国知名主持人林克莱特一天访问一名小朋友，问他："你长大后想要当什么呀？"小朋友天真地回答："嗯……我要当飞机的驾驶员！"林克莱特接着问："如果有一天，你的飞机飞到太平洋上空，所有引擎都熄火了，你会怎么办？"小朋友想了想说："我会先告诉坐在飞机上的人绑好安全带，然后我挂上我的降落伞跳出去。"当在现场的观众笑得东倒西歪时，林克莱特继续注视着这个孩子，想着他是不是自作聪明的家伙，没想到，接着孩子的两行热泪夺眶而出，这才使得林克莱特发觉这个孩子的悲悯之情远非笔墨所能形容。于是林克莱特继续问他："为什么要这么做？"小朋友的答案，透露出一个孩子真挚的想法："我要去拿燃料，我还要回来！"

（2）提问。

① 提问的概念。提问是指在沟通的过程中，向对方提出问题，让对方回答。提问既是输出信息，又是输入信息；既是启发教育自己，又是诱导启迪别人。提问是沟通双方情感的双向交流。护士在与患者沟通时，不仅要学会倾听，更要学会提问。可以说，倾听和提问相辅相成、相得益彰。提问是收集信息和核对信息的重要方式，也是确保交谈围绕主题持续进行的基本方法。通过提问，护士可以了解患者更多真实的心理情况，掌握患者更准确的资料信息。因此，提问是交谈的基本工具，精于提问是一个有能力的护士的基本功。

② 提问的原则。

· 适时性原则。在交谈中，交谈者提出问题要适时。护患双方交谈时，一般都是以提问作为开始的，如以"今天感觉怎么样"启动交谈。护士适时地提问可以拉近与患者之间的心理距离，也可以帮助患者确认自己的真实情感，使得护患沟通顺利进行。

· 适量性原则。在提问时，护士要做好充分的准备，每次提出一个问题，等到患者回答后再提出第二个问题。护士应尽量避免一次提出多个问题，否则会让患者感到困惑和迷茫，不知道该回答哪个问题，甚至会产生心理压力或拒绝回答。所以，护士提出的问题要适量，要宁精勿杂。

· 适度性原则。护士在提问前，对患者的个人情况应该有一个准确认知，提出问题的难易程度应与提问对象相匹配，掌握提问的分寸，避免谈及隐私及患者禁忌的话题，

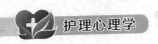

以免达不到预期效果。若在不知情的情况下问到了对方的禁忌，护士应主动向患者道歉，请求谅解，并立刻转移话题。如果提问中患者提及诊断和护理的正确与否等敏感问题，护士应诚心作答，以获得患者的信任。

③ 提问的方式。

·开放式提问。开放式提问又称敞口式提问，提问没有可供选择的答案，患者可以根据自己的感受、观点自由回答，护士可以获取更客观、更完整的资料。其缺点是患者可能抓不住重点，甚至可能因离题而占用大量的时间。

·闭合式提问。闭合式提问又称限制性提问，一般用在治疗性、指导性交谈中。闭合式提问方式比较具体，问题简单直接，易于回答，有时只需要回答"是"或"不是"、"有"或"没有"，如"您吃饭了吗？"。其优点是患者能直接坦率作答，交谈的进程较快，比较节省时间；其缺点是患者处于被动地位，回答比较单一，不利于患者表达自己的感受及提供额外的信息，使得护士获得的资料不够准确和全面。

④ 提问的技巧。

·用词恰当。在提问时，护士措辞要谨慎。为了避免误解，挑选合适恰当的词汇是非常重要的。

·突出重点。护士提出的问题一定要有逻辑性，要挑重点问。

·循序渐进。护士提出问题时应循序渐进，逐渐展开。在设计问题时，护士要全面了解患者的情况，做到层次分明，由小到大，由易到难。护士通过一系列问题逐步对患者深入了解，可以从中总结对护理诊断有价值的信息。

·察言观色。在与患者展开沟通的过程中，护士提出一个问题后，应礼貌、耐心地倾听对方的回答，并注意察言观色，了解患者的心理状态，适时、适量、适度进行提问。如若患者离题，护士则要学会巧妙地打断话题，将其引导回正确的方向上，注意收集、核实信息，确保交谈的有效性。

（3）共情。

① 共情的概念。共情（empathy，曾译为移情）是由西多普·利普斯（Thedop Lipps）于 1909 年首次提出的，他将共情定义为感情进入的过程，即设身处地地站在对方的位置，通过认真的倾诉和提问理解对方的感受，并对对方的感情做出恰当的反应。

② 共情在护患交谈中的作用。

·共情有助于提高护患沟通的准确性。

·共情有助于患者自我价值的保护。

·共情有助于护士走出自我关注，学会关注、关心他人，发展宽容、合作、尊重、善解人意等人格品质。

③ 共情的技巧。

·思维同步。思维同步是指从他人的立场考虑问题，做到暂时忘我，从对方的思想、情感、立场、主张出发，理解对方的思维、想法，找到彼此的共同点，使得沟通更易进行。

·情感同步。在人际沟通中，情感上的彼此认同是一种可以直接表达思想的技巧。在情感上和患者保持认同感，护士的建议就更容易被患者理解、接受，从而形成默契，达成行动同步、情感同步。情感同步是建立和谐护患关系的前提。

·语言同步。语言是人类最重要的交际工具。在表达对他人的认可、接纳、理解时，人们不仅要思维同步、情感同步，更要语言同步，因为语言是思维、情感的外化表现。在护理过程中，护士更要注重用同步、适时的语言帮助患者明确自己的问题、克服心理障碍，找出解决问题的方法，并以积极的态度和方式面对。

（4）安慰。

① 安慰的概念。安慰即安顿抚慰，是指交际对方在需要安抚时，交际方通过巧妙的劝慰使对方心理舒适、宽慰，精神上的不满足得到补偿。

② 安慰的类型。

·现身安慰。用自己的亲身体验去安慰别人往往更具说服力，更便于护患双方的心理沟通。例如，护士安慰身患重病的患者时，告知自己或亲朋好友得过此病但现在已经痊愈了，将显得有说服力，会起到更好的效果。

·寻找参照。寻找比当事人更不幸的参照可以让当事人心理平衡。

·分散注意力。护士要帮助患者摆脱消极情绪，引导患者将关注重心转移至令人开心、快乐的事物上，从而分散患者的注意力。

③ 安慰的技巧。

·倾听患者的倾诉。在患者需要被安慰时，护士应选择合适的时间、地点，为患者提供合适、安静的倾诉环境，接纳、理解患者，认真倾听并回应，让患者感受到自己的真诚和信任。

·建立共情。护士需要建立与患者共情的能力，了解患者的真实情况，给予认同感，理解患者的心情和感受，尽可能帮助患者解决心理问题，通过解决心理问题从而解决实际问题。护士可以在语言安慰的基础上给予患者一些非语言的安慰行为，如握手、拍背等。

·探索患者的经历。心理学专家提出了这样的建议："安慰并不等同于治疗。治疗是要使人改变，借改变来断绝苦恼；而安慰则是肯定其苦恼，不试图做出断绝其苦恼的尝试。"安慰的最高原则即探索患者的经历，护士可以在交谈过程中探索患者的经历，倾听、了解并认同患者的苦恼，让其感受到被倾听、被懂、被认可。

·及时鼓励。在护理工作中，护士应学会利用自己的语言鼓励患者积极配合治疗，增强患者的自尊心和自信心，帮助其树立战胜疾病的信心。同时，护士要及时鼓励患者家属，因为与患者家属建立的良好关系可以帮助患者获得社会支持，引导患者家属有效地支持患

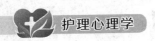
者，促进患者早日康复。

（5）核实。

① 核实的概念。核实是指医护人员在聆听过程中，为了确认自己的理解是否准确时采用的一种沟通技巧。在核实时，护士应保持客观公正，不应加入任何的主观意见和情感。核实是一种反馈机制，它体现了医护人员认真负责的精神。

② 核实的分类。

·重述。重述包括护士重述和患者重述两种情况：一方面，护士将患者的话重复一遍，待患者确认后再进行交谈；另一方面，护士可以请求患者将自己说过的话重述一遍，待护士确认自己没有听错后再继续交谈。重述表明护士在交谈时认真倾听患者说话，从而增强对方表述的信心。但护士在重述时不能加上任何的主观猜测，否则会使对方感到不舒服。重述时，护士可以直接使用患者的原话。重述不仅使患者的思想得到认可，同时能有效缓解患者的不良情绪，使得交谈顺利展开。

·澄清。澄清就是在听的过程中，对患者陈述时模糊的、不完整的、不明确或不太清楚的语言加以提问，以求得更准确、更具体的信息。澄清常用的语言是"不好意思，刚才我没有听太清楚，您能再说一遍吗？"等。澄清有助于进一步了解事情的原委，有助于护士更全面地了解患者，也有助于患者更好地了解自己。

在沟通过程中，重述和澄清往往是交替使用的，以确保核实信息准确无误。

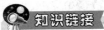 **知识链接**

诚信护理语言

入院接待时，安慰性语言；护理查房时，保护性语言。

日常交往时，礼貌性语言；健康教育时，指导性语言。

交流沟通前，问候性语言；治疗检查前，解释性语言。

病情反复时，治疗性语言；治疗检查后，致谢性语言。

患者出院时，祝福性语言；操作失误时，致歉性语言。

3. 护患非语言沟通技巧

在护患沟通中，护士除了要运用语言沟通技巧外，还要巧妙地搭配非语言沟通技巧。非语言沟通虽不如语言沟通直接，但更能流露真情实感，对语言沟通起着辅助和强化的作用。非语言沟通技巧包括面部表情、身体姿势、手势、身体距离、仪表、触摸等方面。

（1）面部表情。面部表情是可完成精细信息沟通的非语言形式，是非语言沟通中最丰富的部分。在人际沟通中，面部表情能够清楚地表达人的喜、怒、哀、乐，并容易为人们所察觉，不仅能给人以直观印象，还能感染人。即使在不同的国家、有着不同文化的人们，其面部表情所表达的感受和态度也是相似的。在人们的各种面部表情中，护士最需要掌握的是目光和微笑的运用。

① 目光。眼睛是心灵的窗户。当双方相互注视时，可以通过不同的眼神、视线的方向与角度以及注视时间的长短识别出对方内心活动的信息。人们可以有意识地控制自己的语言，但往往很难控制自己的目光。护士在与患者进行沟通时，要学会使用目光表达不同的信息、情感和态度。在目光沟通时，护士要注意注视的角度，应平视患者，以表达对患者的尊重和平等；注视患者的时间应不少于全部谈话时间的 30%，但也不要超过全部谈话时间的 60%，如果对方是异性，则每次目光对视的时间不要超过 10 s。护士应注意，长时间目不转睛地盯视对方是不礼貌的，应该把目光停留在对方两眼到唇心的一个倒三角形区域内，这一区域是社交常用的凝视区域。这种目光带有一定的感情色彩，亲切友好，能给人一种平等而轻松的感觉，营造出一种良好的社交气氛，有利于护患双方的交流。

② 微笑。在人际交往中，微笑是最有吸引力、最有价值的面部表情，是礼貌与关怀的象征。微笑可以跨越民族、国家表达尊重与爱，沟通人们的心灵，缓解紧张的气氛，给人美好的享受。护士的微笑对患者的安抚作用胜过十剂良药，饱受病痛折磨的患者看到护士的微笑时会感到一派生机，增添与疾病做斗争的勇气。护士微笑时应注意：微笑首先应该是内心情感的真实流露，真诚、温暖的微笑表达了对对方的接纳和友好，并能打动对方；微笑应自然流露，切忌"皮笑肉不笑"，假笑不仅不能带给对方感动，反而会引起对方的厌烦，而职业性的做作、刻板、僵硬的微笑同样不能打动人心；微笑的角度应该适度，同时眼部笑意明显；根据不同场景和情况适当使用微笑。

知识链接

微 笑 标 准

标准微笑即国际微笑标准，要求"三米八／六齿"，就是与对方距离 3 m 时，面容祥和，嘴角微微上翘，露出上齿的 8 颗或 6 颗牙齿，并注意笑线位置，保持牙齿的干净，以对对方表示尊重。唇部、牙齿、牙龈是微笑的组成部分，其中唇部位置的高低可以影响牙齿与牙龈的显露比例，从而得到不同的微笑效果。美学上，将微笑时上唇和下唇所处的位置称为笑线，笑线分为高位笑线、中位笑线和低位笑线 3 类。其具体情况如下：

（1）高位笑线。微笑时露出的牙龈超过 3 mm，即露龈笑，显露牙龈过多。

（2）中位笑线。微笑时刚刚露出前牙及牙龈乳突，是最理想、最动人、最美丽的微笑。

（3）低位笑线。微笑时仅露出前牙尖端或露不出牙齿，往往显得笑容不够灿烂。

（2）身体姿势。在沟通过程中，患者身体展现出的姿态会流露出其希望建立怎样的沟通关系以及其是否对护士的陈述感兴趣。双手交叉或双腿交叠得太紧，都是封闭式的姿势，显示出紧张的心绪或没有兴趣和别人交往；双手不交叉，双腿交叠而方向指向对方或微微张开，都是开放式姿势，这些姿势被理解成精神放松，而且愿意和别人保持交往的倾向；面向对方并向前倾斜是非常重要的姿势，显示敬意和投入。

（3）手势。手势语在非语言沟通中占有重要位置，包括握手、招手、摇手和手指的动作等。手势语是各国人民在漫长的历史进程中形成和发展起来的特殊交往方式。有科学家认为，人类最初的语言不是有声语言而是手势语。有研究发现，人的感情信息有一半以上是凭借人体的外部动作来传递的，其中主要是手的动作。手势的种类如下：

① 象形性手势。象形性手势即用手势来比画事物的形状特点，使对方对自己所描述的事物有一个具体而明确的印象。例如，用手比画物品的大小、临摹物品的形状，用手势比画开门、关门等，形象又具体。

② 情意性手势。情意性手势即用手势表达思想感情，是说话人内在情感的自然流露，往往和沟通者表露出来的情绪紧密结合，鲜明突出，生动具体，很容易给他人留下深刻的印象。例如，拍手表示喜悦、搓手表示紧张、拍桌子表示愤怒等。

③ 指示性手势。指示性手势即用手势能够明确表明方向、地点或某个物体。例如，引导患者方向时，以肘关节为轴，大小臂弯曲 $140°$ 左右，手掌与地面基本成 $45°$ 。引导的手势不宜过多，动作不宜过大，对方看见即可。

④ 象征性手势。象征性手势常用以表现某些抽象概念。这种手势多是约定俗成的，其含义明确并往往因为国家、民族、地域、文化的不同而存在差别。例如，跷拇指在中国表示赞同、厉害，在美国则表示搭车。

（4）身体距离。个体间距离的远近能表示不同的意义。场合和双方的熟悉程度都会影响双方之间的距离。身体距离分为亲密距离、私人距离、社交距离，人们可以根据需要保持不同的距离。护士应根据不同场合采取不同的身体距离。

（5）仪表。仪表包括一个人的着装及修饰等，可以传达个体的内在文化修养、审美、身份等信息，在沟通过程中会影响给对方的第一印象，从而影响护患关系的建立和发展。护士在与患者第一次见面时，应注意自己的仪容、仪表。护士仪表端庄、衣着讲究得体，符合职业及礼仪规范，既能为患者留下良好的第一印象，又能为患者带来视觉上的美感和心理上的安全感，体现出对患者的尊重，为建立和谐友好的护患关系奠定基础。

（6）触摸。触摸是通过接触抚摸的动作来表达情感和传递信息的一种方式，常见形式包括抚摸、握手、拥抱、搀扶等动作。护士在适当的时机和范围内对患者进行触摸，可以让患者感到被关注和支持。在临床护理中，触摸护理大多用于新生儿、婴幼儿和临终关怀护理。而对年轻的异性患者，为避免引起不必要的误会，同时在了解患者的社会文化背景的前提下，护士可慎重选择合适的触摸方式。

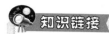 **知识链接**

触 摸 疗 法

　　触摸是一种非言语交流形式，是简便使用且历史悠久的医疗技术，但对患者而言具有很大的激励力量。触摸疗法也称治疗性触摸，即医生或护士通过手的触摸使患者与其之间产生亲切感而达到减轻患者痛苦目的的手段。触摸可以应用于以下3种情况：

　　1. 病情观察中效应

　　护士通过视觉、听觉、嗅觉、触觉来观察了解患者的病情，是最基本和最自然的体检方法，通过触摸和观察获得真实的资料。

　　2. 心理效应

　　触摸可以交流关心、体贴、理解、安慰和支援等情感，缩短护患之间的空间距离，增加患者的安全感，消除患者的紧张、恐惧情绪。

　　3. 防治效应

　　科学的触摸不同于简单的抚触，它不仅能向患者传递他人的爱意，还能起到促进患者血液循环，加速新陈代谢，提高免疫力的作用，使患者情绪稳定、心情愉快，并可促进患者神经行为的发展。

　　治疗性触摸在中医、西医、民俗医领域中都得到了普遍利用。在现代人的保健治疗、安宁疗护等方面，使用治疗性触摸都可以起到一定的效果。

　　（资料来源：http://med.china.com.cn/content/pid/111910/tid/1026，有改动。）

4. 与特殊患者的沟通技巧

　　特殊患者是指急诊患者、传染病患者、孕产妇、精神疾病患者以及感知觉障碍患者和临终患者等。在护理工作中，护士常常会碰到各种各样的患者，每个患者所患疾病不同，经历、职业、文化背景、宗教信仰等各有不同，即使所患疾病相同，其患病后的表现也千差万别。因此，这就需要护士应用沟通技巧，灵活地与各类患者进行沟通。

　　（1）与急诊患者的沟通。急诊患者是需要紧急救治的特殊群体，病情变化比较快，急危重症多见，且大多数患者及其家属没有做好充分的思想准备，通常会表现出极度紧张、高度恐惧，危重者常会产生濒死感，求生欲极强及有焦虑、无助等情绪，并将生的希望全部寄托在医护人员身上。

　　面对急诊患者及其家属，护士稳定的情绪、果断的处理、温暖的语言、娴熟的抢救技术都会让他们产生安全感和信任感。因此，在与患者及其家属沟通时，护士需要有敏锐的观察力，观察患者的状态，满足患者家属的合理需求；要有耐心及良好的沟通能力，既能稳定患者及其家属的情绪，又能增加他们对医护人员的信任感；交代病情时要注意语言上的精练、简短、谨慎，掌握好沟通时的语速、语调及语气，要以良好的心理素质面对患者的不良情绪，给予必要、适时的安慰，稳定患者的情绪，使患者保持有利于抢救和治疗的最佳心理状态。

在与不同的急诊患者及其家属沟通时，在不影响护理、抢救的情况下，护士应耐心倾听、冷静分析，适当使用陪伴、安慰、触摸、沉默等沟通技巧，稳定患者家属的情绪，缓解患者家属的烦躁、焦虑、恐惧等不良心理状态。患者病情危重时，护士应分析其病情变化，既要态度坚定和诚恳地告知患者家属病情变化及预后，又要积极参与抢救工作，以认真负责的态度、语言及行为获得患者家属的认可与理解。

（2）与传染病患者的沟通。在被确诊为患有传染病后，大部分患者对传染病缺乏正确的认知及了解，在忍受疾病痛苦的同时承受着遭他人嫌弃的心理折磨，在疾病治疗期间还要接受隔离，这些都使传染病患者在不同程度上表现出恐惧、自卑、焦虑、烦躁、悲观、抑郁等不良情绪，也有患者表现出愤怒、易激动，严重者甚至影响睡眠及饮食而加重病情。因此，护士在与传染病患者沟通时，应注意了解其心理活动及情绪变化的原因，做好健康宣教与指导，为患者介绍传染病的传播途径及防护知识，解释清楚隔离治疗的作用及重要性，消除患者的疑惑及恐惧。护士应加强与患者的沟通，尊重、关心、爱护及接纳患者，使患者产生安全感及对医护人员的信任感，通过语言、非语言上的支持与安慰，给予患者心理上的支持，稳定患者的情绪，使患者能够积极配合治疗，促进康复。

（3）与孕产妇的沟通。孕妇对周围事物感知敏锐，反应强烈，情绪不稳定，既有即将做母亲的喜悦，又有对生产安危的担忧，情绪反应比较复杂。初产妇通常对分娩过程产生紧张、焦虑、恐惧的心理，既希望早日与孩子见面，又担忧分娩过程中出现的风险及疼痛，而盲目要求选择剖宫产手术。护士在与不同时期的孕产妇及其家属进行沟通时，要根据情况，考虑到患者的心理特点及变化，选择合适的沟通方法及技巧。护士接待孕产妇时要热情、诚恳，使其感到亲切而消除紧张情绪；为孕产妇创造美好舒适的环境，以稳定孕产妇的不良情绪；在孕产妇情绪不佳时耐心倾听，善于引导与安慰，同时表示理解；在沟通中注意沟通技巧，要善于鼓励、支持、夸奖孕产妇，使孕产妇感受到爱与温暖，从而建立良好的护患关系。

（4）与精神疾病患者的沟通。精神疾病患者的精神状态及行为异于常人，医护人员在患者精神病期需要与患者家属或监护人进行沟通，对非精神病期的患者可以与本人进行沟通。由于精神疾病患者通常在思维、情感及行为上出现障碍，因此可能会出现自残、伤人、毁物等特殊情况，护士要加强对精神疾病患者的巡视，防止发生意外。在与精神疾病患者进行沟通时，护士要细心观察、判断患者的沟通能力及病情，主动向患者介绍自己，关心、关注及尊重患者，耐心倾听，善于引导患者的不良情绪，鼓励并支持患者，使患者对护士的信任感增强，治疗依从性增加。护士应积极与患者家属进行沟通，向患者家属告知患者的病情并进行相关的健康宣教，改变其错误观念，取得患者家属的配合及理解。

（5）与感知觉障碍患者的沟通。

① 与视觉障碍患者的沟通。与视觉障碍患者沟通时，护士最好选择有声语言进行沟通，尽量避免非语言沟通方式。患者可因视觉障碍而视物困难，对护士的突然出现和离去感到惊恐或不知所措。因此，当护士走进或离开病房时，都应告知患者自己的方位及名字，在靠近患者之前，要用有声音的提示告知对方自己在附近。对完全没有视觉的盲人，护士还应对发出的声响做出解释，切忌大声疾呼或突然触碰患者，以免使对方受到惊吓。护士与视觉障碍患者沟通时的语速要慢，语调要平稳、诚恳，对患者没有听清或听懂的内容做出耐心复述或解释，切忌使用催促或厌烦的语气。与尚有残余视力的患者交谈时，护士要与之面对面，保持较近的距离，尽可能让患者看到自己的表情、动作等。

知识链接

视 觉 障 碍

视觉障碍是指由于先天或后天的原因，导致视觉器官构造或功能发生部分或全部障碍，经治疗后仍对外界事物无法辨识或难以辨识。视觉障碍的范围很广，包括视物模糊、高度远视或近视、色盲和管状视觉障碍等。

1. 视物模糊

视物模糊是指视力清晰度下降，使物体显得模糊不清。

2. 高度远视

远视是指平行光束经过调节放松的眼球折射后成像于视网膜之后的一种屈光状态，当眼球的屈光力不足或其眼轴长度不足时，就会产生远视。临床上将 6D（D 指屈光度）以上的远视称为高度远视。高度远视常常伴有小眼球。高度远视按眼部解剖特征可分为两类：一类为眼前节缩短型高度远视，另一类为正常眼前节型高度远视。

3. 高度近视

近视是指在调节放松的状态下，平行光束经眼球屈光系统后聚焦在视网膜之前，在视网膜上不能清晰成像。屈光度为 − 6 D 或以上的近视称为高度近视。

4. 色盲

先天性色觉障碍通常称为色盲，患者不能分辨自然光谱中的各种颜色或某种颜色；而对颜色的辨别能力差的则称为色弱，色弱者虽然能看到正常人所看到的颜色，但辨认颜色的能力迟缓或很差，在光线较暗时，有的几乎和色盲差不多，或表现为

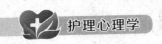

色觉疲劳。色弱与色盲的界限一般不易严格区分。色盲与色弱以先天性因素多见，男性患者远多于女性患者。

5. 管状视觉障碍

管状视觉障碍主要表现在视野范围受限，成为管状视野。视野就是头位不动，眼睛目视正前方，眼睛余光所能够看到的正前方以及其之外其他空间范围内的所有的事物，即眼睛所能够看到的整个空间范围。管状视野是指视野损伤到一定程度，主要是视神经慢慢萎缩，视野慢慢缩小，常见于晚期青光眼或视网膜色素变性的晚期。

② 与听力障碍患者的沟通。与听力障碍患者沟通时，护士最好选择非语言沟通技巧，即通过目光、表情、手势、姿势或书面语、图片等与患者交流。非语言方式能使患者在无声世界里感受到护士的关心和体贴。与弱听患者沟通时，护士最好与之面对面，这样可以让患者清楚地看到自己的表情及口型，用平常和适中的语调说话即可，切忌大声叫嚷。对已佩戴助听器的患者，护士说话、提问时语速应放慢，表达清楚，给患者充足的时间理解谈话内容后再进行下一问题或内容。与患者交谈时，护士应选择安静的环境，并在交谈前要提示患者，如护士进入病房后，可以轻拍患者背后使其知道护士来了。谈话中，护士要注意观察患者的表情、动作，不要过多打断对方的谈话，要做好谈话记录。

（6）与临终患者的沟通。临终是指由疾病或意外事故而造成人体主要器官趋于衰竭、生命活动即将结束、濒临死亡的状态和过程。临终患者的临终过程大多以走向死亡为终结，但是时间有长有短。现代意义上所提出的临终关怀以护士的心理护理为主，治疗为辅，主要是给予患者及其家属精神上的慰藉，心理上的疏导，生活上的关怀、照顾和支持，最大限度地减轻他们的心理和躯体痛苦，使临终患者能够平静、安详、体面地走完人生的最后旅程；使者家属得到慰藉，身心健康得到维护和增强。

大多数临终患者会经历否认期、愤怒期、妥协期、忧郁期和接受期，产生复杂的心理变化。由于个体差异性，临终患者对沟通内容、形式及沟通的对象都有着特殊的要求。因此，护士在与临终患者进行沟通时，应为其提供一个安静、舒适的沟通环境，真诚、耐心地倾听，合时机地安慰和支持患者，时刻掌握患者的心理变化及特点，了解患者的需求，最大限度地满足患者的需要。在与患者家属进行沟通时，护士要交代清楚患者的病情。临终患者的家属常会出现无法控制的情绪及行为，护士应给予其理解和帮助，教会患者家属一些简单的护理知识，鼓励其多陪伴患者，给予家庭支持。

9.3 护患冲突

案例导入

某天，护士小李在急诊输液室里推着治疗车穿梭在一排排急诊患者中，这时候有一位患者和小李说自己的输液部位有些肿，于是小李说："您的手有些肿了，这个针不能用了，我帮您重新打一针吧。"这位患者提出换只手打。于是小李帮她把手上的针拔出来，准备处理。正当小李拔针时，患者身旁的人起身不小心撞到小李，正好把刚拔出来的针插到了小李的手上，位置很深且伤口处立马流血了。小李立即挤被扎破地方的血，边挤边问被拔针的患者："您有没有传染病啊？乙肝之类的。"患者立即不高兴地说："你什么意思啊？问我这些干吗？你是想咒我吗？你自己打针技术不好，我的手才挂了一会儿就水肿了，你还问我这些，我要举报你！"

思考：

1. 如果你是护士小李，你会如何解决？

2. 遇到这种情况该如何进行处理？

3. 护士小李怎样与患者沟通才能化解矛盾？

随着我国医疗制度改革的不断深入，以及人们对自我保护意识的不断提高，越来越多的人会在就医过程中维护自身的权益，从而对医护人员的职业道德、技术水平及服务质量提出很高的要求。护患冲突是护患交往过程中出现的异常结果，是影响护患关系健康发展的一种客观状态，同时是护患关系的组成部分。想要建立和发展良好的护患关系，护士就必须处理好护患冲突。

9.3.1 护患冲突概述

1. 冲突的概念

冲突即不一致，是组织群体内部个体与个体之间，个体与群体之间在目标、观念、行为期待、知觉等不一致时存在的互不相容、互相排斥的一种矛盾表现形式。冲突可以导致压力，而且往往伴有抱怨、受挫和愤怒等情绪。可以将冲突理解成这样：甲做出一些阻挠的行为，防止乙达到目的或获取利益。也正因为如此，冲突往往会让个人与群体之间形成对立的关系。冲突无处不在，只要是有人的地方必定有冲突存在。

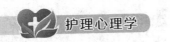

2.护患冲突的概念

护患冲突是指在诊疗及护理过程中，护患双方在治疗护理目标、护理服务观念、角色行为期待、认知水平等方面存在认知或理解上的分歧，从而引起双方情绪过激，产生矛盾与误解，甚至上升为医疗纠纷的社会现象。利益冲突是护患冲突的核心问题。在护理工作中，护患冲突时有发生，在一定程度上干扰了医院的正常秩序，影响护患关系的改善和护理服务质量的提高。

9.3.2　护患冲突的原因

1.医院因素

医院规章制度不健全，对医护人员的监管不力，设备、床位、医护人员配备不足，不能满足患者的需求或患者无法理解时就会引发护患冲突。医院特殊的嘈杂、拥挤的环境等因素，如果影响患者的休息，也会使患者出现不满、烦躁的情绪。若护士无法及时妥善处理，就会引发矛盾。

2.护士因素

护士在患者就诊高峰期时，工作量大、危重症患者数量多，容易出现服务态度冷漠、缺乏耐心、不够热情等情况；长时间繁重的重复性工作容易导致护士出现身心疲惫、厌烦的心理情绪；部分护士责任心不强，工作中出现错误；一些护士法律意识淡薄，忽视患者的权利；个别护士专业技术操作不娴熟，若患者不能理解，则易发生冲突。

3.患者及患者家属因素

患者及患者家属缺乏对医学及护理知识的了解，容易误解护士的护理行为或对诊疗方案的认知出现分歧，若未能达到患者的需求，则容易迁怒于护士；经济因素也是导致护患冲突的主要因素之一，有些患者的经济状况不佳，昂贵的治疗费用容易让患者产生心理压力，对医院收费项目的定价不能理解，从而导致患者的情绪无法控制，波及护士或对护士提出无理要求等而引发冲突。

9.3.3　护患冲突的分类

1.医源性护患冲突

医源性护患冲突是指由护理人员的过失行为或服务缺陷等原因引发的冲突。医源性护患冲突常见于护理技术水平、服务态度、沟通技巧、职业道德等方面的问题。

（1）责任性冲突。责任性冲突是指护理人员的工作态度消极、工作责任心不强、工作作风不严谨，在治疗和护理工作过程中，由于其疏忽大意或违反操作原则，如没有严格执行查对制度，夜间没有按时巡视病房，造成患者非正常死亡、残疾或病情加重等不良后果，并承担主要责任的冲突。

（2）技术性冲突。技术性冲突是指由于护理人员专业知识不扎实、操作技术不娴熟，对突发事件缺乏应对能力，不能及时观察和发现患者的病情变化等，增加了患者的痛苦，影响了患者的治疗，从而导致患者及其家属对护理人员的工作不信任、不满意，或造成患者功能受损、非正常死亡等不良后果而引起的冲突。此外，由于患者及其家属往往对护理人员抱有很高的期望，都希望护理操作一次成功，一旦护理人员操作失误，就很容易导致护患冲突甚至医疗纠纷。

（3）道德性冲突。这类冲突主要是由护理人员的职业道德问题引起的。由于部分护理人员未能遵守职业道德，缺乏爱心与同情心，不够耐心、体贴，导致其在与患者或患者家属沟通时语言生硬，对患者或患者家属提出的问题或合理要求不予理睬或回答时没有耐心，服务态度恶劣，让患者与患者家属对护理人员缺乏安全感和信任感。一旦患者病情加重，势必会引发患者及其家属的不满，造成护患之间的矛盾，从而引发护患冲突甚至医疗纠纷。护理人员服务态度简单粗暴，导致护患矛盾的发生是产生护患纠纷的一大因素。对此，相关部门应加强护理人员的职业道德教育和人际沟通与礼仪教育。

（4）需求性冲突。由于国家的医疗体系建设不够完善，医疗资源分布不均，许多医院的临床一线护理人员数量明显不足，并且除护理工作外，护理人员还要完成非护理工作，如取药、记账等，增加了护理人员的工作量。因此，护患比例严重失调，护士工作任务繁重、重复性夜班、多重角色负担，长期处于严重工作压力下，必将产生工作疲惫感或厌烦心理情绪，导致工作效率降低、情绪差。这些原因均导致护士没有足够的时间和精力与患者进行沟通，提高了护患冲突的发生率。

2. 非医源性护患冲突

非医源性护患冲突是指由于患者或社会等原因，如患者缺乏医学护理常识、不良的经济动机、对现行医疗制度不满引发的冲突。

（1）认知性冲突。认知性冲突是指护患双方由于对护理专业知识的了解程度不同，对疾病治疗、护理过程中出现的问题存在不同的认知，患者及其家属不配合医院的规章制度，对护理人员的工作横加干涉或指责，甚至提出不合理的要求为难护理人员，未满足患者从而引发冲突。

（2）经济性冲突。经济性冲突是指患者对医疗费用标准的不理解或某些医院收费行为的不规范，造成患者及其家属对医疗费用产生质疑，或者不按时缴费，故意拖欠、逃避缴费，恶意索赔等。若缴费不及时或欠费而导致治疗中断，患者多数会将矛头指向护士，把不良情绪发泄在护士身上。如若护理人员不能与患者及其家属进行及时有效的沟通、解释或妥善处理，就会引发冲突。

（3）偏见性冲突。由于患者受到新闻媒体对医护人员负面报道的影响，对医护人员缺乏信任感，从而对医护人员产生偏见，全程监督护理工作或无端怀疑护士违法操作，同时

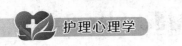

严重影响了护理人员应有的职业及人格尊严，导致医护人员产生反感或对立情绪，从而引发护患冲突。

（4）恶意性冲突。部分患者或患者家属对突发疾病或意外创伤感到焦虑、悲伤、恐惧，从而迁怒于护理人员，甚至发生过激行为。极少数患者或患者家属为达到个人目的故意纠缠医院，无理取闹，寻衅滋事，从而引发护患冲突。

9.3.4 护患冲突的处理原则

1. 公平、公正原则

公正是处理人际关系时的公平与正义的伦理原则。公正或正义一直是人类社会的普遍的道德法则，是人们孜孜以求的价值生活目标，也是伦理学思想史一直不断探究的一个核心概念。在处理护患冲突时，护士要面对不同种族、肤色、职业、年龄、社会地位、经济状况、文化背景的人，根据公平理论一视同仁，平等相待，公平公正，合理分配医疗资源。

2. 尊重原则

护患关系是一种帮助关系，在整体护理模式下更应强调服务意识，充分地满足患者的心理需要。患者住院后进入患者角色，往往以弱者自居，自尊心脆弱且容易受到伤害。因此，护士应尊重患者提出的观点和意见，避免使用批评性的评价或指责。

3. 理性原则

理性原则要求护士无论处在什么样的情境下都保持理智，克制自己的情绪，灵活处理问题。护士在处理护患纠纷中要保持理性头脑，不能因患者的无理取闹、过激言行而丧失理智，忘记了自身的职责。在与患者发生冲突时要避免争吵，忌讳使用质问语气，应尽量化解矛盾，用沉着、冷静的态度，商量、讨论来化解矛盾冲突。

9.3.5 护患冲突的防范措施

1. 创造良好的诊疗环境

护士应为患者提供干净、整洁、安静的诊疗环境，进出病房时应尽量脚步轻盈、动作温柔，减少发出不必要的声响；将病房中各类仪器发出的报警音量调至合适大小，避免报警声对患者造成不良影响。护士进行各项护理、治疗操作时，要注意选择合适的时间集中进行，为患者提供充足的休息时间。

2. 规范医院管理规章制度

医院应当规范各科室的规章制度，成立护理质量监管小组，加强细节管理，对护士在护理工作中出现的问题进行检查，及时指导并改正。在患者就诊高峰期，医院应增派护理人员，保证就诊高峰时段的护理质量，同时在护理工作量较少时为护理人员提供充足的休息时间，合理制定、安排护理人员的工作时间，减少其对工作的抵触情绪。

3. 提高护士的职业素养及沟通能力

医院应定期对护士进行技能操作考核，组织护理技能培训，提升护士的专业技能和护理质量；通过组织培训、学习，使护士意识到护理工作的重要性，培养其爱岗敬业精神，增强护士的责任感，使其能够严格执行操作流程。此外，医院应对护士进行礼仪及护患沟通的培训，规范护士的仪容、仪表、言谈举止，为患者展现出护士良好的个人形象。护士要不断加强学习，掌握护患沟通的方法和技巧，善于观察患者的病情及心理变化，灵活运用语言沟通和非语言沟通技巧，避免或及时化解冲突。

4. 增强护士的法律意识

医院应定期开展法律讲座，组织护士学习《医疗事故处理条例》《中华人民共和国基本医疗卫生与健康促进法》《护士条例》等与护理安全管理有关的法律法规，加强法律宣传，使护士了解到相关的法律知识、医疗护理纠纷及法律问题，明白在护理工作中的权利、义务及职责以及违法犯罪将造成的后果。医院应增强护士的法律意识，使其能够防范护理责任事故，避免护患冲突。

图文
《医疗事故处理条例》

5. 开展患者的健康宣教

护士应加强与患者及其家属的沟通，开展健康宣教，科普相关的医学与护理知识，使患者及其家属能够理解与配合；耐心解答患者及其家属提出的问题，解除患者的疑虑，提升患者治疗的依从性。

图文
《中华人民共和国基本医疗卫生与健康促进法》

6. 合理收费透明化

医疗费用的昂贵，医疗资源分布的不均衡，导致患者"看病难、看病贵"，增加了患者治疗的心理负担。对产生的每一笔费用，护士应向患者及时做出说明。住院期间，患者产生的任何费用都要有清单收据，护士应对患者的疑问进行解释，如有自费项目，则应与患者及其家属进行说明，并由患者或其家属签字同意。医院对各项医疗的收费标准要符合国家相关部门的规定，做到收费合理、透明。

图文
《护士条例》

知识链接

医疗事故等级划分

《医疗事故处理条例》第四条规定，根据对患者人身造成的损害程度，医疗事故分为四级：

一级医疗事故：造成患者死亡、重度残疾的。

二级医疗事故：造成患者中度残疾、器官组织损伤导致严重功能障碍的。

三级医疗事故：造成患者轻度残疾、器官组织损伤导致一般功能障碍的。

四级医疗事故：造成患者明显人身损害的其他后果的。

具体分级标准由国务院卫生行政部门制定。

一级医疗事故包括一级甲等医疗事故（死亡）和一级乙等医疗事故（重要器官缺失或功能完全丧失，其他器官不能代偿，存在特殊医疗依赖，生活完全不能自理）。

二级医疗事故划分为四个等级，即二级甲等医疗事故、二级乙等医疗事故、二级丙等医疗事故和二级丁等医疗事故。

三级医疗事故划分为五个等级，即三级甲等医疗事故、三级乙等医疗事故、三级丙等医疗事故、三级丁等医疗事故和三级戊等医疗事故。

一级乙等医疗事故至三级戊等医疗事故对应的伤残等级为一至十级。

拓展阅读

病房小故事

医院来了一位特殊的患者。入院第1天，患者毫不隐瞒地说，他是一位艾滋病患者。同时，这位患者也是一位右下肢骨折的患者。医生建议患者保守治疗，但患者却迟迟不愿出院，以至于住了将近1个月的院。住院之初，患者的责任护士迟迟不愿意接触他，只是站在床尾远远地跟他及家属交代翻身活动的注意事项，之后便匆匆出去，洗手、消毒，在鞋底也要喷上酒精。这位责任护士害怕被感染，也害怕通过自己再将艾滋病传染给家人。在为患者进行穿刺输液时，她戴上了双层手套，内心十分害怕。给患者扎上止血带，开始找寻血管时，护士却被患者质疑了一番："你是谁呀？我血管可是不好扎，让你们护士长过来吧。""我是你的责任护士！"护士没有抬头，只是埋头找血管，心想着，赶紧扎完，一定要小心，扎完就赶紧撤！

"咱家属把陪护床收起来吧，白天上班了，需要保持病房干净整洁，桌上的饭菜吃过就收了吧。"这是护士每天在病房必说的话。患者的陪护家属是他的孙子，但他每天都懒懒地躺在陪护床上，不愿意动，也不愿意配合。护士不愿多跟他们说话，就匆匆出病房了。

但经过思虑，护士担心患者出现压疮，发生不良事件，便拿了一套新的床单被单，戴上手套，硬着头皮去患者的病房准备更换床单，准备在为患者翻身、换床单的过程中观察其皮肤情况。"大爷，翻翻身吧，咱换换床单。"怕患者年龄大，听不清，护士还特意提高了嗓门，但也夹带了自己的一丝情绪。

"护士，辛苦你了，还操心给我换床单。"这时，患者一改往常的专横脾气，态度十分温和。护士却心头一紧，心里想，他也并不想得这个病呀，比起普通患者，他更希望得到护士的关怀，哪怕只是换个床单，他都能这样感动。隔天扫床时，刚一进病房，护士还没开口，患者就让他的孙子把陪护床收起来了，特别配合工作。护士见状也热情地打了招呼："大爷，今天好点没，吃过饭了吧，功能锻炼做了吗？"患者很热情地回答："吃过了，也好多了，赵护士，我的血管不好扎，你慢慢找，不急，每次都给你添麻烦了，你们真负责。"回想起自己每次戴着双层手套给患者穿刺输液时，患者从来不多说什么，护士被患者的行为暖化了，认真反思了自己之前行为的不妥之处，也因此克服了自己的心理障碍，摒除了对患者的偏见。

📖 课后思考题

一、单项选择题

1.一位住院患者在输液时担心某新护士的操作水平，因而提出让护士长为其输液，此时，该新护士应当首先（   ）。

A.找护士长来输液

B.装作没听见患者的话，继续操作

C.让患者等待，先去为其他患者输液

D.表示理解患者的担心，告诉患者自己会尽力而为

E.找患者家属劝服患者同意为其输液

2.关于护士对人际距离的控制和调节，以下说法中正确的是（   ）。

A.对艾滋病患者，护士与其交谈时，千万不要把距离拉得太远，以免加重他们的心理负担

B.患者或其家属与护士伏耳说话时，护士可以明确拒绝

C.对敏感患者，缩短人际距离表示亲切、体贴，有利于情感沟通

D.对老年患者，人际距离应当疏远些，给对方足够的个人空间

E.护士与患者进行交流时，为了使患者掌握所患疾病的相关知识，应尽可能使用医学专业词汇

3.在护患交往中，护士微笑的作用不包括（   ）。

A.缩短护患之间距离　　　B.改善护患关系　　　　C.化解护患矛盾

D.优化护士形象　　　　　E.缓解患者的不安心理

4.不使用词语，而是通过身体语言传送信息的沟通形式属于（   ）。

A.直接沟通   B.间接沟通   C.语言沟通

D.非语言沟通   E.单向沟通

5.在护患语言交流的过程中，应该使用（   ）。

A.命令式的、质问式的语气   B.不耐烦的、埋怨的语气

C.态度和蔼的、关切的语气   D.责怪的、生硬的语气

E.担忧的、紧张的语气

二、简答题

1.简述护患关系的特征。

2.简述护患冲突的原因。

3.简述影响护患沟通的社会文化因素。

4.简述护患沟通的特征。

5.简述进行有效护患沟通的方法。

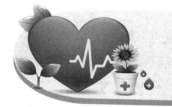

第10章 护士角色心理与维护

学习目标

1. 掌握护士角色的心理素质、护士健康存在的主要问题及应对策略。
2. 熟悉素质的概念、护士的角色适应和角色失调。
3. 了解护士历史、现代、未来的影响角色。

案例导入

护士张某，38岁，已婚。工作以来，护士张某一直兢兢业业，对工作充满热情，但因平时工作繁忙和频繁的夜班，对家庭和孩子的照顾较少，时常感到愧疚。最近，由于其母亲生病住院，护士张某一面顾及工作，一面照顾母亲，因而感到疲惫不堪，精力不太集中，有一次差点给患者用错药。护士张某感到压力巨大，甚至想辞职。

思考：

1. 护士张某面对的压力源有哪些？
2. 针对护士张某现面对的压力，你应如何帮助她维护心理健康？

10.1 护士角色

护士角色人格与护士职业心理素质这两个概念的内涵相似，亦可等同。前者是护理心理学的专业术语，后者是人们熟悉的通俗表述，均侧重于职业角色人格的特异性，需区别于护士职业心理品质的道德判断概念。

护士角色人格由个性心理学的概念"人格"、社会心理学的概念"角色人格"等推导而来，是护理心理学的特定概念。界定护士角色人格的概念关系到护士的职业心理素质优化及合格人才培养，是护理心理学理论体系的重要组成。

社会角色（social role）是指与人们的某种社会地位、身份相一致的一整套权利、义务的规范和行为模式，是人们对处于特定地位上的人的行为期待。个体取得社会团体中某种身份并依照其角色性质与特征显现出的行为，称为角色行为（role behavior）。每个人都在社会"大舞台"上扮演各种"角色"，如大多数女性一生会扮演女儿、妻子、母亲等家庭角色，且有学生、职业人等社会角色。无论哪种角色，人们的行为模式均受制于其角色特征的特定内涵。例如，同一位 30 岁的女性，在面对她的父母或儿女时，可展现判若两人的角色行为。面对父母时她可以是女儿，自然流露"依赖、服从"等人格特质；面对儿女时她是家长，则更多地表现"支配、专制"等人格倾向。角色特征所决定的人格倾向和行为模式即角色人格。

10.1.1　护士角色人格

护士角色人格特指从事护士职业的人们共同具备并能形成相似的角色适应性行为的心理特征总和。需要指出的是，该定义中的"适应性"是区别于角色人格一般概念的关键词，是该定义的特定内涵，也隐含护士的个体人格与角色人格的匹配要求。例如，父母的角色人格虽有其特定内涵，但人们无法剥夺那些不称职父母的角色权利。护士角色人格的概念所隐含的适应性行为特征要求从事护士职业的个体必须具有其角色适应性行为，否则便无法胜任护士角色。护士角色人格必然制约护士个体的职业行为，影响其角色形象。

1. 护士角色人格有别于道德概念

护士角色人格的内涵与护士职业心理品质有本质的区别。品质为道德概念，且较多涉及无私奉献、崇高、坦诚、人道等道德评价的术语。

任何职业群体的成员的道德水准可因社会层次、受教育程度、家庭背景等的不同而参差不齐。其中，有劳模、积极分子，也有一般群众、落伍个体。因此，忽略职业人群的道德品质差异，一概以劳模境界衡量从业个体显然是行不通的。而"无私奉献"等道德评价并无职业特异性，是各行业先进个体共同追求的最高职业境界。

职业角色人格应具有鲜明的职业特异性，且须与个体人格相匹配。若某人的个体人格与其职业角色人格不匹配，则其道德水准再高也难以胜任职业角色。例如，某教师虽具有较高的师德（爱岗敬业、乐于奉献等），却不具备良好的教学特质（擅长表达、循循善诱、富有感染力等），就会出现虽然尽力却无法达成解惑授业的职业目标的情况，即不一定堪称"好教师"。其"师德"归于职业道德，"教学特质"则属于职业角色人格。一般认为，高道德水准者无论从事何种职业，都会崇尚和追求较高职业道德水准；但最终能否胜任其职业角色，则主要取决于其个体人格与职业角色人格的匹配程度。所以，护士角色人格只涵盖护士所需具备的心理特征总和，不囊括品质等职业道德的判断标准。

2. 护士角色人格以职业经历为前提

职业角色人格需要个体在其职业角色扮演过程中体验、寻找较恰当的角色行为，不断巩固、发展和完善。例如，女性从少女到人妻、人母、祖母的每个角色转换，均需有新角色的适应过程。而个体适应职业角色亦然，若无职业经历，职业角色人格的形成和发展便无从谈起。

护士角色人格以职业经历为前提条件，并随其职业经历的积累逐渐走向成熟。例如，新护士初到急诊室，面对争分夺秒的紧急救治，可显现出慌张、冲动的行为，或因高度紧张致其技术操作走样；但在多次经历急救场面后，护士便能沉着冷静、迅速有序地去应对，驾轻就熟地胜任本职工作。

需要指出的是，任何职业角色的适应均有其相对性，多数个体具有适应多种职业角色的潜能，人们大多不可能在经历多种职业的体验后才自择"最恰当的职业"。

3. 护士角色人格与个体人格相辅相成

护士角色人格如同"万丈高楼平地起"，需要在个体人格构筑的基本框架的基础上建立。著名职业指导专家霍莱指出，各种性格类型的人都有其相对应的感兴趣、易适应的职业。例如，感情丰富、富于想象者易对作家、艺术家等职业产生兴趣且易适应，喜欢冒险、乐于竞争者易对企业管理等职业产生兴趣且易适应，保守刻板、力求务实者较适应财会、档案、文秘等办公室的工作。总之，个体人格与职业人格相辅相成，个体人格是职业角色人格的基础，职业角色人格是个体人格的拓展和完善。

女性个体的温柔、细腻、感情丰富、善解人意等人格特征都是护士角色人格的基本构架和良好元素。随着护士职业社会职能的增强，其角色人格内涵更加深邃，"凡女性即可当护士"的观点早已过时，"情绪稳定性、社会适应性、人际关系主导性"等人格特质，均为护士角色人格不可或缺的核心成分。若某个体自身的人格特质难以与护士角色人格"核心成分"匹配，那么其便很难成为称职的护士。

护士角色人格的更深远意义还在于其可促进护士个体人格的发展和完善。职业经历的耳濡目染、潜移默化可不断优化护士自身的某些人格特质。充满稚气的护士在经历职业环境的复杂人际关系后，大多比其他职业的同龄人"少年老成"，其人际能力显著增强，主要得益于护士角色人格的积极影响；能妥善处理特殊情境的人际冲突，有助其巧妙斡旋社会上各种复杂的人际冲突，终身受益。

4. 护士角色人格的形象及历史演变

人格的概念虽然比较抽象，一旦它与个体的外在行为相联系，便栩栩如生。如评价某人"活泼、敏捷、热情、自信"或"刻板、迟钝、冷淡、自卑"，正是据其惯常行为所做的人格特征判断。当综合某人的诸多人格特质时，其总体人格形象便可清晰呈现，职业角色人格形象亦然。"艺术家气质""学者风范""商人习气"等都是对职业角色人格形

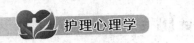

象的表述。

护士角色人格以其特定职业角色形象呈现，随时代发展、社会需求不断演变，曾经历以下几个阶段：

（1）护士角色人格的历史形象。护士的最初称谓是"看护"，首创于公元 4 世纪，记载在第一所"大教会病院"的规则中，看护、照料患者的人形成"护士"这个新职业群体。此后漫长的 10 多个世纪中，护士主要经历了 3 种典型的历史形象。

① 母亲形象。战争及瘟疫等致大批受伤、病患折磨的人迫切需要关怀和照顾，护士在民间被视为"母亲"。希腊文"natricius"有"体贴、保护、照顾"的意思，英文"nurse"可译作"乳母"。最初护士主要具有"温柔、慈祥"等角色人格特征，塑造了慈母般的职业角色形象。

② 宗教形象。在中世纪的欧洲，受宗教影响，教会将照顾患者伤残与拯救人的灵魂视为同等重要。许多教会设置医院，众多修女从事医护工作，护士被赋予宗教形象。教会倡导的"护士应奉行独身，长居修道院，超尘脱俗，严守纪律"等观念使护士常以"宗教化身"面向公众，其职业角色形象具有浓厚的宗教色彩。

③ 仆人形象。此职业形象主要发生于 16—19 世纪，是护士最暗淡的历史形象。当时的宗教势力视"病魔"为"对罪恶的惩罚"，把病患看作"罪有应得"，连同对患者的照料、救护也是"非仁慈的、卑贱的"。当时的护士大多出身寒微、家境潦倒，有的甚至为生存而无法顾及名声（有的诊所低薪聘用妓女、酒鬼），其社会、经济地位低下，角色形象被视为"奴仆"。

（2）护士角色人格的现代形象。自 19 世纪 60 年代南丁格尔创立第一所护士学校起，护士有了明确的职业目标，其职能逐渐得到公认，护士角色人格的形象日渐鲜明。护士角色人格的现代形象大致分为 3 个发展阶段。

① 南丁格尔塑造的早期形象。南丁格尔率先向"凡具有女性天赋和才能者，便足以出任护士职业"的世俗观念发起挑战，积极倡导"从事护理工作，要有高尚的品格、相当的专业化知识、专门的操作技能"等。她所塑造的护士角色人格的形象主要有以下 5 个特征：

·品格高尚的人。南丁格尔针对护士角色指出，"职业女性必须正直、诚实、庄重，没有这 3 条，就没有基础，就将一事无成"。

·满足患者需求的人。南丁格尔要求护士保持病房的绝对安静，甚至提出要消除护士工作时的衣着声响（指工作服经上浆熨烫后摩擦发出的声音），强调护士"千万不要有意或无意地惊醒患者，这是护理质量好坏的先决条件"。

·具备心理学知识的人。南丁格尔认为，护士必须十分重视患者的心理因素，应区分护理患者与护理疾病，着眼于患者，着眼于整体的人。"护理应为患者创造良好环境，若只是让患者躺在床上、两眼直盯天花板，对康复不利；而变化、颜色、鲜花、小动物等，都是很好的治疗形式，因为这些都能转移患者对病情的注意力。"

·属于专门学科的人才。南丁格尔特别指出，"护理学是内、外科和公共卫生学的有技术的侍从，但绝不是内、外科医生和卫生官员的有技术的侍从"。她认为两个概念有严格界限，绝不能混淆。

·人类健康的使者。南丁格尔指出，"护士的服务对象，不局限于医院里的患者，要更多地面向整个人类社会，通过社区组织预防医学工作，展开公共卫生护理"。

② 继承南丁格尔的扩展形象。19 世纪末至 20 世纪 40 年代，两次世界大战致伤残逾数亿，众人挣扎于死亡边缘等社会需求把护理工作推至救死扶伤第一线，进一步形成现代护理学特色的研究和活动领域，造就了大批积累了丰富经验的护士。护士以其扩展的专业化技艺形象和医生的助手形象进一步获得社会的承认和赞扬。此阶段，护士角色形象除继承南丁格尔的早期形象外，还增加了以下两种新的职业形象：

·技艺形象。技艺形象是指随着近代医学的高速进步，促使护士新增了熟练专业操作技术的职业角色形象。生物医学模式的运行为提高护理质量提供了大量新技术，如消毒灭菌、无菌操作、生命体征测量等，对促成护理学科的系统理论及专门技术均产生了重要影响。

·助手形象。助手形象是指世界各地的护士学校如雨后春笋，护士队伍迅速扩大，护理内容从照料患者生活为主转向科学技术手段服务为主，引领护士新增了擅长配合医疗工作的职业角色形象。

③ 半个多世纪的现代形象。随着全球化护理教育层次的提高和培养目标的发展，高等护理教育已在发达国家普及半个多世纪，并在世界各国相继迅速推开，显著拓展了护士的知识结构和社会职能。其最鲜明的职业形象如下：

·适应发展的专家型人才。护士既能主动适应医学模式的转变，积极变革旧式护理体制，勇于创建护理学科新理论，又能紧随现代医学快节奏，参与医学领域精细分工，准确掌握生命救护新技术。

自 1900 年美国学者首次提出专科护理（specialties in nursing）的概念，到 1954 年，美国护理教育在不断提高临床护理质量和护士专业技术能力发展需求的驱动下，将培养专科护士（clinical nurse specialist，CNS，即在某一特殊或专门的护理领域具有较高水平和专长的专家型临床护士）逐渐定位于硕士以上水平的专业教育，扩展到 ICU 护理、急救护理、糖尿病护理、造瘘口护理、癌症护理、临终护理、感染控制等临床各领域，旨在为临床培养高质量的专科护士，提高临床护理实践水平。有数据显示，美国已在 200 多个专科领域培养了 10 万余名专科护士，高素质的护理人才在医疗机构、社区保健、家庭护理及护理科研等方面发挥着非常重要的作用。我国于 21 世纪初引进发达国家、地区培养专科护士

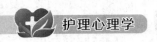

的模式和经验，结合国情，把专科护士的学历要求放宽到大专学历及以上，允许先完成专科证书课程，取得专科护士执业资格，同时要求 3 ～ 4 年内获得本科、硕士学历（学位）或研究生课程结业。

·结构合理的知识型人才。高等护理教育改变了既往突出"技能型职业培训"的传统教育模式，健全了从本科到博士的多层次护理教育，护士的知识结构和整体素质均显著提高。护士已从既往单一的专业技能型人才，发展成复合的专业知识型人才。

·开拓创新的研究型人才。优化的知识结构极大地开拓了护士的视野，促使护理学科从"理解掌握专业理论、熟练运用专业技术"等扩展到"探索学科发展前沿、研制推广先进技术"的较高境界，从理论研究到技术创新硕果累累，不断取得突破性进展，在维护人类身心健康的广泛领域施展才华。

·社会保健的管理型人才。护士的足迹遍布医院、家庭、社区，大量健康保健均由护士承担。在高等护理教育较普及的发达国家，护士开诊所、管医院、办教育等，独当一面。机遇和实践造就了一大批颇具组织才能、懂教育、会科研、善管理的优秀护士人才。我国于 21 世纪初全面启动了培训社区护士获得高等教育学历的国家高等教育自学考试，编写出版了成套培养社区护士的本、专科自学考试教材。

④ 护士角色人格的未来形象。世界卫生组织关于"21 世纪人人享有卫生保健"的全球性策略目标，对护士职业的发展提出了更高标准和更新要求：护士不仅要帮助患者恢复健康，而且要使健康人保持健康。护士角色人格的未来形象将以更理想的模式展现在世人面前；它是社会进步的趋势、历史发展的必然，也是每个护士引以为豪的人生境界，主要有以下 8 个表现形式：

·专家、学者型人才。护士具有较渊博的人文学科知识和必备的专业基础理论，能独当一面地开展专业的理论、实验研究，能独立解决学科发展的重要课题。具体为以下 3 点要求：懂得医学科学的最新成就，掌握高层次的科学知识水平，具有较宽的知识结构和熟练的操作技术。

·科普教育工作者。护士能向不同层次、需求的人们提供因人而异、实用有效的身心保健知识，能广泛开展公众的自我身心保健等普及性健康教育。

·应用型心理学家。护士必须参与各类心理健康、心理卫生问题的研究，能为不同年龄、职业、文化背景的人群提供心理卫生保健，尤其侧重于患者、老人的心理卫生保健；能将相关心理学理论运用于临床护理实践。

·健康环境设计师。护士能系统应用心理学、美学、生物学、建筑学等专业的知识和技能，设计、美化、营造有益于人们身心健康的物理环境和社会环境，全方位为患者提供温馨的环境氛围。

·人际关系艺术家。护士具有较高的社会智能，能在频繁、复杂的人际交往中游刃有余，较好地掌握并灵活应用人际沟通技巧，主导护患关系，协调患者与他人的人际氛围。

·高层次技术能手。护士必须以高层次专业教育为基础，能对一切运用于人体的操作技术，做到"知其然亦知其所以然"，既熟练掌握又知晓原理，必要时能给予患者合理、科学的解释。

·默契合作的医疗伙伴。护士与医生互为助手，在面对共同的工作对象时能体现"你中有我，我中有你"的默契合作。

·崇尚奉献的优秀人才。南丁格尔曾坚持"优选人才"的原则，从 1 000 ~ 2 000 名应聘者中严格挑选 15 ~ 30 名学生。未来的护士职业宜优选文化素质较高、富有爱心、乐于奉献、具有良好人格特质的个体。

10.1.2 护士的角色适应

护士职业的角色适应是其职业特性的内化及发展过程。角色适应是最好的结果，不但有利于个人的身心健康，而且有利于护理工作的开展。为顺利适应工作与角色的转变，护士必须理解以下有关概念。

1. 角色认知

角色认知又称角色意识。人们扮演的角色虽然受到社会期望的影响，但在很大程度上仍然依赖于自己对角色的认识和理解，只有在对角色认知十分清晰的情况下，对职业角色才能有良好的适应。一个人能否成功地扮演各种角色，取决于对角色的认知程度。

角色认知包括两个方面：一是对角色规范的认知，二是对角色评价的认知。

（1）对角色规范的认知。角色规范是指群体中每个成员都必须遵守某些行为准则而形成的角色行为模式，是在长期社会生活中逐渐形成，并在个人的社会实践活动中表现出来的。规范与个体在一定社会关系中所处的位置紧密相关，并成为调节人行为的控制器。

（2）对角色评价的认知。角色评价是人们对角色行为的评论与估价。人们对角色行为进行评价的根据是角色期望。角色评价是人们将角色期望与角色行为进行比较的结果，二者差异越小，人们对角色行为的评价越高。角色评价分为他人评价和自我评价。自我评价在很大程度上依赖于他人评价。这就如同演戏，观众的喝彩声一片，演员的自我评价也高；观众反应冷淡，演员便知自己的表演有不足之处。通过角色评价，角色扮演者获得了对角色行为的信息反馈，从而不断调节自己的角色行为，使之与角色期待一致。

2. 角色期待

角色期待是指群体成员对自己和他人应有行为规范和行为方式的一种共识，即他人对自己提出符合自己身份的期望，本人也必须理解和接受他人对自己的期待。在护士角色适应过程中，护士要知道自己应当采取的角色行为模式并付诸实践，这样才能产生预期的效果，否则就会产生相反的效果。期待是实现角色的有效手段。但对一个人来说，角色期待

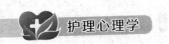

是他人提出的期望，只有当个人领会并按照这种期望去行动时，才能产生一定的期待效果。期待意味着关心、信任，尤其是护理对象对护士的期待，对激励护士适应角色起着很大的作用。

3. 角色学习

角色学习的内容包括两个方面：一是学习角色的义务、权利和行为规范；二是学习角色的技能、态度和情感。护士职业角色的学习是指学习护士应具有的与职业相适应的社会行为模式，实现社会对护士职业规定的权利和义务及行为规范，护士对工作的态度、情感和应具有的位置与身份。由于护士职业的特殊性，其职业角色行为和道德规范处于一个较高的境界。因此，护士职业角色的学习必须通过教学手段来实现。

4. 角色行为

角色行为是指实现自己所扮演的角色，并表现为外部行为、角色实现的过程，是主体适应环境和改造环境的过程。角色行为具有以下 3 个特点：

（1）角色行为具有统一性和完整性。尽管每个人都承担着多种不同的社会角色，且每种角色都有特定的角色行为要求，但因为这些行为均来自一个人，而人又具有相对稳定、综合的素质特性，所以各种角色行为之间具有内在的联系，表现出统一性和完整性。例如，一个做事严谨、细心的人，无论是在医院中担任护士角色还是在家庭中担任妻子角色，都会表现出这种特性。

（2）角色行为是一种特定行为。人在角色承担场所表现的言行均受到本身角色的制约。例如，一个护士在面对受疾病威胁而发怒的患者时，将患者的发怒看作一种健康的适应反应，不会以怒制怒；当面对家人发怒时，护士自我约束的能力却有所降低，这说明人的不同社会角色对人的行为提出了不同的要求。因此，按角色的社会要求而产生的行为是一种外在目标诱发与控制的特定行为。

（3）角色行为受自我意识的影响。在社会实践活动中，个体在与他人相互作用的过程中可评价他人的角色行为与个体素质，表现自己的角色行为与个体素质，并在这种双向分析对比的过程中产生、检查、校正自己的自我意识和角色行为。

10.1.3　护士的角色失调

护士在职业角色适应的过程中受到多种因素的影响，常会出现角色适应不良，即角色失调。

1. 角色矛盾

护士角色发展的前提是护士个体的人生价值观。护士自我价值的体现在于能否得到社会承认及赞许。得到认可就会对护士角色产生积极的影响，并使护士借以指导自己的行为，努力去适应护士角色的需要；反之，则会对护士角色产生消极的影响。刚从校园走进医院的护士是带着自己崇高的理想投身于护理事业的，他们的人生观是比较模糊的，只知"白衣天使"的神圣形象令人羡慕和向往，可是在面对与自己理想不符的职场价值时会感到困惑，甚至动摇，这时其对护士的角色行为便出现了矛盾，不知该如何做才好。

2. 角色冲突

角色冲突是指护士在适应护士角色的过程中与其常态下的各种角色发生的心理冲突而导致行为矛盾。护士的角色冲突包括两类：角色外部冲突，即不同角色承担者之间的冲突；角色内部冲突，即当多种社会角色集于一人身上时，这些不同的角色要求在其内部产生的冲突。护士职业是一种角色行为、道德规范要求严格，人际关系复杂的职业；在生活中，护士还要扮演配偶、父母、子女等角色。因此，过高的角色要求、多重的角色扮演、过重的角色负担，以及职业角色与社会角色产生矛盾冲突不能妥善解决时，就会引起护士角色冲突。

3. 角色不足

有些护士比较看重经济收入，忽视患者的痛苦，在发生差错事故后，首先想到的是推卸个人责任，寻找客观原因。有些护士希望工作轻松一点，遇见脏活累活就感到不愉快，有时甚至将这种不愉快的情绪带到患者或其家属身上，表现为态度恶劣、有不耐烦情绪。以上都是角色不足的表现。

4. 角色混乱

角色混乱即角色不清，指角色扮演者对某一角色的行为标准认识不清楚，不知道这一角色该做什么，不该做什么，不知道怎么做。角色混乱在新入职护士中的表现尤为明显。

5. 角色缺乏

有些护士不太关注自身职业价值方面的问题，对自己所从事职业的发展目标没有较高的期望值，缺乏明确的人生既定的奋斗目标。常常"自我感觉良好"，并不太介意别人的评价，表扬批评也不会对其有任何影响。这是角色缺乏的表现。

6. 角色减退

角色减退是指个体已经进入和适应了护士角色，但由于家庭、情感或环境等因素，使其角色行为出现消退的现象。例如，面对复杂的医疗环境和较强的工作压力，护士若应对不能，就容易对职业价值感到困惑，产生消极思想，使其角色行为出现消退。

7. 角色倦怠

角色倦怠即护士职业倦怠。随着护理观念的更新，患者的自我保护意识不断增强，护理工作的要求日益严格，护士在情感、态度和行为等方面出现一系列的衰竭状态，常出现失眠、头痛、胃肠道功能紊乱、易激惹等症状，职业倦怠现象也日趋普遍。

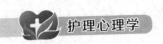

8. 角色行为强化

有些护士对自我的要求过高，鉴于护士的使命感和责任感，为自己设立了过高的、不符合实际情况的目标，从而承担起超过自己能力的责任，产生角色行为强化。

10.2 护士的职业心理素质

10.2.1 护士应具备的职业心理素质

素质是指个体在先天禀赋的基础上，受到后天环境和教育的影响，通过自身的认识活动和参加社会实践活动而形成与发展起来的较为稳定和基本的身心要素、结构及其质量水平。

素质不仅是人的一种心理特征，还是人所特有的一种实力。重视素质培养就是提高人综合实力的重要途径。现代社会具有复杂多变的环境，综合素质的高低往往决定了个体今后的发展方向和潜力。成功地应对各种社会需求，创造新的价值，努力获得自我实现，是高素质人才追求的目标。重视护士素质的培养有利于护理人才的成长，有利于护理质量的提高，有利于护理专业的发展。

护理工作的特点要求护士具有良好的心理素质。由于护理工作任务繁重、强度高，要面对各种突发状况，还要处理纷繁复杂的人际关系，因此，护士常常承受着较大的心理压力。护士要善于调节自己的情绪，及时排解不良心理因素，保持乐观、稳定的情绪，豁达、宽容的胸襟，以真诚、平和的心态为患者提供优质护理服务。

护士的职业心理素质是指护士从事护理工作时的综合心理能力的表现及稳定的心理特征，即在认知过程、情绪和情感过程、意志过程及个性心理特征等方面所具备的素质。护士应具备的良好职业心理素质主要表现在以下 6 个方面。

1. 良好人生观和职业动机

护理专业要求其从业人员能认同并热爱护理专业，有一定的职业荣誉感，了解职业的角色要求，有一定择业动机及对专业的成就感要求，有稳定的职业心态，有基本的、发自内心的关心及爱护服务对象的能力。护理工作关乎人的生命安全，具有很高的责任性。护士只有以良好的职业心态及动机选择该专业，才能有更好的职业活动及表现。

2. 高尚的职业情操

救死扶伤是护士的天职。忠于职守，富有责任心、爱心和同情心是由护士职业的特殊性所决定的，是护士职业心理素质的核心成分，也是护士人才整体素质的首要任务。高度的责任心则是确保护士能在较长时间内持续地接受某类刺激的条件下，始终保持完备认知能力的根本保证。护士对患者的同情关爱、一视同仁能激励其战胜疾病的信心和勇气。当患者痛苦呻吟时，对常人来说初次或偶尔看到大多会充满同情和关注，但久而久之，可能因为司空见惯而变得麻木不仁。但是，护士的职业使命不允许护士对患者视而不见，否则可能延误诊治、危及生命。

3. 完备的认知能力

（1）注意力。注意力贯穿整个心理过程，是记忆力、观察力、想象力和思维力的准备状态，被称为心灵的"门户"。临床工作琐碎繁杂，患者的病情变化多端，这要求护士的注意既要有良好的指向性和集中性，还要具备一定的广度，同时能做好稳定分配和转移。首先，护士的注意力要稳定集中，以防发生差错事故；其次，护士要具备注意的广度，力求做到"眼观六路，耳听八方"，对繁杂的工作内容做到心中有数；再次，护士要具备良好的注意分配能力，能够做到边处置、边观察、边思考、边交谈，并将注意的重点分配到危重患者身上，使其在有限的时间内从事多项工作时做到准确无误、互不干扰；最后，护士要能根据工作目的和任务的变更灵活地将注意力从一项工作转移到另一项工作上，快速完成抢救任务。

（2）记忆力。良好的记忆品质包括记忆的敏捷性、持久性、准确性和准备性等。护理工作的每一项任务都有严格的时间、具体的数量及对象要求，并需要专业知识，要求护理人员能精确地记忆每项护理措施的实施对象、时间、用量等。而且护士要面对许多患者，不仅患者经常变动，其病情也是不断变化的，治疗方案及护理都是不断调整的，尤其是很多项目必须数量化、精确化，一旦这些相互混淆，前后泛化，就会酿成不堪设想的后果。所以，做到准确安全的护理，减少和避免差错，这对护士的记忆力提出了较高的要求。这就要求护士必须具备良好的记忆力和科学的记忆方法，以保证医疗和护理任务的顺利完成。

（3）观察力。疾病的发展通常是一个由渐变到突变的过程，患者身体或心理上任何微小的变化都可能是某些严重病变的先兆。在临床护理中，护士与患者接触的时间最多，最易观察到患者生理、心理上的各种变化。如果护士具备敏锐的观察力，就能及时发现患者的病情变化，为医生的诊断治疗提供依据，为抢救患者的生命赢得宝贵的时间，也能为护士运用护理程序，顺利解决护理对象的问题创造条件。护士应用自己的专业知识和技巧，随时观察患者的病情及心理活动，这样才能在疾病的治疗过程中迅速察觉出易被忽视的细节，从而把握诸多复杂因素的变化，预测及判断患者的需要。这对提高医疗救治水平和护理服务效果以及预计可能发生的问题等都具有重要意义。

（4）思维能力。思维是人脑对客观现实间接和概括的反映，是一个人对各种信息进行独立分析、评价、演绎和归纳的能力。思维能力是一种理性的、具有自主性的、公正的和富有创造性的能力，其最重要的特征是对各种信息的逆向，甚至多向的思维倾向。对护士

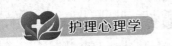

来说，从收集病史资料到确立护理诊断、制订护理计划、评价护理效果都离不开思维能力，因此思维能力对护士的工作至关重要。在临床护理中，护士会遇到各种各样的护理问题，这就需要其能依据自己的专业知识，根据服务对象的具体情况分析问题，以创造性地解决相应的护理问题。整体护理的推广与实践需要护士独立地运用护理程序去解决患者的健康问题，这要求护士在考虑问题时既要有全局观念，又要深思熟虑，能透过现象看本质。在护理实践中，评判性思维能帮助护士改善自身的知识结构，将其他学科和领域的知识用于护理实践，并能帮助护士做出重要的决断。因此，评判性思维能力是护士应具备的核心能力之一。

4. 积极稳定的情绪

护士的情绪、情感与护理工作有着十分密切的关系。护士稳定的情绪状态及积极的情感感染力对服务对象及其家属有直接的感染及影响作用。护士对患者应一视同仁、热情、细致、周到，尊重患者正当、合理的愿望和要求，并设法予以满足，为患者营造良好的情绪氛围，不要喜怒无常、变化莫测，更不要将自己的生活、家庭、工作等问题所产生的情绪带入护理工作中或发泄到服务对象身上。

在实际生活中，人人都会受到挫折，都有不顺心、不愉快的时候，由于工作性质、服务对象和环境氛围的特殊性，护士可能有比从事其他职业的人更多的喜怒哀乐，且随时都可能发生内心冲突而失去心理上的平衡。因此，护士要学会控制自己的情绪，做到遇事沉着冷静，适度地表达自己的情感，在遇到紧急、危重症患者的抢救等情况时冷静而不慌乱，有条不紊，以稳定患者及其家属的情绪，使患者有安全感、对医护人员的亲切感及信任感。护士积极稳定的情绪能使自己充满活力，也能唤起患者对生活的热爱，增强其战胜疾病的信心。

5. 良好的气质和性格

适宜的气质和性格是护士实施整体护理重要的心理基础。气质与性格影响着人们在各自职业中的表现。护理职业要求护士能够理智、客观、坚强、独立地处理工作中的各种问题，因此，护士需要具备较适宜的气质及性格。一名优秀的护士，对工作应当满腔热情、认真负责、作风严谨、大胆细心，对患者应当诚恳、正直、乐于助人、富有同情心等，对自己应当自尊大方、自爱自强、乐观向上，对困难应当不懈努力、善于总结、知错必改；遇到误解、争执或冲突时要善于忍耐，克制自己的冲动、约束自己的行动，切莫鲁莽行事。

6. 顽强的意志

顽强的意志是护士克服困难、顺利完成各项工作的必要条件。护理工作是一项复杂而具体的工作，涉及许多复杂的人际关系。护士在工作中可能会遇到各种问题、挫折、困难、委屈或误解，甚至会遇到很多意想不到的情况，这些都需要护士具备良好的意志品质。顽强的意志主要体现在自觉性、坚韧性、果断性和自制力 4 个方面。

在临床工作中，首先，护士要做出理智的行动，在做各种护理判断时，既不轻易受到外界的干扰，又不拒绝任何有益的建议，必须坚定信心和决心，有主见，既要坚决杜绝人云亦云的盲目性，又要防止刚愎自用的独断性；其次，护士要能够以充沛的精力和百折不挠的精神克服一切困难和挫折，坚定地完成既定目标，禁止一意孤行的顽固执拗和见异思迁的动摇；最后，护士在工作和学习中还应具备刚毅的意志品质。医学和护理学都是不断发展的学科，护士在向医学和护理学高峰攀登的征途中，要有顽强的意志，知难而进，为了人类的健康事业，不畏艰难地去探索未知，攻克难关。

10.2.2　护士职业心理素质的培养

1. 优化职业心理素质的自我教育途径

伴随着时代变迁和日益提升的护理教育目标，护士职业心理素质不断被注入更丰富的内容和更深刻的内涵。近年来的实践表明，高等护理教育对护士认同职业发展的新目标具有至关重要的导向作用。在职业教育越发达的国家和地区，护士的社会职能发挥得越充分，护士的职业认同越普遍，其职业心理素质水平也越高。

我国护理教育的指导性纲领始终坚持把护士职业心理素质的优化教育置于首位。相关实践证明，护士职业心理素质的优化教育必须主动顺应时代发展，密切关注实践效果，就职业教育的途径、模式等不断更新观念、开拓思路，促使我国护士职业心理素质的整体水平不断提升。

护士职业心理素质的优化属于系统工程，涉及很多环节，需护理教育、管理者和护士个体的共同参与，其成果则离不开每一个护士的自我教育。职业心理素质的自我教育是指受教育者根据职业标准及规范自觉地进行自我认识、自我评价、自我监控过程，从而有目的地调整自己行动的活动。优化职业心理素质的自我教育途径，主要可从以下 4 个方面着手：

（1）职业核心价值观的优势教育。职业核心价值观是护士职业心理素质的核心成分、现代护士整体素质的首要成分，居于护士职业心理素质的主导地位，具导向性、决定性作用。优化职业心理素质的自我教育，首先需确立护士个体的职业核心价值观，需强调其优势效用，简称优势教育。加强护士职业核心价值观的自我教育可从以下 4 个方面入手：

① 确立核心价值。护士角色人格要素特质的第一条是忠于职守与爱心，即体现护士职业"救死扶伤，传递关爱"的核心价值观。通常，职业价值观与个体的人生观密切关联，奉行"与人康乐，于己康乐"的护士可较快确立并逐渐稳固其职业核心价值观，而较多计较个人得失、自身利益的护士则较难确立且不易稳固其职业核心价值观。因此，确立职业核心价值观是护士优化职业心理素质的前提，也是其自我教育的基点。

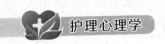

护士的自我教育主动与否或许恰是其确立职业核心价值的差异所在。主动加强自我教育的护士多积极呼应职业价值观教育，更愿意深入思考，有助于其确立职业核心价值。例如，护士为南丁格尔出身优渥家庭却献身护理深受触动，能从"提灯女神"的卓越人生感悟其职业魅力，立志尽其一生续写南丁格尔的辉煌业绩。于此，他们即为确立其职业核心价值迈出了可喜的第一步。诚然，确立职业核心价值绝非一蹴而就，还会有各种因素干扰护士确立其核心价值。若能尽早将其对职业的理性认知与亲身体验相结合，或可使其职业核心价值得以稳固。

② 深入职业实践。近年来，护生尽早、经常进临床已成为我国培养护士人才的普遍做法，除提高护生的专业能力、增进其职业情感外，这也为其确立职业核心价值观提供了实践平台。18 ~ 20 岁的年纪正值个体人生观、价值观的成型阶段，些许懵懂、充满好奇、不乏新鲜感的护生步入职业实践领域，感知患者的病痛缠绕和身心需求，眼见整日奔波、疲惫不堪却依然面带微笑地关爱患者的一线护士，其职业价值观也可随之净化、升华。正如某护生的感言："每次去临床都给我不同的感受，临床实践让我体验到，只要我们愿意，可以为患者做的事情很多。护士帮助、服务于他人之后，他人的感激和赞赏是我们职业价值的体现。临床见习改变了我的想法，将支持着我走完、走好从护这条路。"诸多临床护士以真诚关爱促进患者身心健康的良好职业形象，如同映照护生未来职业发展的镜子，激励其追求理想职业目标。

护生的职业核心价值所显现的差异则与其自我教育的能动性密切相关。例如，临床实践中"走马观花"的护生，其所获职业核心价值的积极影响较有限；而在临床实践中细致观察、深刻反思的护生，或可从平常现象中解读其深邃实质，进而确立、升华自身的职业核心价值。护生可在专业教师、临床护士的指导下，结合不同阶段的临床实践撰写其理解职业核心价值的反思日记，记录自身确立职业核心价值的心路历程。无论其清晰或困惑、接受或排斥、坚定或徘徊，都是护生日后乃至整个职业生涯发展的宝贵财富，有助于其确立职业核心价值。

③ 领悟职业内涵。专业教育与临床实践只是引导护生理性思考和感性认知其职业核心价值，而护生对职业内涵的领悟与其职业核心价值紧密关联，同样取决于其自我教育的能动性。

较深刻领悟职业内涵包括主动遵从"从业是个体社会化发展的必由之路"的人生规律；明晰"就业是人类满足其'自我实现'社会欲求"的充分条件；奉行"职业只有社会分工不同，绝无高低贵贱之分"的价值取向；直面"人生就业之必然性与择业之偶然性"的社会现实；悦纳"珍惜与职业的缘分且倾情投入、快乐分享职业回馈"的哲学理念；认同"切莫拘泥职业现状、更多放眼职业前景"的目标定位等。

自我教育能动性较强的护生善于从入学初始、"护士节"、毕业典礼等各类主题活动中汲取精华、拓展思路，尝试多视角解读其职业价值（所从事职业在当下及久远对社会、对他人、对家人、对自己的意义），便可更多领悟职业的发展内涵（如从毕业典礼的授帽仪式感受心灵的洗礼），不至于因一时的职业困境而茫然，甚至义无反顾、更坚定地认同其职业核心价值。

④ 关注职业发展。任何职业的发展均与时代变迁息息相关，更与其中每个职业人的作为相辅相成，职业发展关乎其业内个体的职业认同。

全球性高等护理教育极大地带动了护士职业心理素质的提升，护士职业的社会职能随社会发展不断增强；但护士职业的社会地位提升尚有赖于每个护士的尽心竭力、更多作为，继而形成"促进人类健康事业与提升职业社会地位"的良性循环和共赢局面。

自我教育能动性较强的护生能以"与职业发展共成长"的"主人翁"态度，纵向、动态地关注职业发展的过程及趋势，可较深入地理解历代同道为之拼搏、铸就辉煌的职业精神，较深切地感受职业"由小到大、由弱到强"的苦尽甘来，从而激励自身有所作为的使命感和能动性，并促进职业核心价值的确立。

（2）角色人格要素特质的特色教育。特色教育是指优化护士职业心理素质需紧扣支配护士职业行为模式的要素特质而展开的教育。基于护士角色人格要素特质的主要内容及其可测性，特色教育可遵循因人而异的补缺原则，尤其是角色人格要素特质存在明显缺陷的护士，需接受较具针对性的职业行为培训，以较顺利地形成及稳固护士角色人格的要素特质。

例如，某护士的情绪稳定性较差，一遇突发事件便极度紧张、手忙脚乱，其较突出的特质缺陷所致职业行为，就可能造成特定情境中患者身心的巨大压力，也不利于护士自身的身心健康。其所需接受的特色教育即应针对自身情绪稳定性差的弱点，经常、反复地操练施教者为其拟定的"紧张－放松"系统化训练方案，逐步掌握适合自己的紧张－放松技巧，直至在高度紧张的应激情境中达成较好的情绪自我调控。再如，某护士的社会适应能力较弱，因变动工作岗位而持续处于较强的应激状态，长时间难以胜任新角色，则其需要换岗前的适应性强化培训。

自我教育能动性较强的护士善于在特定的情境下或与他人的互动中审视、比较其角色行为，觉察其与角色人格要素特质的符合度，主动就其自身不足寻求指导，接受针对性强化培训，以更好地胜任职业角色。

（3）可操作性系统训练的模拟教育。模拟教育是指某些角色人格特质的可塑性较强，可通过系统训练予以强化或利用适宜职业角色行为对护士职业心理素质形成的积极反馈促其优化。可操作性的模拟教育是护士职业心理素质优化的重要组成。

护生正式进入护理情境之前，一般需要通过反复的模拟化角色扮演逐步矫正其与护士职业行为规范不符的某些习惯，促其达成较适宜的职业行为，如利用现场摄像等方式直接观察、随时调控护生模拟护患沟通的职业行为方式，通过反复、规范的模拟训练，使护生

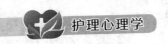

较熟练地掌握与患者沟通的常用技巧、得体的职业行为。近年来，我国已较普遍地开展此类可操作性强且卓有成效的职业行为培训。可操作性系统模拟训练主要用于以下4个方面：

① 职业仪容的强化训练。此类训练主要涉及护生的职业微笑、得体装束、大方衣着等培训，重在以护士的表情、形体等获得职业心理素质的积极反馈。

② 言谈举止的规范训练。此类训练主要是帮助护生熟练掌握与他人交往的礼貌姿态、语言技巧、距离保持，与不同患者相处的基本原则及变通方式等，帮助少数护生个体了解和防范言谈举止的职业禁忌。

③ 情绪调控的技巧训练。此类训练重在教会护生保持良好的心境、适度表达情绪反应等，指导护生通过反复强化、切身体验，熟练掌握、适时应用较适合自己的情绪调控技术，如针对紧张的放松技巧、针对焦躁的平息意念、针对冲动的转移对策等。

④ 模拟情境的适应性训练。此类训练指教师人为设置一些日后最可能造成护生困惑甚至职业心理受挫的模拟化社会情境，帮助护生增强适应各种复杂环境的应变能力，较好地把握未来职业场景的处置方法等。

但上述训练的内容、方式、途径等均需以护生个体的职业特质缺陷或角色行为反馈为依据，培训前若能与受训者取得共识，所实施训练则易获得佳效。

（4）现实形象与理想目标的符合教育。护士角色的现实形象与理想目标的距离是造成护生职业价值困惑的重要原因。例如，常有护理专业教师反映，护生在校的2～3年期间，其心目中基本形成的职业理想目标往往在进入实习阶段迅速"褪色"。对职业的现实形象与理想目标的差距毫无心理准备的护生，其追求职业理想目标的积极性受挫，甚至陷入"理想目标破灭"的困境。重视并致力于兼顾现实、理想职业形象的"符合教育"，直接关乎护士的职业心理素质优化，或可从以下两方面着手：

① 职业理想目标教育需兼顾职业现实形象。护生在其前期专业理论学习阶段大多能在教师的引导下较充分地了解护士职业目标的理想模式，却对护士职业的现实形象知之甚少。护生对职业理想目标满怀憧憬，缺乏应对"理想与现实职业目标反差"的心理准备，易使其优化职业心理素质的积极性受挫。护生若在前期学习阶段能较清晰地了解护士的理想与现实两种职业形象及其彼此间的距离，以主人翁姿态思考自身如何付诸努力促进职业现实形象向理想目标趋近，则有助其对"职业形象反差"建立较充分的心理准备。例如，某校曾尝试让一年级护生去临床一线观察护士的职业言行，再结合课堂教学写出主题为"印象中、眼睛里、理想中护士（护士的昨天、今天与明天）"的习文，即收到了护生自我教育的较好效果。

② 职业现实形象施教需趋向职业理想目标。护生在临床见习、实习过程中对职业现实形象的近距离体验远比抽象的理论讲授给予其职业心理素质的影响更直接、更深刻。其间，护生若能积极回应教师为之所做各种探索和努力，便可弱化职业现实形象的不尽如人

意之处对其职业核心价值观的消极影响。例如，为护生优选临床实践场所、职业心理素质优良的临床带教老师等，均有利于护生在较理想职业氛围、言传身教的职业榜样的引领下优化其职业心理素质。前期专业教学与后期临床实践彼此呼应可增强护生趋近职业理想目标的自信心，带教老师的循循善诱、充分理解可激发护生追求理想职业境界、优化职业心理素质的能动性。

2. 优化职业心理素质的自我管理策略

优化职业心理素质伴随从业者职业生涯的全过程。护生完成全日制职业教育后，其优化职业心理素质的外在动力便转至职业管理，且职业管理对护士职业心理素质的影响更深入、更持久。仅以护士接受全日制教育数年与其从业数十年相比，二者时间之悬殊，即可知职业管理对护士职业心理素质影响之深。职业管理虽涉及社会、组织、个体等多个层面，但护士个体的主观能动性仍是其职业心理素质优化的关键。

优化职业心理素质的自我管理起始于个体接受职业教育之初，贯穿其职业生涯全程，既要夯实基础，还需不断加固。自我管理策略强调可操作性，主要涉及以下 3 个方面：

（1）珍视人生机缘。珍视自身与职业的缘分是护士职业心理素质自我管理的首选策略。鉴于个体就业的必然性与择业的偶然性，护生不妨将所从事职业解读为一种人生机缘。珍视且擅长把握其机缘者可倾情投入其中，为自己拓展一片开发潜能、施展才华的空间，进而赢得社会的充分认可和普遍尊重，极大地满足个人的成就动机和自我实现的需要。例如，南丁格尔奖章获得者多是懂得珍视、主动把握其与职业机缘的范例，其成功秘诀就是脚踏实地地从职业的点滴做起，即使身处职业发展的困境，依然无怨无悔地投身其中。若个体始终排斥、抱怨其所司职业或"这山望着那山高"，难以静心思考或拓展其职业发展空间，则其职业投入就无从谈起，又怎能获得社会的认可和尊重呢？

（2）设定成长目标。个体是否设定职业目标，其精神面貌、拼搏精神、承受能力、个人心态、人际关系、生活态度等方面均可呈现显著差别。设想两个同时步入护理专业的学生，初始即设定职业发展目标者，通常会有明确的学习动机和积极的学习行为，随其年资增长和学业积累，对职业的理解和情感日渐笃深，有助于为其日后的职业人生奠定良好基础；未设定职业发展目标甚至在整个职业学习过程中朝三暮四者，必定缺乏专业学习的原动力，敷衍或厌倦的学习行为最终可致其学无所成，在职业人生的起步阶段原地踏步，远远落后于设定职业目标者。

优化护士职业心理素质的自我管理是有机展开、不断修改、动态管理的循环过程，个体不断反思其自我管理存在的问题，制定并酌情调整或修正方案，才能确保其逐步成长。此过程包括以下 5 个步骤：

① 自我评估。此为个体自我管理的第一步。个体首先需较深入、全面地评价自己的职业心理素质，结合自身已具备或尚欠缺的具体环节，把握各类资源（发展、提升职业心

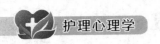

理素质的信息或路径），制定最适合自己的自我管理目标。

②目标设置。目标设置需个性化设定，个体据其自我评价结果，设置相应的职业心理自我管理目标。如从护个体各有其优劣势，自我管理的侧重点亦不同。设置目标可采用逆向思维法和阶段目标法，先确定总体目标，再将其分至长期、中期和短期等不同阶段。长期目标是最终结果，中期目标是整个职业生涯的中途目标，短期目标是近期内可实现的目标。

③方案制定。方案制定是指个体为自己量身定制相应的方案，有助于个体尽可能地接近其预期目标。如某从护个体的人际沟通能力与职业要求存在较大差距，则要就其理念、方式、行为等环节制定改进方案，为其具体实践提供指导。

④自我实施。此为护士职业心理素质自我管理过程最关键的环节，正所谓"心动不如行动"，若不能真正付诸行动，再好的目标、方案也毫无意义。自我实施的内容很多贯穿护士的整个职业生涯，包括主动适应职业角色、营造良好的职业氛围、注重自身潜能的开发、参与各种有益于职业心理素质的活动等。

⑤效果评价。效果评价是指经过自我管理的一段实践，方案得当与否、是否达成预期目标、下一步如何行动，均需通过效果评价小结其成功经验、存在问题，以达成自我管理的显著绩效。例如，人际沟通能力较差者制定的自我管理方案及其实施是否奏效，一经效果评价便可得知。

（3）借助外部资源。自我管理概念所涵盖的自我学习、自我完善主张人们充分利用一切有助其职业发展的外部资源，达成职业心理素质自我管理的较理想目标。借助外部资源主要可从以下两个方面着手：

①乐于与他人分享。乐于与他人分享是指护士个体通过与更多同行交流职业感知、体验等方式，获得职业心理素质自我管理的新理念、新思路等。若某个体陷入职业困惑无法应对，主动将其困扰暴露给同行，以灵活、开放的心态接受同行的建议，其困惑便有望很快化解；若某个体主动将其解读职业的新视角、新境界与其他同行分享，或可对同行的职业认同产生积极、深刻的影响。例如，执行过救治 SARS（严重急性呼吸综合征）患者、参加汶川地震救援队等特殊任务的护士，其对生命意义的深刻体验所领悟、升华的职业境界和价值，不仅可令自己受用一生，还可为他人提供启迪。

②寻求有益支持。寻求有益支持是指护士个体寻求有益于其职业生涯发展的各类资源，使自身职业心理素质自我管理的效益更高。该策略也是个体与个体、与团队之间彼此支撑和相互促进的需要。例如，当某个体对其职业发展感到彷徨时，若能主动向持明确职业发展方向、坚定态度的同行寻求帮助，则可获得"悦纳职业"等积极引导。有益支持还源于护士职业以外的其他医务人员的理解和鼓励、服务对象及其亲属的认可与接纳、社会的褒奖以及专业咨询机构的指导。特别需要指出的是，各类资源需要靠护士职业自身的作为而谋取、赢得。

10.3 护士的心理健康

随着社会经济的发展，人们对医疗护理质量的要求不断提高，护理质量也受到医疗管理部门的重视。影响护理质量的因素有很多，其中护理队伍建设是关键。护理队伍的知识、技能水平及心理素质与身心健康等是保证护理工作质量的重要因素。护理是科学性、技术性、服务性行业，集高风险、人文关怀于一体。各种应激源会影响护士的身心健康，进而影响护理质量。因此，管理部门了解护士的身心健康问题及应激源，使其能够积极应对各种压力，提高其心理承受能力，使其学会自我减压，同时积极研究并实施应对策略，对维护护士职业健康、更好地应对职业风险与压力、提升护理质量具有积极意义。

10.3.1 护士心理健康问题

（1）职业倦怠。由于工作任务繁重，病种类型多，每天又都从事一样的工作，护士容易产生职业倦怠，出现身体不适，包括心血管、消化、呼吸等系统的症状，表现为经常头痛、血压升高、心悸、胃肠不适、乏力、肌肉酸痛、精神疲惫等。医疗行业从业者是职业倦怠的高发人群，据统计，我国护理人员有枯竭感的占 90%，有高度工作枯竭感的占 59.1%。

（2）心境抑郁。心境抑郁的护士主要表现为感到护理工作无前途，没什么价值，经常责怪自己，苦闷或孤独，对生活兴趣减退。少数心境抑郁者可出现酗酒、滥用药物等表现。

（3）心理紧张。由于医院工作要求高，担心工作不到位或患者有意见，护士会出现心理紧张、注意力不集中的现象，进而影响饮食与睡眠。

（4）焦虑失眠强迫症状。工作节奏快、机械，而且夜班多或经常不能准时下班，护士的生活规律被打破，常表现为烦躁、神经过敏、紧张等焦虑现象，失眠或强迫症状（如反复洗手）。

（5）人际关系敏感。护士的人际关系敏感主要表现为在人际交往中有自卑感，害怕承认自己是护士，感到社会对护士工作不理解、不友好，出现人际关系不协调、不满、自卑、沟通障碍等。

10.3.2 护理工作中常见的应激源

应激源的存在是影响护士心身健康的主要原因。护理是一种高技术、高风险、高压力、高劳动强度的职业，而护士的工作环境既是一个充满矛盾和沟通障碍的场所，又是一个包含了社会性、技术性、生物性和心理性的复杂性体系，与护理工作相关的各种应激易成为影响护士心理健康的重要因素。护理工作中常见的应激源如下。

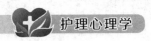

1. 特殊的工作环境

医院是一个充满应激源的环境，护理工作者面临的应激源繁多而复杂。

（1）在服务对象上。护士每天接触不同性格、脾气、知识、经济背景的患者与患者家属，应对患者的喜、怒、哀、乐等情绪变化，受到患者的病态对感官的负性刺激，同时要协调好医生、护士、领导之间的关系。各种对象的要求会不一样，如果处理不好，护士就会陷入人际关系冲突的困境中，表现为护士之间、医护之间以及护患之间的人际冲突，尤其是护患关系处理不好，经常会引发医疗纠纷。随着《医疗事故处理条例》及举证责任倒置等相关规定的出台，患者及其家属的维权意识明显增强，护理纠纷时有出现。大部分纠纷能够按照程序得以妥善解决，但也常出现不正常的医闹现象，甚至有人恶意对医护人员进行人身攻击。若这种状况经常发生，会使护士精神耗竭。

（2）在工作环境上。各种致病因子（细菌、病毒、放射线等）的威胁、拥挤而紧张的工作环境、生离死别的场面、特殊的气味、血淋淋的场面等，都可以成为护士工作中的应激源。

（3）在工作性质上。护士工作质量要求规范、严格，技术水平要求高，而工作中的各种急救和突发事件具有多变性、不可控性，因此易产生应激反应。

（4）在工作制上。社会要求医院必须为患者提供全天候的服务，医护人员24 h轮班工作也成为医院的特殊工作时制。护士是医院轮班工作制的主体，这种轮班工作制不可避免地影响了护士的正常生理规律。多项研究表明，三班制的轮班给护士带来了睡眠障碍、胃肠道功能紊乱、激素分泌影响、体温峰值影响、心血管疾病、社会形态紊乱、心理失调、差错发生率高等问题。

2. 职业本身压力源

医院是救死扶伤、防病治病、保障人们健康的场所。护士面对的工作对象主要是患者，工作对象和任务的特殊性要求其必须具备一丝不苟的工作作风，在工作中时刻保持高度的警惕。持续、高度的精神紧张会给护士带来沉重的心理负担。目前，引起护士职业压力的主要原因如下：

（1）社会对医疗与护理的需求日益增加，而护理人员的配备相对不足，工作量明显加大，导致护士长期处于超负荷的紧张工作状态，职业压力大大超越了护士的心理预期。

（2）就诊或住院患者众多，加上人口老龄化，患者期望值的不断提高，使人们对护理工作的要求也越来越高。护士既要做好专业技术护理，又要关注大量的生活护理，体力劳动大大超过脑力劳动。

（3）需要抢救的患者增多，特别是急诊科、ICU、心血管病房等科室患者的病情复杂多变，对护理工作提出了快速、准确的要求。

（4）医疗护理新设备、新技术、新进展不断增多，对护士知识与技术的更新要求不断提高。

（5）护士自身职业生涯的发展要求也不断提高，晋升或竞聘都需要综合能力，如护理科研的要求等。

3. 社会、家庭和伦理问题

社会和医院普遍存在"重医轻护"观念，护理管理体制的某些问题，如进修深造、福利待遇、社会尊重、社会支持等问题的安排不尽合理，使护理人员产生失落感而造成长期压力，会直接影响护理人员的身心健康。在工作中，护士一方面履行"白衣天使"的职责而努力工作，一方面又常得不到社会的认可。某些人群对护士工作仍持有偏见，认为护士是"高级保姆"。护士工作艰辛，为患者提供了尽职尽责的服务，但常得不到患者和患者家属的尊敬和认同，甚至得不到相应的理解，受到抱怨、责骂，导致护士对护理工作失去信心，对职业抱有消极态度，从而影响心身健康。

大多数的护士是女性，她们在家庭中还承担着母亲和妻子的角色，肩负工作和家庭的双重压力。工作的烦恼可以影响家庭的和谐，反过来家庭的琐事也可影响工作质量。工作与家庭的关系处理不当，也可使护理人员身心憔悴。此外，还有伦理方面的问题，当护士的个人信念及价值观与组织要求不同，又无法根据自己的信念去做事时，其内心冲突也可导致心理压力。

10.3.3　护理心理健康建设

持续高水平的应激对护理人员的身心健康和护理质量有显著的影响。因此，护理管理者及护理人员有必要了解护理工作中应激源的特征和规律，掌握控制应激源的方法，从而增进护理人员的身心健康，提高护理工作质量。总的来说，就是通过积极的思考和行动去处理工作中的困难和挑战，化解焦虑的形成与累积。具体的护理心理建设可从以下两个方面考虑。

1. 医院管理方面

（1）医院领导应重视护理人员的身心健康。医院应定期给护理人员进行体检和心理健康测查，及时发现问题并予以矫正，防止出现心理危机和身体功能的过早衰老；建立心理互助小组，相互帮助，发挥心理互助功能；有组织地安排适当的文体活动，释放护理人员的心理压力。

（2）医院领导应支持护理工作。根据科室情况，医院应适当增加护理人员的数量，合理调配人员，保证护理人员能够得到足够的休息和睡眠，避免"打疲劳战"。医院对在一线工作的护理人员要多一份关爱和鼓励，少一份惩罚和训斥；协调好与社会各阶层的沟通，缓解医患关系，减少医疗纠纷。

（3）护士长应为护理人员提供良好的工作环境。护士长作为护理人员的直接管理者，应采取一种平易近人的民主式管理方式，关心护理人员，支持他们的工作，倾听他们的心

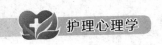

声，协调好科室的人际关系，美化科室的环境，尽量为护理人员营造一个和谐、优美的工作环境。

2. 护理人员自身方面

（1）提高机体的应对能力。护理人员应合理安排工作和生活，劳逸结合，保证充足的睡眠，使躯体和精神得以修复；选择适合自己的体育项目进行适当锻炼，增强体质，提高机体抗应激反应的能力。

（2）学会自我调节。护理人员应注意提高个人文化修养，培养幽默感和多样化的生活情趣；自主寻求并适应丰富多彩的业余休闲活动，陶冶情操，放松身心；自觉、科学地进行自我心理调节，并把积极、健康、向上的乐观情绪传递给患者及其家属。护理人员应学习放松技巧，合理运用减压措施。放松训练是一种较简便易行、有效的心理调节方法。它可通过将注意力集中于呼吸、运动、声音、想象等形式，降低个体对周围环境的感应，让肌肉松弛等，从而达到心理放松。放松训练可即时缓解个体的负性情绪，协助个体宣泄心理压力、缓解紧张并维持平衡的心态。另有心理学家提出，"离开现场小憩一会儿，做些较剧烈的身体运动，与朋友、同事交谈是解除心理压力的最常用、最有效办法"。护士个体可选择适合自己的减压方法，经常练习并较熟练掌握，以随时应对有碍于自身健康的不良情绪。

（3）酌情身心评估，寻求专业支持。护理人员既可自评职业心态的现况，也可借身心健康普查等途径及时掌握自己的身心健康信息，力求把倦怠限制在最低程度。必要时，护士可约请专职咨询专家，接受一对一的个别心理咨询。若护士群体普遍具有积极、稳定的职业心态，其本身即为社会大众的身心健康营造了良好氛围。

（4）加强自我防护意识。护理人员应深入学习相关法律法规，不但要有敏锐的职业防范意识，还要培养自己预测事态发展的能力；注意沟通技巧，健康宣教时要详细、全面，尤其是对存在安全隐患的患者。同时，护理人员接触患者的体液、血液、分泌物、排泄物时要学会保护自己，避免受到细菌、病毒的侵袭。

（5）娴熟的技术和一丝不苟的工作作风。护理人员应能自行处理工作中的问题，工作认真负责，尽量减少由工作失误和差错造成的医疗纠纷。同时，护理人员要正确、客观地评价自己，对自己的成功和失败都能正确对待。

（6）建立良好的支持系统。与同事、家人、朋友建立良好的人际关系。护理人员在身心疲惫或心理压力很大时，可以向家人、朋友或同事敞开心扉，倾诉并接纳他们对自己的帮助和支持。良好的人际氛围是人才潜能得以最大限度发挥的先决条件。鉴于人际关系对护士身心健康的重要影响，在医疗机构内部，护士应经常主动与医生、其他护士、药师等医疗卫生人员交流情感，相互支持、相互协作、默契配合等，营造和谐的人际氛围和职业环境；在医疗机构外部，护士还需要与患者、患者亲属等达成护患关系的"双赢"——既满足患者身心适宜状态的需求，又有益于护士的身心健康。

拓展阅读

"共和国勋章"获得者——氢弹之父于敏

"于敏"这个名字出现在 1987 年"全国劳动模范"名单中，名单中其余 4 人都有详尽的人物事迹介绍，唯独关于于敏只有短短 13 个字"于敏是核工业部科技委副主任"。除此之外，当时的人们对他几乎一无所知。

1951 年，从北京大学毕业后，于敏被调入中科院近代物理研究所工作。当时，国内没人懂原子核理论，几乎全靠他自己。即便如此，于敏还是很快掌握了原子核物理的发展情况和研究焦点，站在了国际前沿，填补了我国原子核理论的空白。在研制核武器的权威物理学家中，于敏没有任何留学经历，因此被亲切地称为"国产土专家一号"。

1961 年，钱三强告诉于敏所里的决定，让他作为副组长领导和参加中国氢弹理论的预先研究。此时，于敏的原子核理论研究正处于可能取得重要成果的关键期。一边是自己十分热爱、耕耘了 10 年即将取得重大成果的原子核理论研究，一边是未知的挑战和国家的需要，于敏毅然选择了后者，服从分配。他说："这不太符合我的兴趣，但爱国主义压过兴趣。国家需要我，我一定全力以赴。"从此，于敏的名字就在原子核理论界乃至整个物理学界"蒸发"了。他将自己的人生挖出了一个空白，来填充祖国的理论与技术空白。

于敏曾说过："一个人的名字，早晚是要没有的，能把微薄的力量融进祖国的强盛之中便足以自慰了。"他用独创的"于敏方案"让中国的氢弹在诞生之初就更适合实战。于敏因此被誉为中国的"氢弹之父"，但他多次谢绝这一称谓，只说"这是集体的功劳"。

2019 年 9 月，于敏获得"共和国勋章"，但遗憾的是，他在 2019 年 1 月已经离开了我们，成为唯一一位获得"共和国勋章"却没有佩戴它的人。他"隐名"多年，两鬓斑白地走进了大众视野，他用半生的寂寞换来了震撼世界的"惊雷"，他用一生的勤勉与智慧向国家交上了一张满分的答卷。

让我们念他的名字、识他的模样，铭记这位挺起民族脊梁的英雄！让我们学习他无私奉献的伟大精神，将这种精神应用于临床护理工作中，竭尽所能地为患者提供更为优质的护理服务。

课后思考题

一、单项选择题

1. 护士应具备的素质不包括（　　　）。

A. 慎独的修养　　　　B. 审美的能力　　　　C. 稳定的情绪

D. 冒险精神　　　　　E. 高尚的职业情操

2.现代护士的角色功能不包括（　　　）。

A.生活的照顾者　　　　　B.疾病的治疗者　　　　C.知识的教育者

D.健康的协调者　　　　　E.患者的代言人

3.关于护士角色描述不正确的是（　　　）。

A.护士角色人格制约护士个体的职业行为

B.护士角色人格影响角色形象

C.要求从事护士职业的个体必须具有角色适应性行为

D.护士角色人格与护士职业心理品质相同

E.社会赋予护士多重角色

4.下列选项中属于角色行为特点的是（　　　）。

A.角色行为具有统一性

B.角色行为具有整体性

C.角色行为不受职业特定制约

D.角色行为不受意识控制

E.角色行为具有特殊性

5.下列关于护士心理素质的描述中正确的是（　　　）。

A.素质不受后天因素的影响

B.素质只反映一个人的品质

C.素质就是心理承受能力

D.素质是人实力的表现

E.素质就是人的行为举止

二、简答题

1.护士在工作中常见的应激源有哪些？

2.护士应具备的职业心理素质有哪些？

3.护士角色失调的主要表现有哪些？

三、案例分析

张大娘，突发心肌梗死，由120急送入院。张大娘有一个女儿在外地工作，由于疫情原因无法返回照料，所以从入院开始，责任护士小王不仅要忙于护理张大娘，还要打电话与其家属沟通病情，负责其日常生活护理。

1.责任护士小王扮演了哪些角色？

2.现代护士如何应对多角色的职业压力？

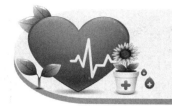

实 践 指 导

实践1 气质类型问卷调查实验

【实践目的】

学生通过气质类型问卷调查了解自己和他人的气质类型。

【实践准备】

1. 时间

1学时。

2. 场地

多媒体教室。

3. 物品

气质类型问卷调查表。

【实践方法】

指导语：下面的问卷调查表中共有60道题，请仔细阅读并根据自身情况按照5级评分进行作答，时间控制在30 min内。若自己的情况"很符合"计2分，"比较符合"计1分，"一般"计0分，"较不符合"计–1分，"不符合"计–2分。请将得分记录在表中，并分别计算出每种气质类型的总分。

气质类型问卷调查表

1. 做事力求稳妥，一般不做无把握的事。

2. 遇到可气的事就怒不可遏，把心里话全部说出来才痛快。

3. 宁可一个人做事，也不愿很多人在一起。

4. 到一个新环境后很快就能适应。

5. 厌恶那些强烈的刺激，如尖叫、噪声、危险情境等。

6. 和人争吵时总是先发制人，喜欢挑衅。

7. 喜欢安静的环境。

8. 善于与人交往。

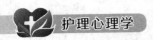

9. 羡慕那些善于克制自己感情的人。

10. 生活有规律，很少违反作息制度。

11. 在多数情况下情绪是乐观的。

12. 碰到陌生人会觉得很拘束。

13. 遇到令人气愤的事，能很好地自我克制。

14. 做事总是有旺盛的精力。

15. 遇到问题总是举棋不定、优柔寡断。

16. 在人群中从不觉得过分拘束。

17. 情绪高昂时，觉得做什么都有趣；情绪低落时，又觉得做什么都没有意思。

18. 当注意力集中于一件事情上时，别的事情很难使我分心。

19. 理解问题总比别人快。

20. 碰到危险情境，常有一种极度恐惧感。

21. 对学习、工作怀有很高的热情。

22. 能够长时间做枯燥、单调的工作。

23. 对感兴趣的事情劲头十足，否则就不想做。

24. 一点小事就能引起情绪波动。

25. 讨厌做那些需要耐心的、细致的工作。

26. 与人交往不卑不亢。

27. 喜欢参加热闹的活动。

28. 爱看感情细腻、描写人物内心活动的文学作品。

29. 工作学习时间长了，常感到厌倦。

30. 不喜欢长时间讨论一个问题，愿意实际动手做。

31. 宁愿侃侃而谈，也不愿窃窃私语。

32. 别人总是说我闷闷不乐。

33. 理解问题常比别人慢。

34. 疲倦时只要短暂地休息就能精神抖擞，重新投入工作。

35. 心里有话不愿意说出来。

36. 认准一个目标就希望尽快实现，不达目的誓不罢休。

37. 学习、工作同样长的时间后，常比别人更疲倦。

38. 做事有些鲁莽，常常不考虑后果。

39. 教师或他人讲授新知识、新技术时，总希望讲得慢一些，多重复几遍。

40. 能够很快忘记那些不愉快的事情。

41. 做作业或完成一件工作总比别人花更多的时间。

42. 喜欢参加运动量大的剧烈体育活动或者各种文艺活动。

43. 不能很快把注意力从一件事情转移到另一件事情上。

44. 接受一个任务后，就希望把它迅速完成。

45. 认为墨守成规比冒风险强一些。

46. 能够同时注意几件事物。

47. 当我烦闷的时候，别人很难使我高兴起来。

48. 爱看情节起伏跌宕、激动人心的小说。

49. 对工作保持认真严谨、始终一贯的态度。

50. 和周围人总是相处不好。

51. 喜欢复习学过的知识，重复做熟练的工作。

52. 希望做变化大、花样多的工作。

53. 小时候会背的诗歌，似乎比别人记得清楚。

54. 别人说我"出语伤人"，可我并不觉得是这样。

55. 在体育活动中，常因反应慢而落后。

56. 反应敏捷，头脑机智。

57. 喜欢有条理而不甚麻烦的工作。

58. 兴奋的事常使我失眠。

59. 教师讲新概念，常常听不懂，但是弄懂了以后很难忘记。

60. 假如工作枯燥无味，马上就会情绪低落。

【计分结果】

胆汁质	题号	2	6	9	14	17	21	27	31	36	38	42	48	50	54	58	总分
	得分																
多血质	题号	4	8	11	16	19	23	25	29	34	40	44	46	52	56	60	总分
	得分																
黏液质	题号	1	7	10	13	18	22	26	30	33	39	43	45	49	55	57	总分
	得分																
抑郁质	题号	3	5	12	15	20	24	28	32	35	37	41	47	51	53	59	总分
	得分																
计算结果																	

气质类型评定标准：

（1）如果某一类气质得分明显高出其他类型，且均高出 4 分以上，则可定为该气质类型；如果该气质类型得分超过 20 分，则为典型该气质类型；该气质类型得分在 10 ~ 20 分，则为一般型该气质类型。

（2）2种气质类型得分接近，其差异低于3分，而且又明显高于其他2种类型4分以上，则可定为这2种气质的混合型。

（3）3种气质得分均高于第4种，而且接近，则为这3种气质的混合型。

【布置作业】

1. 分析、确定自己的气质类型。

2. 对一名亲友进行气质类型问卷调查，并对结果进行分析，确定其气质类型。

实践2　SCL-90自评量表测验

【实践目的】

1. 掌握SCL-90自评量表测验的基本方法。

2. 熟悉SCL-90自评量表测验的使用方法。

3. 了解自身的心身健康水平。

4. 学会分析量表项目的数值与临床意义，能写出自我评估报告。

【实践准备】

1. 时间

1学时。

2. 场地

多媒体教室。

3. 物品

SCL-90自评量表。

【实践方法】

指导语：下面表格中是一些关于被检者可能会有的问题或病痛，请仔细地阅读每一个问题，然后根据最近1周内有无下列情况的困扰，在最符合的一项上画"√"。不要花太多的时间去考虑，实事求是地选择最符合自己的选项即可。请勿遗漏问题，填写时间请控制在30 min以内。

题　　目	没　有	轻　度	中　度	偏　重	严　重
1. 头痛					
2. 神经过敏，心中不踏实					
3. 头脑中有不必要的想法或字句盘旋					
4. 头晕或昏倒					

续表

题　　目	没　有	轻　度	中　度	偏　重	严　重
5. 对异性的兴趣减退					
6. 对旁人责备求全					
7. 感到别人能控制你的思想					
8. 责怪别人制造麻烦					
9. 忘性大					
10. 担心自己衣饰的整齐及仪态的端庄					
11. 容易烦恼和激动					
12. 胸痛					
13. 害怕空旷的场所或街道					
14. 感到自己精力下降，活动减慢					
15. 想结束自己的生命					
16. 听到旁人听不到的声音					
17. 发抖					
18. 感到大多数人都不可信任					
19. 胃口不好					
20. 容易哭泣					
21. 同异性相处时感到害羞、不自在					
22. 受骗，中了圈套或有人想抓你					
23. 无缘无故地突然感到害怕					
24. 自己不受控制地大发脾气					
25. 怕单独出门					
26. 经常责备自己					
27. 腰痛					
28. 感到难以完成任务					
29. 感到孤独					
30. 感到苦闷					
31. 过分担忧					
32. 对事物不感兴趣					
33. 感到害怕					
34. 感情容易受到伤害					

题　目	没　有	轻　度	中　度	偏　重	严　重
35. 旁人能知道你私下的想法					
36. 感到别人不理解、不同情你					
37. 感到人们对你不友好，不喜欢你					
38. 做事必须做得很慢以保证做正确					
39. 心跳得厉害					
40. 恶心或胃部不舒服					
41. 感到比不上他人					
42. 肌肉酸痛					
43. 感到有人在监视你、谈论你					
44. 难以入睡					
45. 做事必须反复检查					
46. 难以做出决定					
47. 怕乘电车、公共汽车、地铁或火车					
48. 呼吸困难					
49. 一阵阵发冷或发热					
50. 因为感到害怕而避开某些东西、场合或活动					
51. 脑子变空了					
52. 身体发麻或刺痛					
53. 喉咙有梗塞感					
54. 感到前途没有希望					
55. 不能集中注意力					
56. 感到身体的某一部分软弱无力					
57. 感到紧张或容易紧张					
58. 感到手或脚发重					
59. 想到死亡的事					
60. 吃得太多					
61. 在别人看着你或谈论你时感到不自在					
62. 有一些不属于自己的想法					
63. 有想打人或伤害他人的冲动					
64. 醒得太早					

续表

题　目	没　有	轻　度	中　度	偏　重	严　重
65. 必须反复洗手、点数目或触摸某些东西					
66. 睡得不安稳、不深					
67. 有想摔坏或破坏东西的冲动					
68. 有一些别人没有的想法或念头					
69. 感到对别人神经过敏					
70. 在商场或电影院等人多的地方感到不自在					
71. 感到做任何事情都很困难					
72. 一阵阵恐惧或惊恐					
73. 感到在公共场合吃东西很不舒服					
74. 经常与人争论					
75. 单独一人时神经很紧张					
76. 别人对你的成绩没有做出恰当的评价					
77. 即使和别人在一起也感到孤独					
78. 感到坐立不安、心神不定					
79. 感到自己没有什么价值					
80. 感到熟悉的东西变陌生或不像真的					
81. 大叫或摔东西					
82. 害怕会在公共场合昏倒					
83. 感到别人想占你的便宜					
84. 为一些有关"性"的想法而苦恼					
85. 认为应为自己的过错而受惩罚					
86. 感到要很快把事情做完					
87. 感到自己的身体有严重的问题					
88. 从未感到和其他人很亲近					
89. 感到自己有罪					
90. 感到自己的脑子有毛病					

【计分结果】

1. 评定方法

问卷共 90 道题，每一题均采用 5 级评分。其评分标准如下：

（1）没有。自觉无该项症状问题，记 0 分。

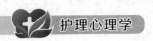

（2）轻度。自觉有该项症状，但影响不严重或影响轻微，记1分。

（3）中度。自觉有该项症状，有一定程度的影响，记2分。

（4）偏重。自觉常有该项症状，有相当程度的影响，记3分。

（5）严重。自觉该症状的频度和强度都十分严重，记4分。

因　　子	因子含义	项目题号	项目数	因子分
F1	躯体化	1、4、12、27、40、42、48、49、52、53、56、58	12	
F2	强迫症状	3、9、10、28、38、45、46、51、55、65	10	
F3	人际关系敏感	6、21、34、36、37、41、61、69、73	9	
F4	抑郁	5、14、15、20、22、26、29、30、31、32、54、71、79	13	
F5	焦虑	2、17、23、33、39、57、72、78、80、86	10	
F6	敌对	11、24、63、67、74、81	6	
F7	恐惧	13、25、47、50、70、75、82	7	
F8	偏执	8、18、43、68、76、83	6	
F9	精神病性	7、16、35、62、77、84、85、87、88、90	10	
F10	睡眠、饮食等	19、44、59、60、64、66、89	7	

2.统计分析

（1）总分。

①总分：90个项目分数相加之和。

②总均分：总分除以90。

③阳性项目数：1～4分的项目数，表示患者在多少项目中呈现"有症状"。

④阴性项目数：0分的项目数，表示患者"无症状"项目有多少。

⑤阳性症状均分：（总分－阴性项目数）/阳性项目数，表示每个"有症状"项目的平均得分。

（2）因子分。因子分＝组成某一因子的各项总分/组成某一因子的项目数。

SCL-90自评量表包括10个因子，每一个因子反映出个体某方面的症状情况，通过因子分可了解症状分布特点。当个体在某一因子的得分大于2时，即超出正常均分，则个体在该方面就很有可能有心理健康方面的问题。

①躯体化：包括1、4、12、27、40、42、48、49、52、53、56和58，共12项。

②强迫症状：包括3、9、10、28、38、45、46、51、55和65，共10项。

③人际关系敏感：包括6、21、34、36、37、41、61、69和73，共9项。

④抑郁：包括5、14、15、20、22、26、29、30、31、32、54、71和79，共13项。

⑤焦虑：包括2、17、23、33、39、57、72、78、80和86，共10项。

⑥ 敌对：包括 11、24、63、67、74 和 81，共 6 项。

⑦ 恐惧：包括 13、25、47、50、70、75 和 82，共 7 项。

⑧ 偏执：包括 8、18、43、68、76 和 83，共 6 项。

⑨ 精神病性：包括 7、16、35、62、77、84、85、87、88 和 90，共 10 项。

⑩ 睡眠、饮食等：19、44、59、60、64、66 及 89，共 7 项。

SCL-90 自评量表的 90 个项目单项分相加之和，按照全国常模结果，总分超过 160 分，或阳性项目数超过 43 项，或任一因子分超过 2 分，可考虑筛选阳性。

【布置作业】

1. 师生共同对比量表结果与自我体验的一致性、差异性，分析原因。

2. 写出 SCL-90 自评量表的分析报告。

实践 3   焦虑自评量表、抑郁自评量表测验

【实践目的】

1. 掌握焦虑自评量表、抑郁自评量表测验的基本方法。

2. 熟悉焦虑自评量表、抑郁自评量表测验的使用方法。

3. 了解自身的心身健康水平，是否有焦虑、抑郁症状及其严重程度。

4. 学会分析量表项目的数值与临床意义，能写出自我评估报告。

【实践准备】

1. 时间

1 学时。

2. 场地

多媒体教室。

3. 物品

纸质焦虑自评量表、抑郁自评量表。

【实践方法】

1. 焦虑自评量表

指导语：下面有 20 条文字，请仔细阅读每一条，把意思弄明白。每一条文字后有 4 级评分，其标准为 "1" 表示没有或很少时间（不超过 1 天）；"2" 表示小部分时间（1～2 天）；"3" 表示相当多的时间（3～4 天）；"4" 表示绝大部分或全部时间（5～7 天）。请根据最近 1 周的实际情况，在分数栏 1～4 分适当的分数下画 "√"，时间控制在 10 min 以内。注意不要漏评或重复评定。

项　目	1	2	3	4
1. 我觉得比平常更容易紧张和着急				
2. 我无缘无故地感到害怕				
3. 我容易心里烦乱或觉得惊恐				
4. 我觉得自己可能要发疯				
*5. 我觉得一切都很好，也不会发生什么不幸				
6. 我手脚发抖打战				
7. 我因为头痛、头颈痛和背痛而苦恼				
8. 我感觉容易衰弱和疲乏				
*9. 我觉得心平气和，并且容易安静地坐着				
10. 我觉得心跳得很快				
11. 我因为一阵阵头晕而苦恼				
12. 我有晕倒发作，或觉得要晕倒似的				
*13. 我吸气呼气都感到很容易				
14. 我手脚麻木和刺痛				
15. 我因为胃痛和消化不良而苦恼				
16. 我常常要小便				
*17. 我的手常常是干燥温暖的				
18. 我脸红发热				
*19. 我容易入睡，并且睡得很好				
20. 我常做噩梦				

注：题号前标有"*"的项目为反向计分，即"4"表示没有或很少时间，依此类推。

2. 抑郁自评量表

指导语：下面有 20 条文字，请仔细阅读每一条，把意思弄明白。每一条文字后有 4 级评分，其标准为"1"表示没有或很少时间（不超过 1 天）；"2"表示小部分时间（1～2 天）；"3"表示相当多的时间（3～4 天）；"4"表示绝大部分或全部时间（5～7 天）。请根据最近 1 周的实际情况，在分数栏 1～4 分适当的分数下画"√"，时间控制在 10 min 以内。注意不要漏评或重复评定。

项　目	1	2	3	4
1. 我感到情绪沮丧、郁闷				
*2. 我感到早上心情最好				
3. 我一阵阵地哭出来或是想哭				

续表

项　　目	1	2	3	4
4. 我晚上睡眠不好				
*5. 我吃得和平时一样多				
*6. 我与异性接触时和以往一样感到愉快				
7. 我发觉体重减轻				
8. 我有便秘的苦恼				
9. 我的心跳比平时快				
10. 我无缘无故感到疲乏				
*11. 我的头脑和平时一样清楚				
*12. 我做事像平常一样没有感到困难				
13. 我觉得不安，难以保持平静				
*14. 我对未来抱有希望				
15. 我比平时更容易激动				
*16. 我觉得做出决定很容易				
*17. 我觉得自己是个有用的人，有人需要我				
*18. 我的生活很有意思				
19. 我觉得如果我死了，别人会生活得更好				
*20. 我仍旧喜爱自己平时喜爱的东西				

注：题号前标有"*"的项目为反向计分，即"4"表示没有或很少时间，依此类推。

【计分结果】

1. 评分标准

（1）焦虑自评量表。采用4级评分，根据症状出现的频率，若为正向评分题，依次评为粗分1、2、3、4分；若为反向评分题（题号前标注"*"者），则评为4、3、2、1分。

（2）抑郁自评量表。采用4级评分，主要评定依据为项目的症状出现的频率，若为正向评分题，依次评为粗分1、2、3、4分；若为反向评分题（题号前标注"*"者），则评为4、3、2、1分。

2. 统计结果

（1）总分。把20道题的得分加在一起即为总分。

（2）标准分。总分乘以1.25以后取得整数部分即为标准分。

3. 结果分析

（1）焦虑自评量表。一般来说，SAS标准分低于50分者为正常，得分在50～59分

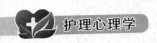

者为轻度焦虑，得分在 60 ～ 69 分者为中度焦虑，69 分以上者为重度焦虑。仅作参考。

（2）抑郁自评量表。我国 SDS 标准分分界值是 53 分，得分在 53 ～ 62 分者为轻度抑郁；得分在 63 ～ 72 分者为中度抑郁；得分在 72 分以上者为重度抑郁。仅作参考。

焦虑自评量表		抑郁自评量表	
程　度	标　准　分	程　度	标　准　分
正常范围	<50	正常范围	<53
轻度焦虑	50 ～ 59	轻度抑郁	53 ～ 62
中度焦虑	60 ～ 69	中度抑郁	63 ～ 72
重度焦虑	>69	重度抑郁	>72

【布置作业】

1. 师生共同对比量表结果与自我体验的一致性、差异性，分析原因。

2. 写出 SAS、SDS 量表的分析报告。

实践 4　心理咨询基础训练

【实践目的】

1. 通过现场心理咨询模拟练习，了解心理咨询技术。

2. 提高解决心理问题的能力。

3. 掌握心理沟通技巧和方法。

【实践准备】

1. 时间

2 学时。

2. 场地

多媒体教室。

【实践方法】

（1）认真观看心理咨询案例的视频。

（2）两名同学为一组，分别交替扮演案例咨询者及心理咨询师，进行模拟练习，从下面提供的 5 个案例中进行选择或自带案例。

（3）与同学一起讨论模拟咨询过程中都采用了哪些心理咨询技术？效果如何？

（4）教师帮助学生进行分析与点评。

【模拟案例】

案例1：小王，女，在校大一新生，高三时与同班男同学小张确认恋爱关系，并相约一同考入A所大学。小王因高考失利没有顺利考入A所大学，而小张考入A所大学半年后，向小王提出分手。分手后小王没有办法接受现实，时常回忆起和小张在一起的点点滴滴。现在已经过了1个月，小王仍然无法放下，非常想见小张，但是小张已拉黑小王所有的联系方式，小王不知道该怎么办，整天以泪洗面、郁郁寡欢、精神恍惚。

案例2：小李，女，在校大二学生，放假回家与从小到大最好的闺蜜小赵一起逛街、吃饭，逛街时小赵说自己有点累想回家休息，遂与小李告别后回家。第二天清晨，小赵因先天性心脏病发作而突然去世，小李得知消息后震惊不已，到达小赵家后失声痛哭。处理完小赵后事后，小李回家休息，每天情绪低落，做任何事情都没有兴趣。小李非常思念闺蜜小赵，时常翻看曾经的合影照片，并且连续几天都无法入睡，甚至梦见已去世的小赵，并从梦中哭醒。

案例3：小孙，女，在校大二学生，性格内向，不爱说话，因家庭贫困从小产生自卑心理，不善与人交往，也认为没有同学喜欢自己，所以经常独来独往。室友小周性格开朗，大大咧咧，善于人际交往，与其他室友相处融洽。小孙因与室友小周性格不合，经常与其发生小矛盾，而其他室友经常安慰和开导小周，却没有关心小孙的心情。久而久之小孙感觉大学生活越来越无聊，在学校里一点都不快乐，没有朋友，也没有可以聊天的人，感觉其他同学对自己越来越冷淡，甚至一度出现想退学的念头。最近这种想法不断萦绕在头脑中，小孙苦闷不已，无法安心学习。

案例4：小吴，男，在校大四学生，学习成绩一般，实习时明显感受到初入社会工作和生活与在校时的不同，因即将毕业对未来感到迷茫和担忧而产生巨大的心理压力。最近因为投的多份简历石沉大海，小吴对未来发展更为担心，害怕自己能力不够好而找不到好的工作，经常坐在电脑前发呆，没有胃口吃饭，甚至失眠、无法入睡。父母经常打来电话关心询问小吴的情况，小吴总是报喜不报忧，只和父母说自己很好、让父母不要担心，对找不到工作的压力闭口不谈。小吴父母的关心让小吴更加觉得自己没有能力，什么都办不好。小吴灰心丧气，整天无精打采、闷闷不乐，做什么事情都没有精神。

案例5：小陈，男，在校大二学生，父母均是农民，家境贫困，但小陈学习成绩优异，每学期都能拿到学校的奖学金贴补家用，父母欣慰不已。今年年初，小陈因同学小刘邀请其一起参加网络游戏竞赛，名次优异可以获得高额奖金而沉迷于网络游戏，不能自拔，每天到网吧打游戏，甚至逃课，成绩一落千丈。直到挂科后老师打电话告知家长情况，父母才知道此事。因小陈父母文化水平不高，父亲认为只有棍棒才能改变小陈，遂进行暴力教育。小陈因此与父亲产生隔阂，情绪低落，对父亲怨恨，虽然也知道自己沉迷网络游戏是不对的，想戒除网瘾，但是因长期熬夜导致时差颠倒，白天困倦，注意力无法集中，且逃

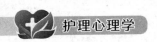

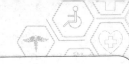

课过多文化课一时无法补上，无法高效率地学习，这更加重了小陈的郁闷和烦躁。

【布置作业】

1. 总结常用心理咨询技术。

2. 写一份关于心理咨询模拟的感受，以及心理咨询时应注意的问题或提出的建议。

实践 5　放松训练法的练习

【实践目的】

1. 掌握常用放松训练的基本方法。

2. 能针对患者不同情况进行放松训练。

【实践准备】

1. 时间

1 学时。

2. 场地

多媒体教室。

【实践方法】

（1）认真观看放松训练方法的视频，并按照实践内容中的方法进行练习。

（2）分别使用下列 3 种方法进行放松训练：蝴蝶拥抱自我安抚法、深呼吸放松法和渐进式肌肉放松法。

[实践内容]

1. 蝴蝶拥抱自我安抚法

蝴蝶拥抱自我安抚法又称蝴蝶拍，可以降低精神压力，在焦虑不安时让自己平静下来，面对压力时减少压力对自己的影响等，可以增强积极的感受和安全感，提升健康水平。

（1）准备动作。在进行蝴蝶拍之前需要选择一个安静、舒适的空间，按照自己舒服的姿势坐在椅子上，感受身体与周围环境的联结。轻轻闭上双眼，尽量保持缓慢而均匀的呼吸，并想象安全、平静地带的景象，同时想象与这个景象相联系的积极词语，如温暖、静谧、欢乐等，让自己慢慢进入安全、平静的状态。

（2）实践步骤。双臂在胸前交叉，右手放在左上臂，左手放在右上臂，以左右交替的方式轻轻拍打上臂，左右各一次称为一轮，4 ~ 12 轮为一组。拍打动作要慢，轻重以自己感觉舒适为宜。1 次、2 次、3 次、4 次、5 次停下来，深吸一口气，看看感觉怎么样。如果这种积极的状态不断增加，那么请再次闭上眼睛，让自己尽情感受刚才的感觉，然后想一下那些积极词语，如果积极的状态不断上升，请再次交替轻拍两边 4 ～ 6 次。

2. 深呼吸放松法

深呼吸放松法是指腹式呼吸，也称放松呼吸，是一种通过慢节奏方式的深呼吸来减轻压力、进行放松的简单训练方法，可以配合音乐进行放松。

（1）准备动作。可以坐在靠椅上，找到一个舒服的姿势，调整坐姿，慢慢地闭上双眼，双肩自然下垂，切记不要耸肩，可以把双手轻放在腹部感受腹式呼吸运动。

（2）实践步骤。进入身心放松的状态，先进行自然呼吸 2 ～ 3 次，把注意力放到呼吸上，采用鼻吸口呼的方式，然后进行深吸气，吸气时想象自己的腹部像有一个小气球一样，把吸进来的空气经过鼻腔、胸腔、腹部送到腹部中的小气球里，感受小腹微微凸起，不断地向外扩张，向外鼓起至最大限度，接着深深地呼气，嘴巴微张，将气体从腹部慢慢呼出，腹部自然向内凹陷，向自然脊柱方向内收，直到不能再呼出气体。做重复的呼吸运动，慢慢感受吸气与呼气时腹部的一起一落，体会深深吸气与慢慢呼气时的感觉。

（3）注意事项。腹式呼吸的关键是无论吸气还是呼气都要尽量达到极限，即吸气时吸到不能再吸，呼气时呼到不能再呼。初始练习时可以根据自己的实际情况来调整呼吸节奏。另外配合呼吸的节奏给予的指导语和一些暗示同时进行，如吸气—呼气—吸气—呼气，并暗示自己，"我现在很放松、很舒服"。一呼一吸控制在 15 s 左右，即深吸气 3 ～ 5 s，屏息 1 s，然后慢慢呼气 3 ～ 5 s，屏息 1 s。建议每次练习 5 ～ 15 min。

3. 渐进式肌肉放松法

渐进式肌肉放松法是指一种逐渐的、有序的、使肌肉先紧张后放松的训练方法，通过对全身肌肉的紧张和放松的交替练习，找到深度放松的感觉。渐进式肌肉放松法可以作为治疗心理疾病的辅助手段，消除身体的紧张状态及焦虑情绪，提高健康水平。

（1）准备动作。选择一个安静、舒适的空间，选择一个合适的姿势坐在靠椅上，身心放松，闭上眼睛，准备开始进行练习。从手部开始，依次是上肢、肩部、头部、颈部、胸部、腹部、下肢，直到双脚，依次对各个肌群进行先紧张后放松的练习。

（2）实践步骤。

① 腹式呼吸。深吸一口气，保持 5 ～ 10 s；慢慢地将气体呼出，保持 5 ～ 10 s。重复进行两组腹式呼吸。

② 双手放松。现在把注意力集中在双手，攥紧右拳，把全身的力气集中到拳头上，注意双手紧张的感觉，保持紧张 10 s 左右，突然松开双拳，感受放松的感觉，现在感到双手很放松了，休息 15 ～ 20 s。

③ 双臂放松。

• 抬起两前臂向肩膀方向靠近，把注意力集中在双臂上。绷紧双臂肱二头肌，持续紧张 10 s 左右，然后一下子松开，感受放松的感觉，休息 15 ～ 20 s。

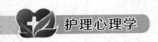

•双臂伸直向外转动肘部，把注意力集中在双臂上，绷紧双臂肱三头肌，持续紧张10 s左右，然后突然松开，感受放松的感觉，现在双臂很放松了，休息15～20 s。

④ 双肩放松。现在把注意力集中在双侧肩部，耸起双肩，让自己的肩膀向上尽可能地贴近耳朵。使肩部肌肉非常紧张，注意这种紧张的感觉，持续紧张10 s左右，突然放松，现在肩部很放松了，休息15～20 s。

⑤ 面部放松。现在把注意力集中在面部，皱起脸部的肌肉，可以做一些夸张的表情，使劲儿咬紧牙关，坚持紧张10 s左右。突然放松，现在面部很放松了，休息15～20 s。

⑥ 颈部放松。现在把注意力集中在颈部，将头慢慢地向后仰，注意后仰幅度不要过于猛烈，以免伤及脖颈部。绷紧颈部肌肉，持续紧张10 s左右。然后突然放松，现在颈部很放松了，休息15～20 s。

⑦ 背胸部放松。

•现在把注意力集中在背部，做一下扩胸运动，拉伸背部肩胛骨周围的肌肉，两侧肩胛骨使劲向中间靠拢，持续绷紧10 s左右，注意这种紧张的感觉，突然放松，现在背部很放松了，休息15～20 s。

•现在把注意力集中在胸部，做深呼吸，让胸腔内充满气体向外鼓起，憋住气，坚持一下。然后呼气，感受放松的感觉。现在胸部很放松了，休息15～20 s。

⑧ 腹部放松。现在把注意力集中在腹部，然后稍微弯腰，绷紧腹肌，持续10 s左右，注意这种紧张的感觉，然后突然放松，现在腹部很放松了，休息15～20 s。

⑨ 臀部和下肢放松。

•臀部、大腿放松。现在把注意力集中在臀部，臀部发力绷紧，此时大腿也会跟着绷紧，感受这种紧张的感觉，坚持10 s左右，突然放松，现在臀部很放松了，休息10～15 s。

•小腿放松。将双脚向上翘起，现在把注意力集中在小腿上，集中力量绷紧小腿，持续10 s左右，放松，现在小腿很放松了，休息10～15 s。

⑩ 足部放松。现在把注意力集中在双脚上，将双脚踩在地上，使双脚向地面牢牢抓紧，持续用力将脚部肌肉绷紧，持续10 s左右，突然放松，现在双脚很放松了，感受放松的感觉，休息10～15 s。

（3）注意事项。每次练习时间约20 min，每天可以进行两组练习，组间休息3～5 min。每组肌肉紧张时间约为10 s，紧张的部位可以重复进行放松训练。初练者可以适当根据自身情况，减少练习时间，之后逐渐延长。

【布置作业】

1.如何针对不同的患者或来访者选择放松训练法？

2.感受三种放松训练方法所带来的感觉，并加以训练。

实践6 患者心理护理的训练

【实践目的】

1. 通过现场情景教学及模拟练习，了解心理护理的基本程序。
2. 能对不同患者做出正确的心理护理诊断。
3. 能对不同患者做出正确的心理护理计划及实施方案。

【实践准备】

1. 时间

2学时。

2. 场地

多媒体教室。

【实践方法】

（1）认真观看现场情景教学的演示。

（2）两名同学为一组，分别交替扮演护士和患者，进行模拟练习，从下面提供的病例中进行选择或自带病例。

（3）教师组织学生一起讨论和分析患者的主要心理诊断及应对其采取何种心理护理措施。

（4）教师帮助学生进行点评。

【病例内容】

病例1：王某，女，20岁，在校大一新生，家庭贫困，最近1个月经常感到四肢无力，莫名其妙地牙龈出血，遂到医院进行就诊。经医院检查血常规见白细胞异常增高，诊断为慢性粒细胞白血病，需要进行药物治疗配合常规化疗治疗。王某得知诊断结果后，无法接受现实。

病例2：张某，女，52岁，退休人员，因退休后无聊，经常到麻将馆与朋友打麻将，近期总觉得头晕、头痛，遂到医院门诊进行检查，经医生诊断为原发性高血压，需要长期用药治疗控制血压。张某得知诊断结果后，情绪失控，一时无法接受需要终身服药的事实。

病例3：李某，男，35岁，某公司部门经理，因工作需要到A市出差，工作期间出现四肢无力、发热、咳嗽、咳痰、呼吸困难等症状，遂到医院进行治疗。经医生检查后诊断为流行性感冒，需要在医院进行隔离治疗。李某得知消息后，无法接受需要隔离治疗的现实。

【布置作业】

1. 分析不同患者的心理特点，制订出有针对性的心理护理计划。
2. 写一份关于本次模拟练习的感受及建议。

参考文献

［1］曹枫林.护理心理学［M］.4版.北京：人民卫生出版社，2018.

［2］史宝欣.护理心理学［M］.2版.北京：人民卫生出版社，2013.

［3］杨艳杰.护理心理学［M］.3版.北京：人民卫生出版社，2012.

［4］周郁秋.护理心理学［M］.2版.北京：人民卫生出版社，2006.

［5］郭静.护理心理学［M］.上海：第二军医大学出版社，2016.

［6］汪启荣，乔瑜.护理心理学［M］.北京：化学工业出版社，2018.

［7］高凤，张宝琴.儿科护理［M］.3版.北京：人民卫生出版社，2014.

［8］李丽华.护理心理学基础［M］.2版.北京：人民卫生出版社，2013.

［9］汪启荣.护理心理学基础［M］.3版.北京：人民卫生出版社，2018.

［10］钟志兵.护理心理学［M］.北京：中国医药科技出版社，2016.

［11］张佩玲，胡丽萍，杨文娟.护理学［M］.延吉：延边大学出版社，2017.

［12］成鹏，张克新.护理心理学［M］.南京：江苏凤凰科学技术出版社，2012.

［13］张涛，唐宁.护理伦理学［M］.南京：东南大学出版社，2006.

［14］李秋萍.护患沟通技巧［M］.北京：人民军医出版社，2011.

［15］杨华，雷容丹.运用KJ法对护士护患沟通影响因素的研究［J］.医学信息，2018，31（17）：166-169.

［16］吴玲，韩景新.人际沟通与护理礼仪［M］.2版.南京：江苏凤凰科学技术出版社，2017.

［17］杨艳杰，曹枫林.护理心理学［M］.5版.北京：人民卫生出版社，2022.

［18］陈文.护理礼仪与人际沟通［M］.2版.南京：东南大学出版社，2015.

［19］武绛玲，张伟伟.护理心理［M］.3版.北京：高等教育出版社，2020.

［20］王芳，杨玲，祖莉.护理心理学［M］.长春：吉林大学出版社，2018.